La Bible de l'
ayu

CW01637405

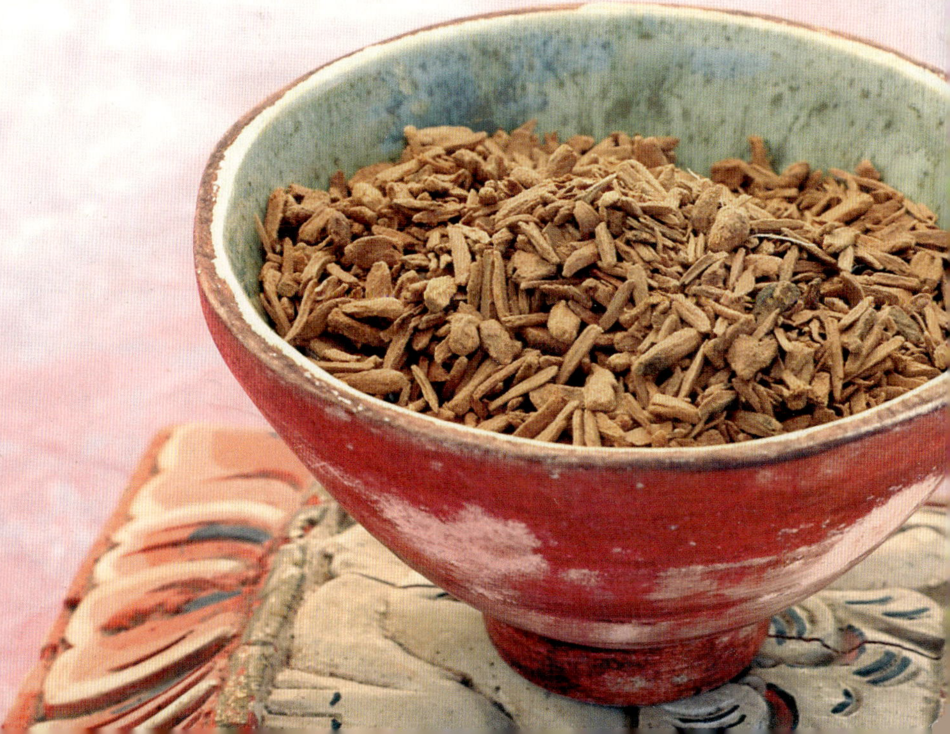

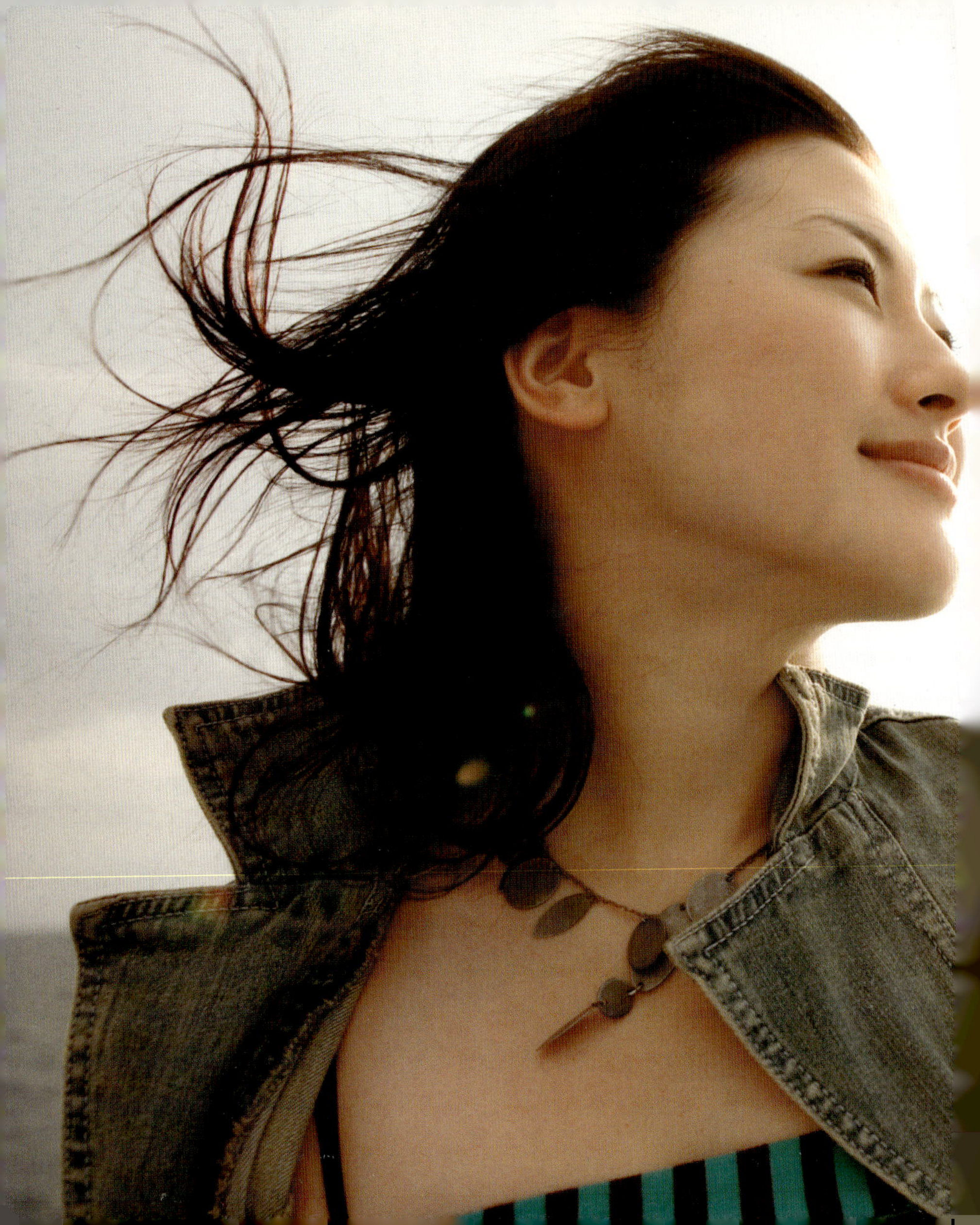

La Bible de l' ayurvéda

Anne McIntyre

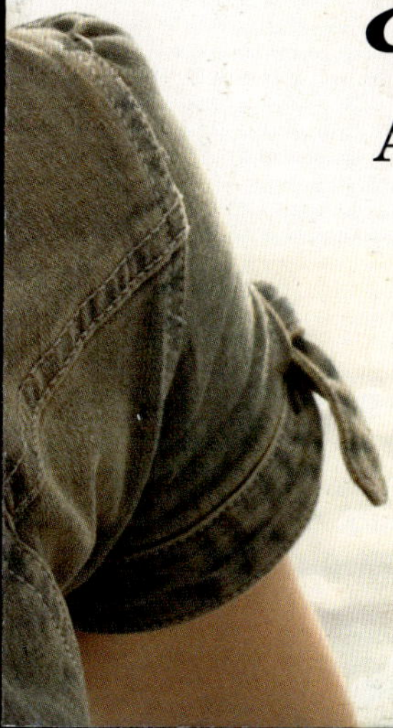

Guy Trédaniel éditeur

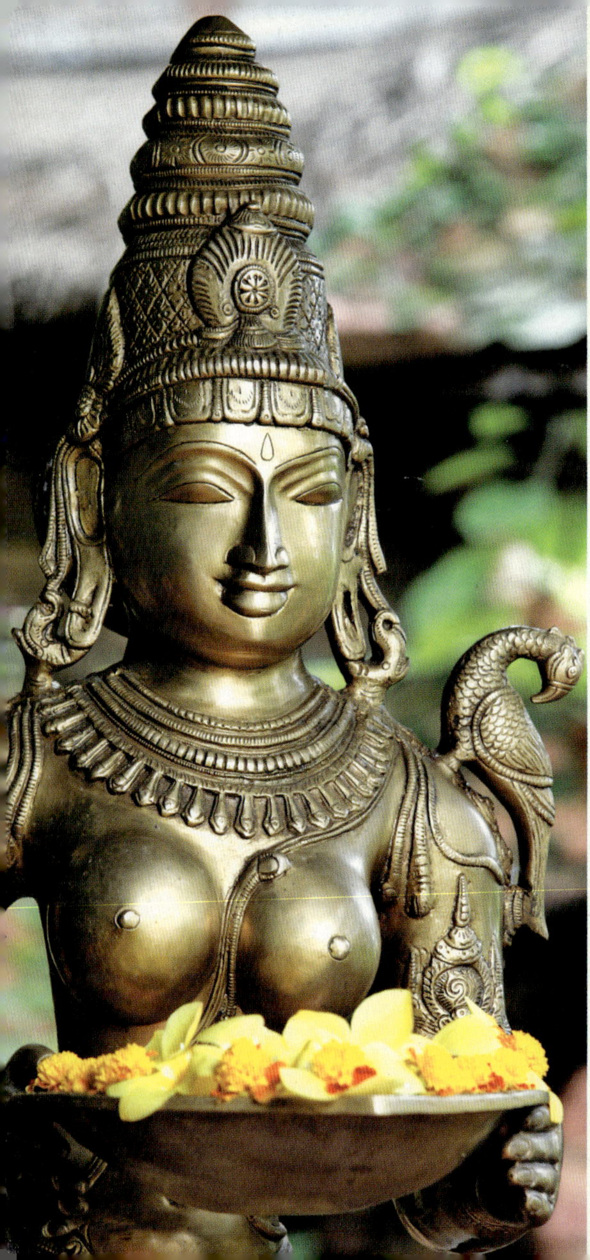

Titre original :
The Ayurveda Bible

Copyright (©) Octopus Publishing Group Ltd 2012
Texte copyright (©) Anne McIntyre 2012
© Guy Trédaniel Éditeur pour la traduction française, 2012

Traduit de l'anglais
par Antonia Leibovici

ISBN : 978-2-8132-0488-2

Imprimé en Chine

www.editions-tredaniel.com
info@guytredaniel.fr

Ce livre ne remplace pas les conseils du médecin. Consultez-le pour toute question se rapportant à la santé, surtout en cas de symptômes exigeant un diagnostic et un traitement médical. Bien que les conseils et les informations de ce livre soient corrects, l'auteur et l'éditeur réfutent toute responsabilité en cas d'éventuelle erreur ou omission.

Sommaire

Introduction

Vous trouverez ici une introduction facile et pratique à l'ayurvéda, le système traditionnel de guérison naturelle de l'Inde. Philosophie ancienne basée sur une profonde compréhension des vérités éternelles concernant le corps, le mental et l'esprit humains, la popularité de l'ayurvéda s'accroît rapidement en Occident. La médecine ayurvédique offre des conseils sur la manière d'entretenir sa santé et retrouver l'équilibre. Ce livre convient à toute personne désireuse de découvrir la manière dont l'ayurvéda peut l'aider à améliorer sa vie, ainsi que pour les praticiens souhaitant enrichir leur répertoire d'approches curatives.

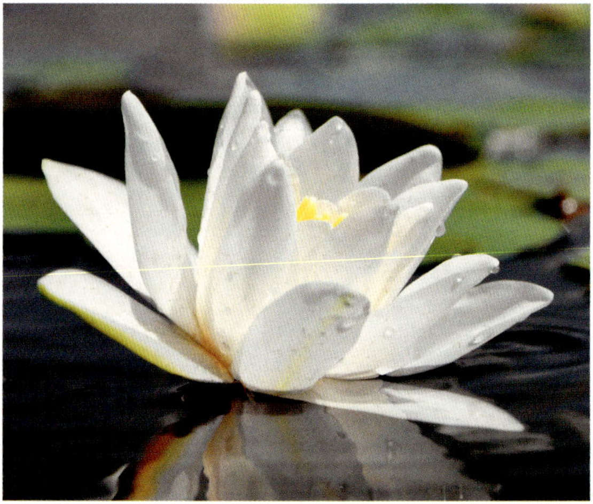

Le lotus est la fleur nationale de l'Inde. Ses pétales représentent les huit branches de l'ayurvéda.

La première partie, *Comprendre l'ayurvéda*, propose une définition de l'ayurvéda et décrit son histoire, le plaçant dans le contexte plus large du développement de la philosophie médicale en Orient et de son influence sur le développement de la médecine occidentale. L'ayurvéda a traversé les millénaires jusqu'à nous en tant que tradition pratiquement ininterrompue, deux de ses plus grands atouts étant son caractère intemporel et sa possible application à toutes les facettes de la vie quotidienne moderne. Il est aujourd'hui tout aussi significatif qu'il l'a été il y a des siècles. Suit une explication de la philosophie et de la cosmologie de l'ayurvéda explorant en détail ses principes théoriques fondamentaux, qu'il est important de comprendre avant de considérer un traitement. On se penche sur les cinq éléments, les trois *doshas* et leurs sous-types, les sept *dhatus*, les *malas*, les 20 attributs et les *srotas*.

Ces recettes ayurvédiques traditionnelles ont été rédigées sur les frondes de palmier.

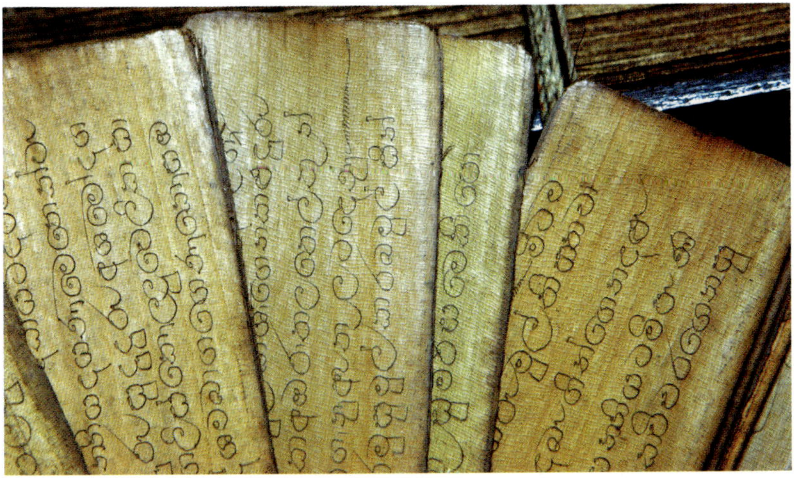

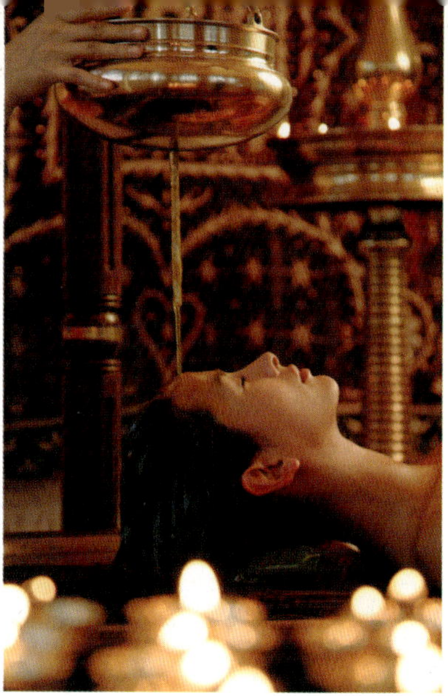

Shirodhara est l'un des meilleurs traitements ayurvédiques pour apaiser le mental.

La deuxième partie, *Entretenir la santé et le bien-être*, se concentre sur les trois *gunas*, grandes énergies de l'univers affectant principalement le mental et conseille un mode de vie consolidant la paix intérieure et la joie. Elle explique comment évaluer la constitution ayurvédique, son équilibre des trois *doshas*, le tout à l'aide d'un questionnaire. Le rôle vital d'*agni*, le feu digestif, quant à la santé et la prévention des maladies est abordé ensuite, de concert avec la manière dont les six saveurs des aliments et des plantes peuvent servir d'outils de prévention et de traitement.

La troisième partie, *Diagnostic et traitement ayurvédique*, examine d'abord les causes et les étapes de la maladie d'un point de vue ayurvédique, puis l'art du diagnostic sous toutes ses formes, dont le diagnostic de la langue et du pouls. Toute la gamme de traitements utilisables à la maison pour équilibrer les *doshas* et traiter les *dhatus*, ainsi que l'importance de la détoxication pour le rétablissement de la santé du corps et du mental sont explorées minutieusement.

La quatrième et dernière partie, *Outils de traitement ayurvédique*, présente une cinquantaine des plantes ayurvédiques les plus utilisées, répertoire suivi par les détails de nombre de préparations et de formules ayurvédiques connues. Elle aborde le *panchakarma*, les pratiques ayurvédiques de

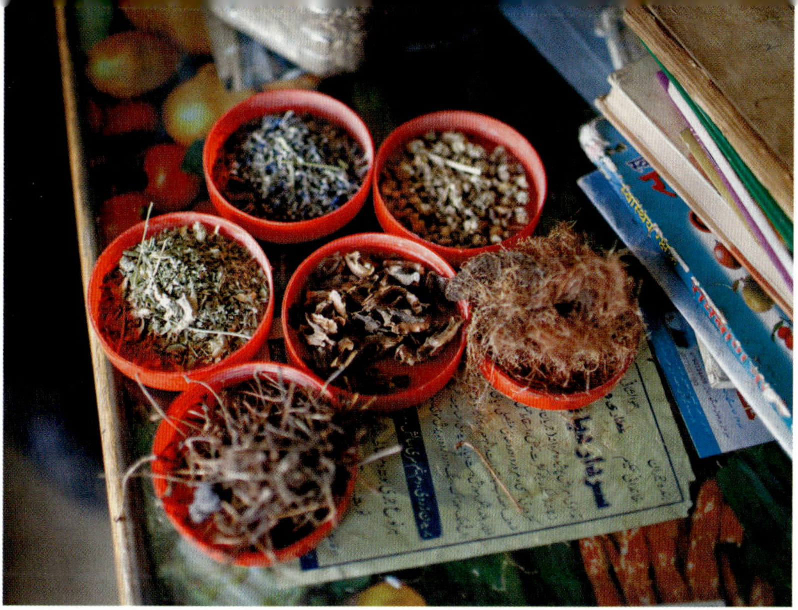

Les plantes sont utilisées fraîches et sèches dans une vaste gamme de formules ayurvédiques.

détoxication profonde, et finit par une discussion du *rasayana*, la science ayurvédique du rajeunissement.

J'utilise depuis une vingtaine d'années l'ayurvéda dans ma propre pratique de phytothérapeute. À mesure que mes connaissances dans ce domaine se sont accrues, j'ai constaté que l'ayurvéda est un outil inestimable permettant de comprendre comment prévenir et traiter les problèmes de santé.

L'approche ayurvédique souligne l'importance de s'attaquer aux causes de la maladie, de préférence aux milliers de symptômes suscités par ces causes. Approche simple sans être simpliste, les méthodes ayurvédiques sont faciles à saisir par tous ceux qui souhaitent maximiser leur potentiel de santé grâce à la compréhension de soi-même et du monde qui les entoure.

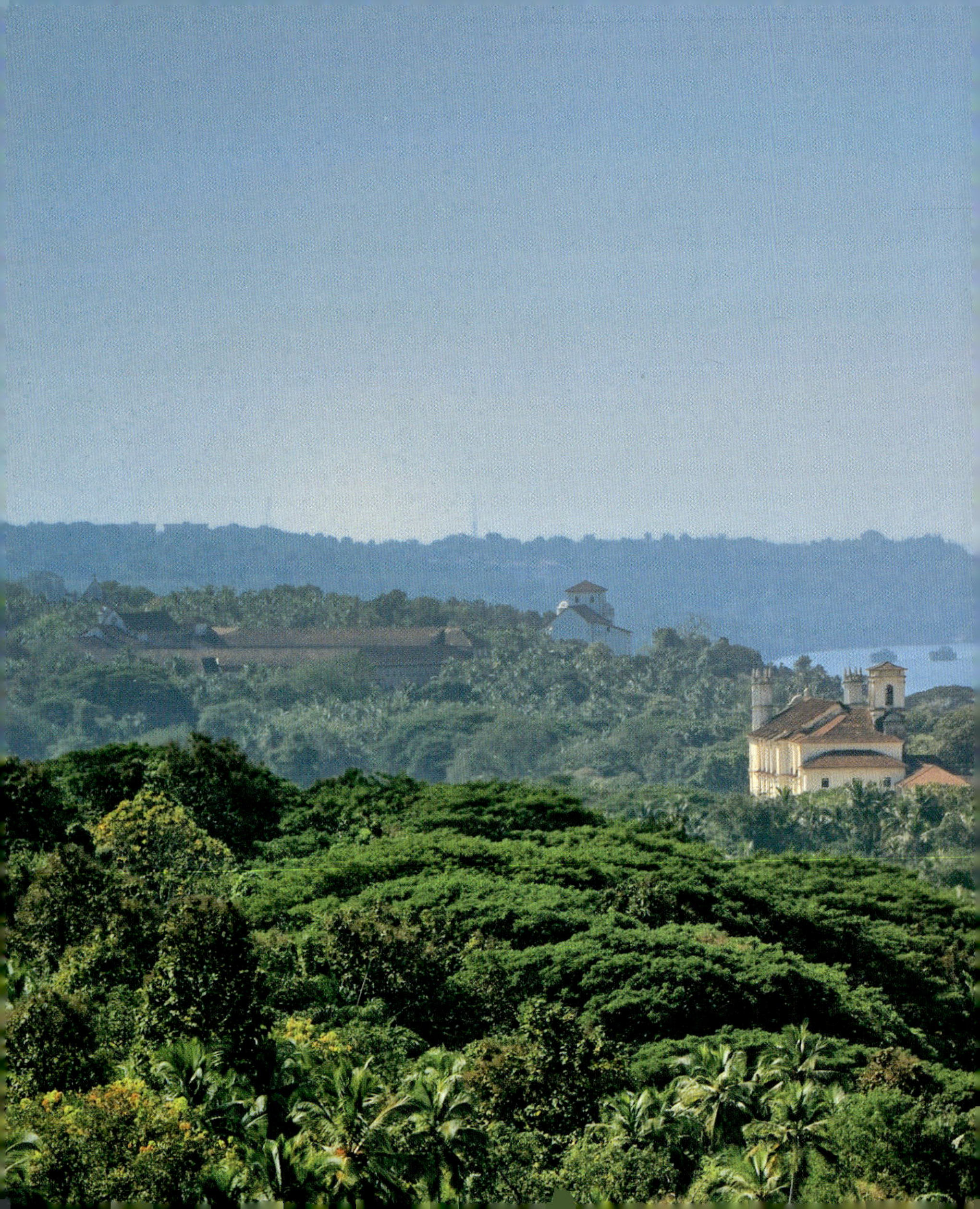

Première partie
Comprendre l'ayurvéda

Cette première partie explore la longue histoire de l'ayurvéda et la manière dont un mode de vie témoignant de la grande sagesse de ce système ancien de connaissances peut contribuer à entretenir la santé et la longévité grâce à l'union des équilibres physique, émotionnel et spirituel. Elle explique la philosophie essentielle de l'ayurvéda, puis traite en détail de ses principes fondamentaux.

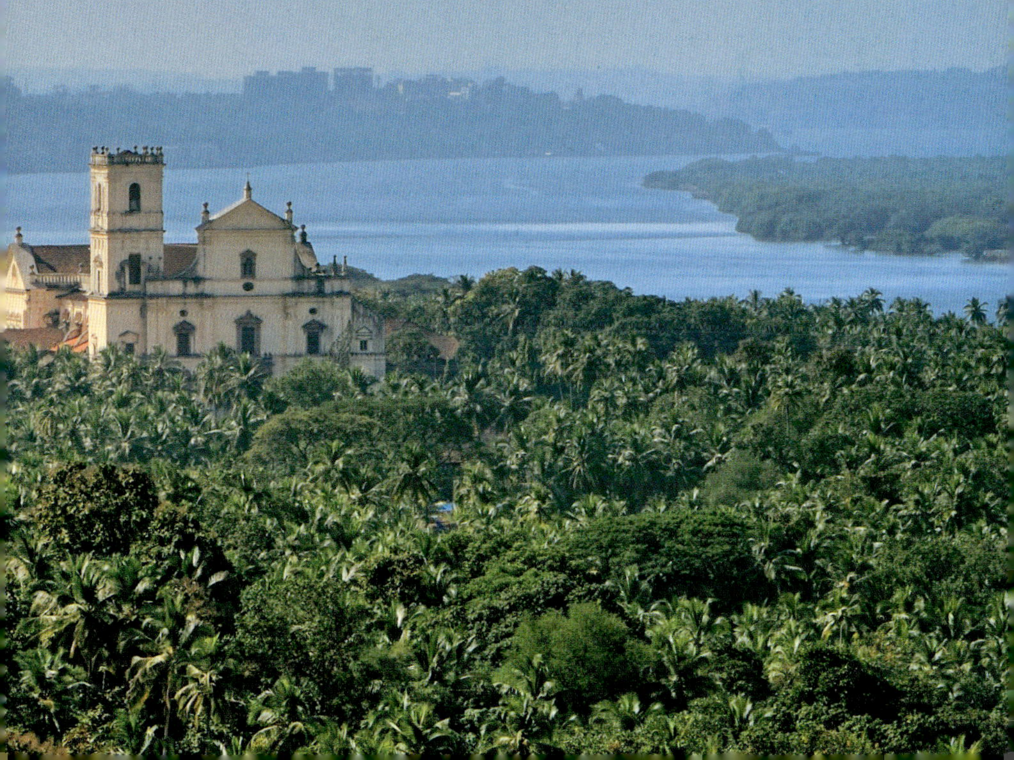

Chapitre 1 : L'histoire et la philosophie de l'ayurvéda

Système traditionnel de guérison de l'Inde, l'ayurvéda est tenu pour le plus ancien système médical complet du monde arrivé jusqu'à nous. À mesure qu'une vision plus globale de la médecine, de la philosophie et de la spiritualité se développe, la popularité de l'ayurvéda en Occident s'accroît.

L'ayurvéda est en fait bien plus qu'un système de guérison ; il englobe la science médicale, la philosophie, la psychologie, l'alchimie et la compréhension spirituelle, ainsi que l'astrologie et l'astronomie. Parmi ses outils, on trouve les directives quant au mode de vie, les remèdes de plantes, la nutrition, la détox, le massage et diverses autres techniques de travail corporel, ainsi que des pratiques spirituelles. Il repose sur le savoir et la compréhension accumulés au fil des millénaires et pourtant très actuels, offrant un traitement pratique et efficace pour beaucoup de troubles modernes affectant tant le mental que le corps. Des essais cliniques ont été menés par des organismes renommés pratiquant la médecine ayurvédique ; les recherches continuent en quête de traitements sûrs et efficaces. Autrement dit, la sagesse ancienne ayant passé l'épreuve du temps au fil d'innombrables générations est confirmée de plus en plus par la recherche moderne.

L'ayurvéda englobe le massage et d'autres techniques de travail corporel, ainsi que des pratiques spirituelles.

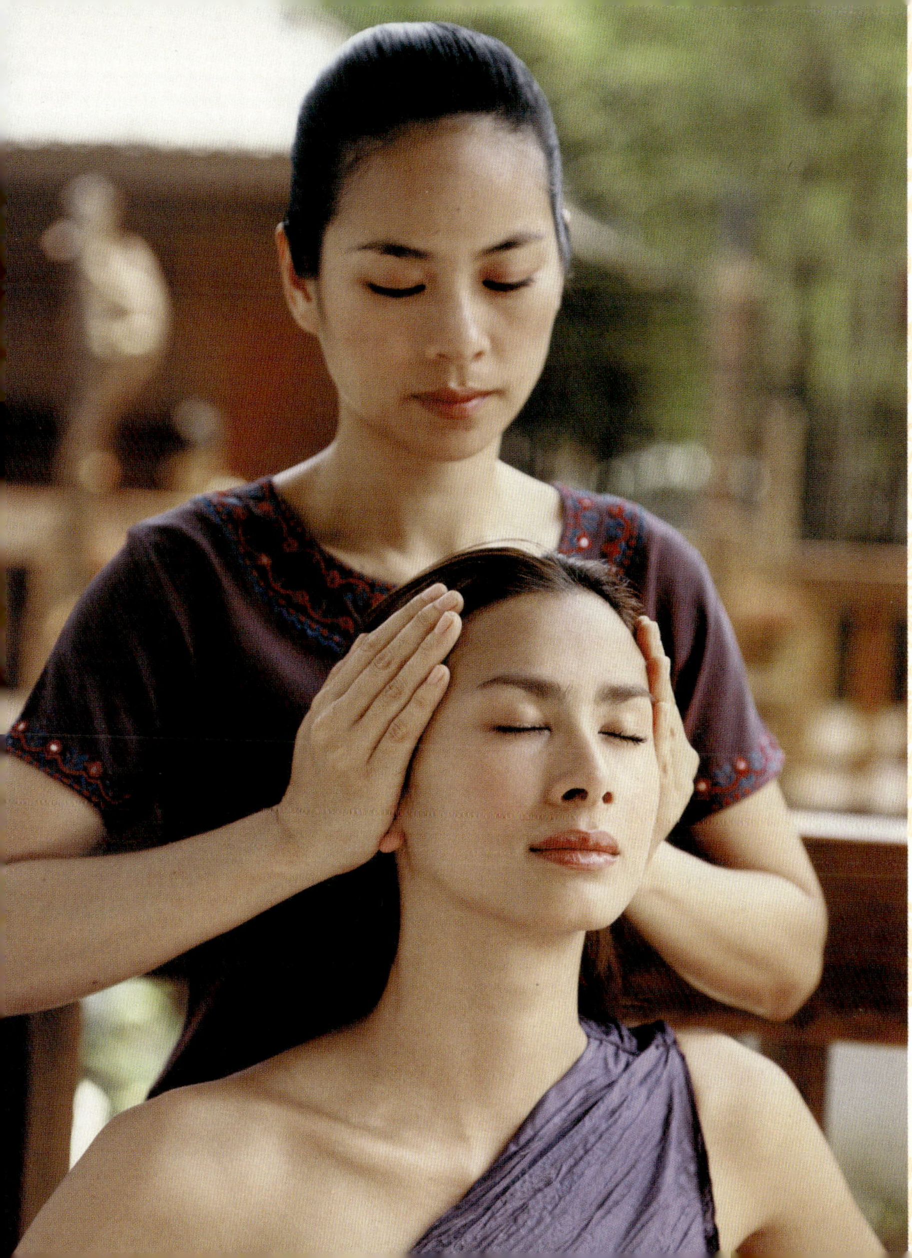

Un peu d'histoire

La philosophie ancienne de l'ayurvéda est basée sur une compréhension profonde des vérités éternelles se rapportant au corps, au mental et à l'esprit humains. Beaucoup de spéculation a pris place quant à ses véritables origines, remontant à plus de 5 000 ans.

La littérature ancienne préservée par les moines bouddhistes fournit la preuve de l'évolution de l'ayurvéda en tant que tradition médicale et philosophique à partir de la sagesse profonde des visionnaires spirituellement éveillés, les *Rishis*, installés aux confins de l'Himalaya dans le nord de l'Inde. Leur sagesse – englobant l'ayurvéda, le yoga et la méditation – a été transmise oralement de maître à disciple et, pour finir, consignée dans des poèmes sanskrits, les *Veda* (plus précisément, le *Rig Veda* et l'*Atharva Veda*). Ces textes distillant les principaux savoirs historique, religieux, philosophique et médical de l'époque, ont été à la base de la culture et de la religion de l'Inde, surtout de l'hindouisme. L'ensemble de la culture de ce pays s'est diversifié à partir de cette source.

Premiers médecins

Vers 800 av. E.C., un célèbre médecin, Punarvasu Atreya, avait fondé la première école médicale ayurvédique. Atreya et ses disciples avaient consigné leurs connaissances médicales dans des traités qui allaient à leur tour influencer Charaka, érudit ayant vécu et enseigné vers 700 av. E.C. Son traité, le *Charaka Samhita*, décrit 1 500 plantes, en identifiant 350 comme des remèdes précieux. Ce texte essentiel est encore tenu pour la principale autorité dans le domaine de

LES HUIT BRANCHES DE L'AYURVÉDA

La belle fleur de lotus est le symbole de l'ayurvéda, ses huit pétales représentant ses huit branches telles que décrites par l'*Arthava Veda*:

- ***Kayachikitsa*** **– médecine interne**
- ***Salya tantra*** **– chirurgie**
- ***Salakya tantra*** **– traitement des oreilles, du nez, de la gorge, des yeux et des dents**
- ***Agada tantra*** **– toxicologie, étude des poisons**
- ***Bhuta vidya*** **– psychiatrie, traitement de la maladie mental**
- ***Bala tantra*** **– gynécologie, obstétrique et pédiatrie**
- ***Rasayana tantra*** **– science du rajeunissement**
- ***Vajikarana tantra*** **– aphrodisiaques accroissant la puissance et prolongeant la vie**

l'ayurvéda et à ce jour est cité constamment dans son enseignement et sa pratique.

Un deuxième traité important, *Susruta Samhita*, rédigé un siècle plus tard, est à la base de la chirurgie moderne, est consulté jusqu'à ce jour. L'*Astanga Hridayam* est, quant à lui, une compilation plus concise de textes remontant à environ un millier d'années.

Influences ayurvédiques

L'ayurvéda a exercé une forte influence sur nombre de systèmes de médecine, depuis la médecine de la Grèce antique en Occident à la médecine chinoise traditionnelle en

Orient. Toutes les formes de philosophie de l'Inde (y compris celle des Jaïns et de Sikhs) reposent sur les principes de base de l'ayurvéda, s'harmonisant avec son arrière-plan spirituel. On considère aussi que les systèmes de médecine chinois, tibétain et islamique (*Unani Tibb*) plongent leurs racines dans l'ayurvéda.

Le Bouddha, né vers 550 av. E.C., se servait de l'ayurvéda, si bien que le bouddhisme propagé par les moines au Tibet, en Chine, en Mongolie, en Corée et au Sri Lanka au fil des siècles suivants avait été accompagné par une pratique accrue de ce système. Les civilisations anciennes étaient reliées par des routes de négoce et des guerres. Les négociants arabes avaient propagé la connaissance des plantes indiennes dans leurs *Materia Medica*, savoir passé aux Grecs et aux Romains, dont les philosophies et les pratiques sont à la base de la médecine européenne.

L'ayurvéda est surtout arrivé jusqu'à nos jours grâce à une tradition orale ininterrompue, malgré nombre de revers. Deux de ses grands atouts sont son caractère intemporel et son application à toutes les facettes de la vie quotidienne moderne, juste comme il y a bien des siècles.

À la suite de l'expansion de l'empire Moghol au XVIe siècle, la prédominance de l'*Unani Tibb* (médecine islamique) a conduit à une répression partielle de l'ayurvéda en Inde. Au XIXe siècle, les Britanniques l'ont écarté, le tenant pour une superstition indigène. Ils ont fermé en 1833 toutes les écoles ayurvédiques, bannissant la pratique de l'ayurvéda. Les grands centres d'enseignement de l'Inde s'étaient effondrés, le savoir ayurvédique avait trouvé refuge dans les villages et les temples.

Renaissance de l'ayurvéda

Au début du XXe siècle, des médecins indiens et anglais progressistes se sont mis à réévaluer l'ayurvéda. À l'époque de l'indépendance de l'Inde, en 1947, l'ayurvéda avait retrouvé sa réputation de système confirmé de guérison. De nos jours, l'ayurvéda s'épanouit en Inde de concert avec l'*Unani Tibb* et la médecine allopathique occidentale, activement encouragé par le gouvernement en tant qu'alternative bon marché aux médicaments occidentaux.

Récemment, l'ayurvéda a attiré l'attention des chercheurs du Japon et de l'Occident. L'Organisation mondiale de la santé a décidé de promouvoir sa pratique dans les pays émergents. En Occident, sa popularité s'accroît tous les jours à mesure que de plus en plus de personnes reconnaissent sa grande valeur – pas seulement pour la prévention et le traitement des maladies, mais aussi pour son modèle complet de mode de vie plus sain, englobant toutes les facettes de l'existence humaine : mental, corps et esprit.

L'ayurvéda dispose d'un modèle complet pour un mode de vie meilleur et plus sain.

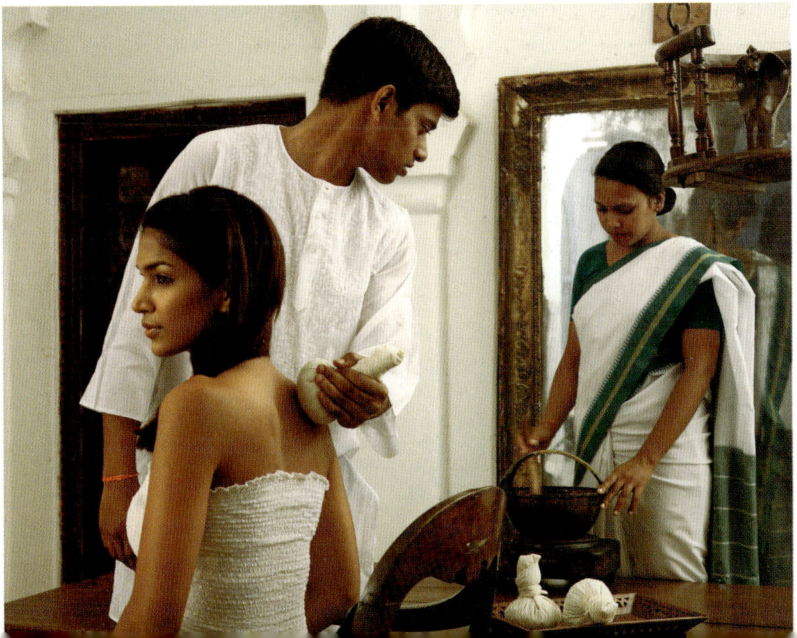

Philosophie ayurvédique

Le terme « ayurvéda » vient du sanskrit *ayur*, « vie » ou « longévité », et *veda*, « connaissance », « sagesse », « science spirituelle » ; l'ayurvéda est donc un corpus complet de savoir et de sagesse profonde se rapportant à la manière de vivre longtemps en bonne santé (*swasthya*) grâce à l'union des équilibres physique, émotionnel et spirituel visant à atteindre *moksha* (éveil).

Selon l'ayurvéda, une vérité fondamentale, un état de conscience pure au-delà de la parole et de la pensée existe, englobant félicité, amour, compassion et libération. C'est *moksha*, l'éveil dont l'atteinte constitue le but de la vie. Sans *moksha* comme objectif ultime, la vie est essentiellement un état de souffrance causée par l'ego, qui met en route le *karma*, processus d'action et de réaction (cause et effet), liant les hommes au cycle de renaissance et à l'expérience du chagrin récurrent.

L'ayurvéda est centré autour de la compréhension que tout ce qui existe ne fait qu'un – autrement dit, que chaque chose existe en relation, pas dans l'isolement. Le corps affecte le mental et vice-versa ; les sentiments et les pensées ont des effets physiques, juste comme les troubles du corps affectent l'état psychologique.

Principes cosmiques

L'ayurvéda et le yoga partagent une compréhension particulière de l'évolution cosmique, plongeant ses racines dans la philosophie de création et de manifestation de *sankhya*. *Sankhya* est l'une des six écoles classiques de la philosophie indienne, conçue et exposée par le grand visionnaire Kapila, mentionné dans la

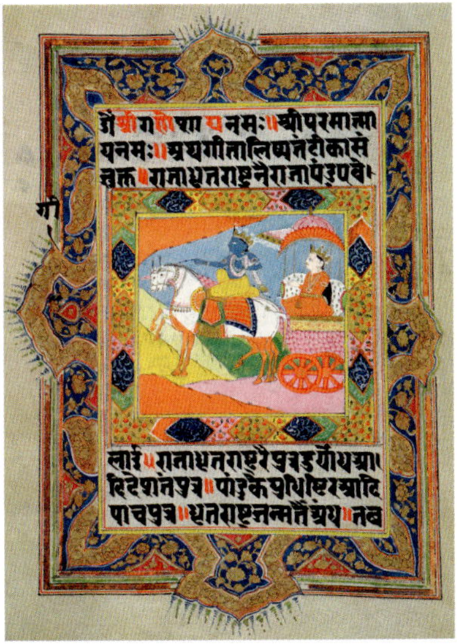

Le Canon de médecine *d'Avicenne (972-1036) est encore utilisé par les étudiants du Unani Medical College d'Hyderabad, Inde.*

littérature védique, depuis le *Rig Veda* à la *Bhagavad Gita*.

Sankhya, signifiant « système de numérologie », classe sa théorie de l'évolution en 24 principes cosmiques (*tattvas*), allant du domaine non-manifesté de l'existence pure au monde matériel, manifesté. Bien qu'ils semblent séquentiels, les *tattvas* prennent en fait place simultanément. *Purusha*, la conscience pure, est le vingt-cinquième principe, décrit ici parce qu'il forme la base des vingt-quatre principes décrits ci-après et les transcende tous.

Purusha (conscience pure)

Selon *sankhya*, l'origine de tous les aspects de l'existence est la conscience pure – intelligence suprême englobant tout, au-delà du temps et de l'espace, dépourvue de qualités, de forme, de commencement

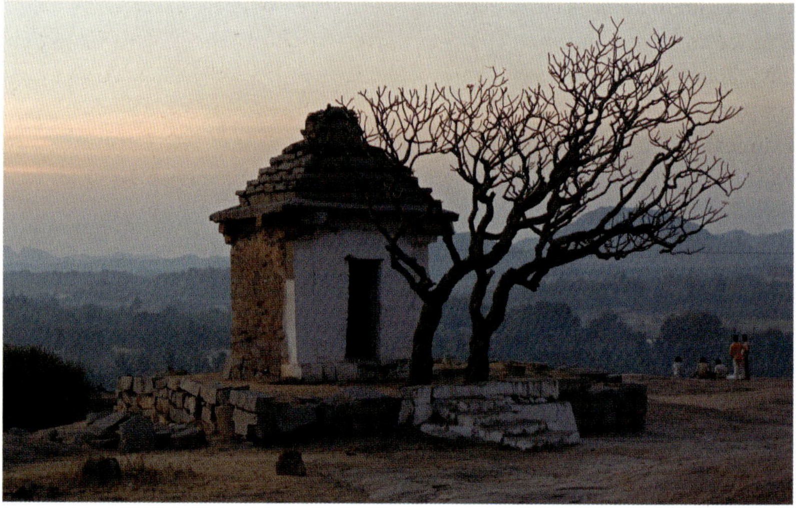

Selon l'ayurvéda, tout ce qui existe dans le macrocosme a sa contrepartie dans le microcosme de l'univers intérieur.

et de fin – connue sous le nom de *purusha*. Celle-ci est conscience pure passive, l'observateur intérieur silencieux, l'être demeurant en l'homme, « Atman », le moi supérieur. Dans cet état subtil d'immobilité, le désir de faire l'expérience de son propre moi monte, suscitant la manifestation de l'énergie physique primordiale, *prakruti*, l'origine du monde manifesté. *Purusha* est tenue pour une énergie masculine, *prakruti,* pour la force féminine renfermant le potentiel de toute la création. Ensemble, elles s'unissent pour engendrer le mouvement induisant la « danse de la création ».

1 *Prakruti* (nature primordiale)

Le terme *prakruti* signifie littéralement « le premier pouvoir de l'action », car c'est la force créatrice sous-tendant tout ce qui existe dans l'univers. Matrice de la création, *prakruti* est aussi appelée *pradhana* (« première substance »), car c'est l'essence non-manifestée de toute substance existant dans l'univers, tant brute que subtile. L'ayurvéda ne sépare pas le monde externe du monde interne. Tout ce qui existe dans le macrocosme a sa contrepartie dans le microcosme de l'univers intérieur de l'être humain.

2 *Mahat* (intelligence cosmique)

Prakruti donne vie à la conscience cosmique, *mahat*, l'intelligence universelle ou cosmique sous-jacente à tout ce qui existe dans la création.

Le terme *mahat*, littéralement « le grand », désigne le mental divin à partir duquel l'intelligence génère les grands principes et lois gouvernant la vie. C'est la forme archétypale sous-tendant le monde manifesté.

Dans l'individu, *mahat* devient *buddhi*, la sagesse intérieure – cette partie de l'homme qui entretient l'objectivité, sans être affectée par les exigences de la vie quotidienne ou par *ahamkara*, le sentiment du moi. *Buddhi* confère l'intelligence innée, qui permet de percevoir la vérité, de distinguer entre le bien et le mal, entre le réel et l'irréel, entre l'éternel et l'éphémère.

3 *Ahamkara* (ego)

Le nom *ahamkara* signifie littéralement « le créateur du moi », car l'ego est un processus, pas une réalité intrinsèque. Ce processus implique l'identification à différents aspects du monde créé, tels que la pensée « j'ai froid » en hiver et l'identification à cette sensation. Malgré le fait qu'on la conçoit comme un moi cohérent avec lequel on s'identifie, *ahamkara* est une séquence de pensées entraînant la division, pas une entité distincte. C'est l'aspect de l'individu qui génère l'illusion de séparation de la conscience cosmique et qui suscite tellement de souffrance.

4 *Manas* (mental fonctionnel)

Le terme *manas* signifie « le principe

formulant », à partir de la racine *man*, « former ». Il connecte au monde externe à travers les sens. *Manas* est le mental qui fait l'expérience des choses et enregistre les perceptions et les sensations éprouvées à travers les cinq sens, puis identifie et conceptualise les idées et les émotions. C'est mental fonctionnel.

5 à 9 Les cinq *tanmatras*

Les cinq *tanmatras* sont les « mesures primales » illustrant la structure énergétique quintuple du cosmos, qui imprègnent tout ce qui existe dans la création. Ce sont les cinq sens : ouïe, toucher, vue, goût et odorat, qui permettent de connecter les cinq organes sensoriels aux objets de l'expérience. Ce sont les formes subtiles des cinq éléments : éther, air, feu, eau et terre, avant que leur différenciation devienne manifeste dans le monde matériel. Ce sont :

- *Shabda Tanmatra* – ouïe
- *Sparsha Tanmatra* – toucher
- *Rupa Tanmatra* – vue
- *Rasa Tanmatra* – goût
- *Gandha Tanmatra* – odorat.

10 à 14 *Pancha Jnanendriyani* (les cinq organes sensoriels)

Les cinq organes sensoriels permettent de faire l'expérience du monde externe. Ils connectent aux cinq éléments comme suit :

- Oreilles, les organes sensoriels de l'ouïe, à l'élément éther
- Peau, l'organe sensoriel du toucher, à l'élément air
- Yeux, l'organe sensoriel de la vue, à l'élément feu
- Langue, l'organe sensoriel du goût, à l'élément eau
- Nez, l'organe sensoriel de l'odorat, à l'élément terre.

Ces organes sensoriels sont seulement réceptifs, pas expressifs. Leur activité prend place à travers les organes d'action correspondants. Les formes subtiles ou internes de ces organes existent aussi au-delà des limitations du corps physique, leur action conférant perception extrasensorielle.

15 à 19 *Pancha Karmendriyani* (les cinq organes d'action)

Ces structures physiques permettent

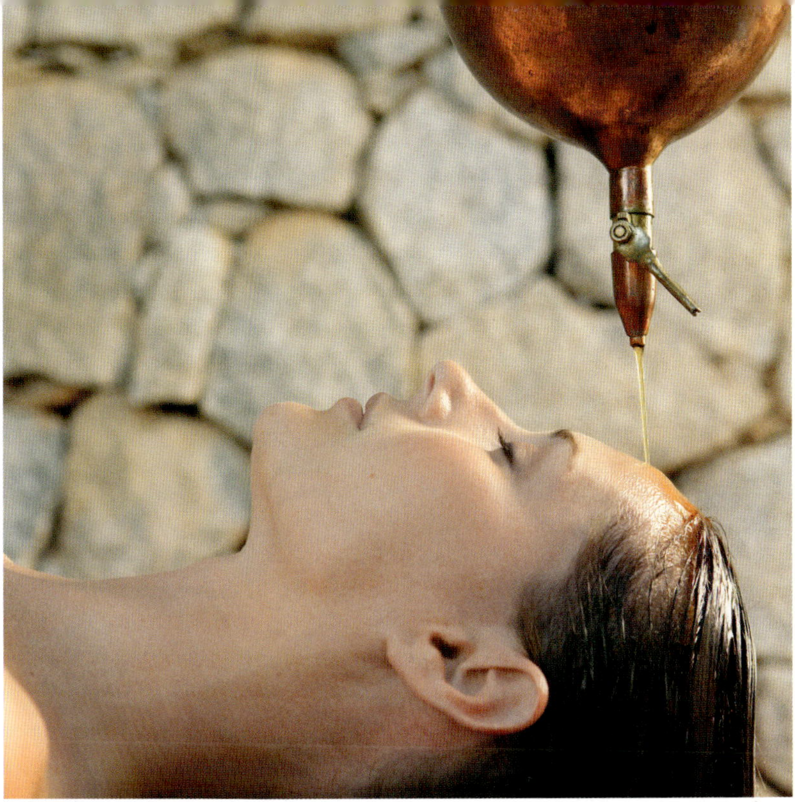

La peau est l'un des cinq organes sensoriels. C'est l'organe du toucher, connecté à l'élément air.

à l'individu de communiquer et de se manifester soi-même, et correspondent aux cinq organes sensoriels et aux cinq éléments. Ils sont expressifs, pas réceptifs :

- Bouche (expression), correspondant à l'éther et au son
- Mains (saisie), correspondant à l'air et au toucher
- Pieds (mouvement), correspondant au feu et à la vue
- Pénis (vagin), correspondant à l'eau et au goût
- Anus (élimination), correspondant à la terre et à l'odorat.

20 à 24 *Pancha Mahabhuta* (les cinq grands éléments)

L'énergie cosmique se manifeste dans les cinq éléments, qui sont la base de toute matière et s'appliquent à toute manifestation, y compris au mental – éther, air, feu, eau et terre. Allant du plus subtil au plus rudimentaire, ils représentent respectivement les aspects éthérique, gazeux, rayonnant, liquide et solide de la matière. Composant le monde externe de l'expérience, ils sont le corps physique.

Les cinq éléments se manifestent dans le fonctionnement des cinq sens, qui à leur tour permettent à l'individu de percevoir l'environnement dans lequel il vit et d'interagir avec lui. L'éther, l'air, le feu, l'eau et la terre correspondent respectivement à l'ouïe, au toucher, à la vision, au goût et à l'odorat.

Les trois *gunas*

Prakruti est composée de trois qualités principales, les *gunas* : *sattva*, *rajas* et *tamas*. Celles-ci sont plus subtiles que les cinq éléments nés de leur activité et précèdent aussi les *tanmatras*.

- Les cinq organes sensoriels naissent de *sattva*.
- Les cinq organes d'action naissent de *rajas*.
- Les cinq éléments naissent de *tamas*.

Tout ce qui existe dans l'univers est une combinaison distincte des trois *gunas*. *Sattva* est la qualité la plus élevée de lumière, d'harmonie, de vertu, de bonheur, de clarté et d'intelligence. *Rajas* est la qualité du mouvement, de la distraction, de la turbulence et de l'activité. *Tamas* est la qualité de lourdeur, d'obscurité, de délabrement, d'inertie et de repos permettant la régénération. Ensemble, ils représentent le potentiel de différenciation de *prakruti*, les facteurs causaux de création, alors que les cinq sens (*tanmatras*) sont les facteurs subtils et les cinq éléments sont les effets bruts.

De par la prédominance de *tamas*, les cinq éléments évoluent en se diversifiant en fonction des trois *gunas* :

- L'éther vient de *sattva*.
- Le feu vient de *rajas*.

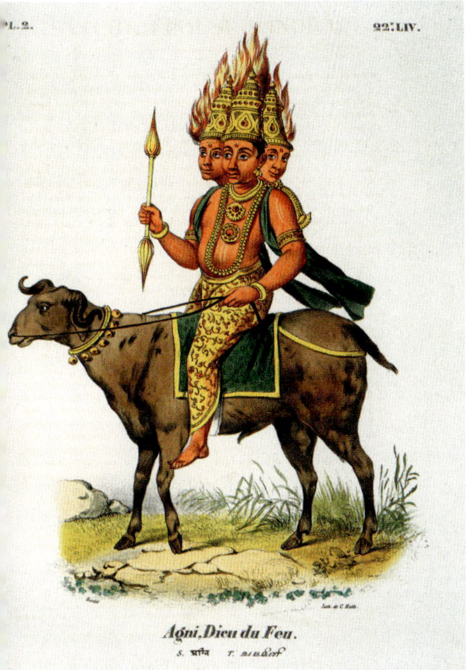

Agni est le dieu bicéphale du feu de Rig Veda, *qui révèle la véritable nature du moi de l'individu.*

- La terre vient de *tamas*.
- L'air est composé de *sattva* et de *rajas* (légèreté et mouvement).
- L'eau contient du *rajas* et du *tamas* (mouvement et lourdeur).
- La terre est *tamas* pur.

Le bon équilibre des trois *gunas* est appelé « *sattva* pur », car il est engendré par la prédominance et le raffinement du *sattva*.

Les trois *doshas*

Les trois *doshas*, « humeurs » biologiques gouvernant la constitution – *vata*, *pitta* et *kapha* – apparaissent principalement grâce à *rajas*. Ce sont des types d'énergie mobile ou vitale, chacune présentant cinq formes différentes.

Les *doshas* fournissent structure physiologique à l'interaction des organes et des éléments qui deviennent le corps physique. Les cinq types de *vata* permettent la coordination des cinq organes sensoriels et des cinq organes d'action, suggérant qu'on peut réagir aux entrées sensorielles par l'action.

Les quatre buts de la vie

Pour la philosophie védique, la vie a quatre buts justes. Tous les êtres humains aspirent à l'un ou à plusieurs

Les principes de l'ayurvéda ont été incorporés dans des poèmes sanskrits, les Veda, *qui sont encore de nos jours d'importants textes spirituels.*

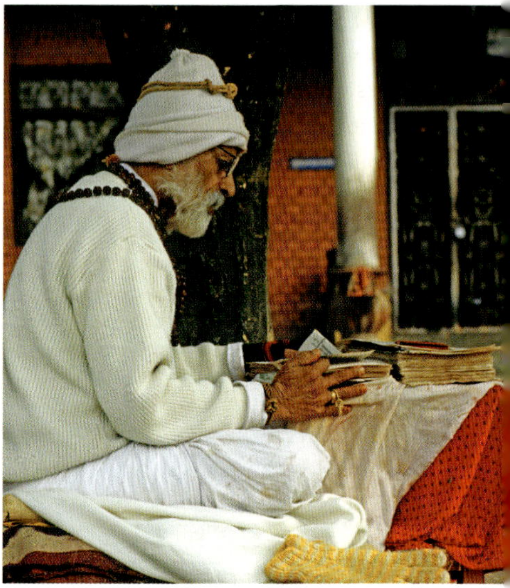

d'entre eux : *kama* (enjouement), *artha* (prospérité), *dharma* (carrière) et *moksha* (éveil).

• ***Kama***, enjouement, est le but le plus élémentaire. Tous les gens ont envie d'être heureux et d'éviter la souffrance, de profiter du monde de l'expérience sensorielle et de la satisfaction des désirs émotionnels.

• ***Artha*** se réfère à l'acquisition de richesse et de patrimoine dans le monde matériel. Afin de survivre, tout le monde a besoin de biens vitaux, comme nourriture, vêtements et abri afin de rester en vie. C'est le but externe de l'ego (*ahamkara*).

• ***Dharma***, carrière, se réfère au statut atteint à la suite de la reconnaissance des capacités, dons, savoir-faire ou talents de l'individu, aidant celui-ci à accomplir son rôle dans la vie. C'est le but interne de l'ego.

• ***Moksha***, éveil, félicité, libération spirituelle et reconnaissance de la vraie nature de l'homme.

L'objectif fondamental de la vie est *moksha*, le vrai savoir intérieur et la libération de la souffrance permettant à l'individu d'atteindre son potentiel plénier. C'est le but *sattvique* de l'intelligence ou de la raison (*buddhi*), qui n'est pas tant un but en soi que la véritable nature de l'homme. On l'atteint grâce à la conscience et à l'abandon de l'ego et de sa quête sans fin d'objectifs.

Les trois autres buts *rajassiques* sont externes ou secondaires ; lorsqu'ils deviennent des fins en soi, ils génèrent des attitudes, des convictions et un comportement prédisposant au déséquilibre et à la maladie physique et mentale. En tant qu'objectif principal, *kama* est censé mener à l'indulgence excessive et à la dissipation de l'énergie vitale ; *artha* risque de déboucher sur l'avarice et le goût égoïste de la propriété ; *dharma* pousse à la poursuite de la célébrité, du pouvoir et du contrôle. *Moksha* représente la libération de l'attachement aux trois premiers buts et l'aboutissement à un état de paix et de joie intérieures.

LE BUT DE L'AYURVÉDA

La philosophie *sankhya* permet de comprendre la perspective ayurvédique selon laquelle l'univers est une manifestation de *purusha* (intelligence suprême), qui évolue et s'exprime dans la matière (*prakruti*) afin d'explorer tous les aspects d'expérience inhérente dans l'individu. Selon cette perspective, l'univers existe pour fournir l'expérience de la conscience. L'ayurvéda offre une voie aidant à revenir à la connaissance de l'esprit, *purusha*. Il ouvre la conscience et enseigne que l'homme n'est pas juste le corps, mais un outil ou un véhicule de l'expression de la conscience. Grâce à la gamme d'outils qu'offre ce formidable corpus de connaissances, l'individu peut se connecter à sa véritable nature. Tant qu'il ne le fait pas, il subira le processus de dégénération inhérent au monde manifesté. On peut donc voir ainsi que le seul remède de la maladie est la connaissance du moi.

Chapitre 2 : Les principes de l'ayurvéda

Les êtres humains interagissent en permanence avec l'univers et ses éléments, et vice-versa. Nous remplissons l'espace, qui offre une place où vivre et fonctionner d'innombrables manières ; nous respirons l'air, nous buvons l'eau, nous sommes protégés des éléments, nous consommons la nourriture fournie par la terre. Tant que notre relation avec l'univers est saine et complète, la santé restera optimale. Selon l'ayurvéda, lorsque cette interaction harmonieuse décline, cela prédispose au dysfonctionnement et à la maladie.

Les cinq éléments

L'ayurvéda affirme que tout ce qui existe dans l'univers est composé d'énergie, se présentant dans cinq états distincts de densité, donnant naissance aux cinq éléments (*pancha mahabhuta*), nommément :

- Éther/espace (*akasha*)
- Air/mouvement (*vayu*)
- Feu/énergie rayonnante (*teja*)
- Eau/facteur de cohésion (*jala*)
- Terre/masse (*prithvi*).

Ces éléments ne sont pas à interpréter littéralement, mais en tant que métaphores aidant à comprendre l'univers. Ils représentent cinq qualités énergétiques susceptibles d'être identifiées à mesure qu'on fait leur expérience quotidienne dans la vie physique, mentale et émotionnelle.

La formation des cinq éléments

Pour l'ayurvéda, tout ce qui existe était à l'origine de la conscience pure, de l'énergie non-matérielle. Le plus subtil des éléments, l'éther, s'est

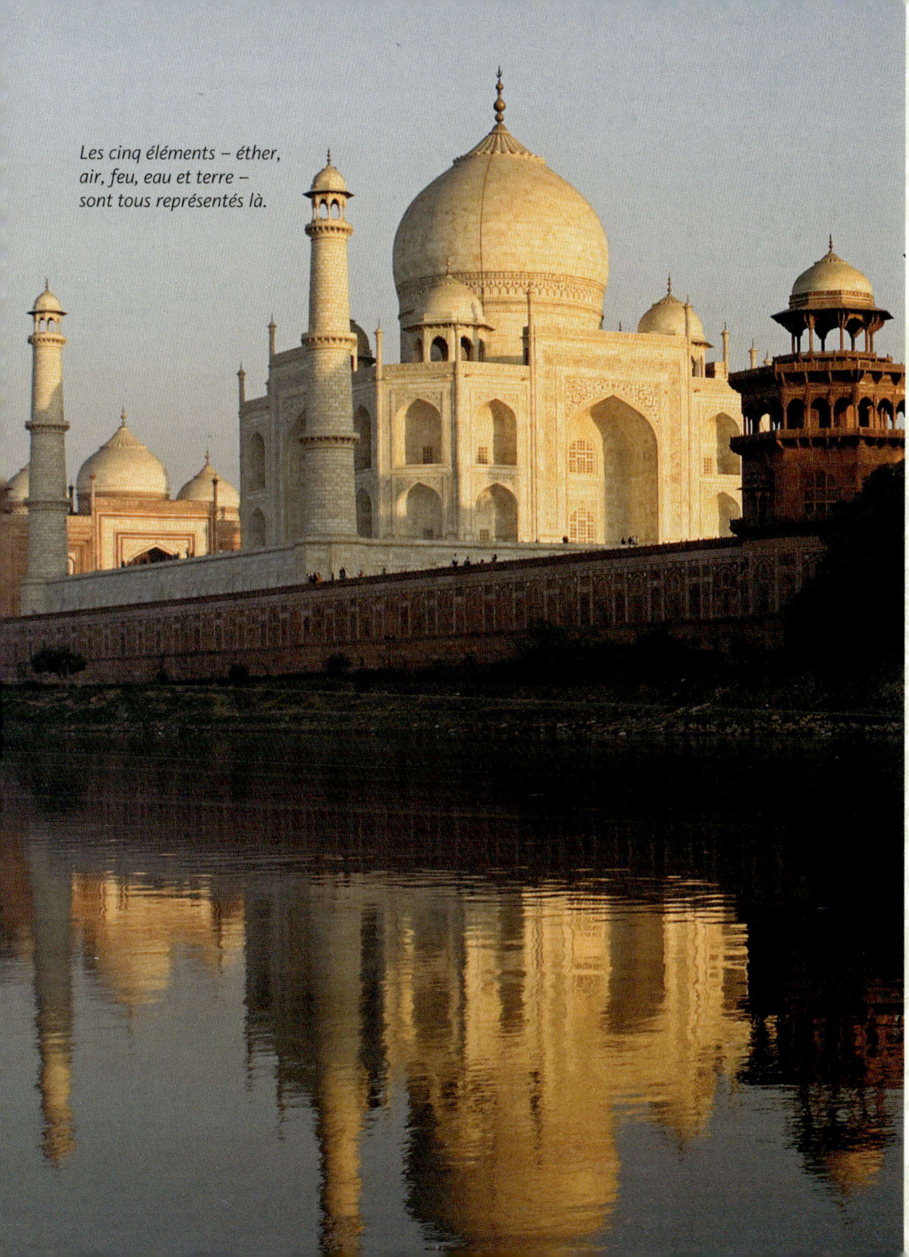

Les cinq éléments – éther, air, feu, eau et terre – sont tous représentés là.

formé à partir des vibrations cosmiques. En commençant à bouger, il a créé l'élément air. La friction entre les éléments en mouvement a donné naissance à la chaleur et à l'élément feu. En se liquéfiant, le feu a engendré l'eau, dont une partie s'est solidifiée à son tour, formant la terre.

Similairement, le corps humain est composé de ces cinq éléments et reflète donc l'univers plus large – c'est un microcosme du macrocosme. Les cinq éléments existent ensemble dans toutes les choses, changeant et interagissant en permanence, dans une diversité de proportions infinie. Chaque élément a une gamme d'attributs distincts.

Le feu a une qualité de chaleur et de lumière. C'est l'élément gouvernant la perception et la transformation.

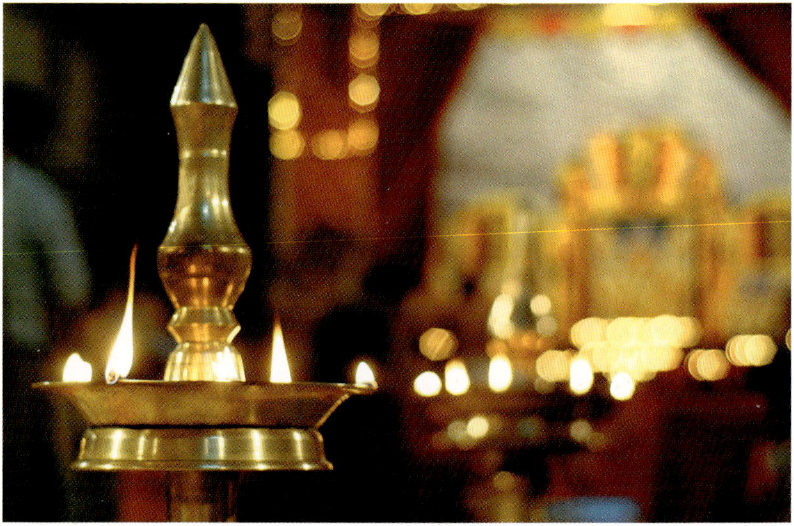

LES CINQ ÉLÉMENTS ET LEURS ATTRIBUTS

- **L'éther** représente l'espace permettant l'existence de tout, y compris de la communication entre une partie du corps et une autre – par exemple, espace synaptique, espace intracellulaire, espace abdominal, ainsi qu'expression personnelle.
- **L'air,** gazeux, a des qualités vaporeuses. Il est léger, clair, sec, dispersant. Il gouverne tout mouvement, direction et changement, animant l'ensemble de la création. L'air est présent dans les poumons et l'abdomen, par exemple, et sa qualité mobile se manifeste dans tous les déplacements prenant place à l'intérieur du corps, particulièrement ceux des messages traversant le système nerveux.
- **Le feu,** lumineux et chaleureux, est sec et ascendant. Il gouverne la perception et toute transformation dans le corps. Il est responsable de la température et de la couleur du corps, de la rougeur des joues, du lustre des cheveux, de l'éclat des yeux.
- **L'eau** est le mouvement fluide, qui confère cohésion et maintient tout ensemble. Elle est fraîche, descendante et dépourvue de forme propre. Elle est présente dans tous les fluides du corps, dont le sang, l'urine, les selles, la salive, les mucosités.
- **La terre** est matière, solidité, stabilité. Lourde et dure, elle confère au corps forme et substance. Elle est présente dans la structure physique du corps : les organes, les muscles, les os, les dents, les tendons.

Les *doshas*

Comme nous l'avons vu, trois forces vitales ou « humeurs » principales sont dérivées des cinq éléments. Ce sont les *doshas* – *vata*, *pitta* et *kapha* –, responsables de toutes les fonctions corporelles, physiques et psychologiques.

La création des *doshas* suit le schéma suivant :

- L'éther et l'air créent le principe air, ***vata***
- Le feu et l'eau produisent le principe feu, ***pitta***
- La terre et l'eau produisent le principe eau, ***kapha***.

La constitution

Tout un chacun naît avec un équilibre particulier des *doshas*, qui forme sa constitution essentielle. Celle-ci ne change jamais. Le *dosha* (ou les *doshas*) prédominant détermine les tendances physiques, mentales et émotionnelles et la prédisposition à certains problèmes de santé. Un ou deux des *doshas* prédominent généralement.

La constitution (*prakruti*) est en majeure partie déterminée lors de la conception et dépend de la constitution des deux parents, de l'équilibre de leurs *doshas*, de leur état mental et émotionnel au moment de la conception et, bien entendu, de leur *karma*. Les caractéristiques du *dosha* dominant seront les plus apparentes dans la constitution, bien qu'elles soient naturellement atténuées par celles des autres *doshas*.

Pour rester vivant et en bonne santé, on a besoin de l'ensemble des trois *doshas* et des cinq éléments. Lorsque les *doshas* sont en équilibre, autrement dit, quand ils restent dans les proportions présentes à la naissance, ils entretiennent la santé et le bien-être. Quand ils sont déséquilibrés, la santé décline.

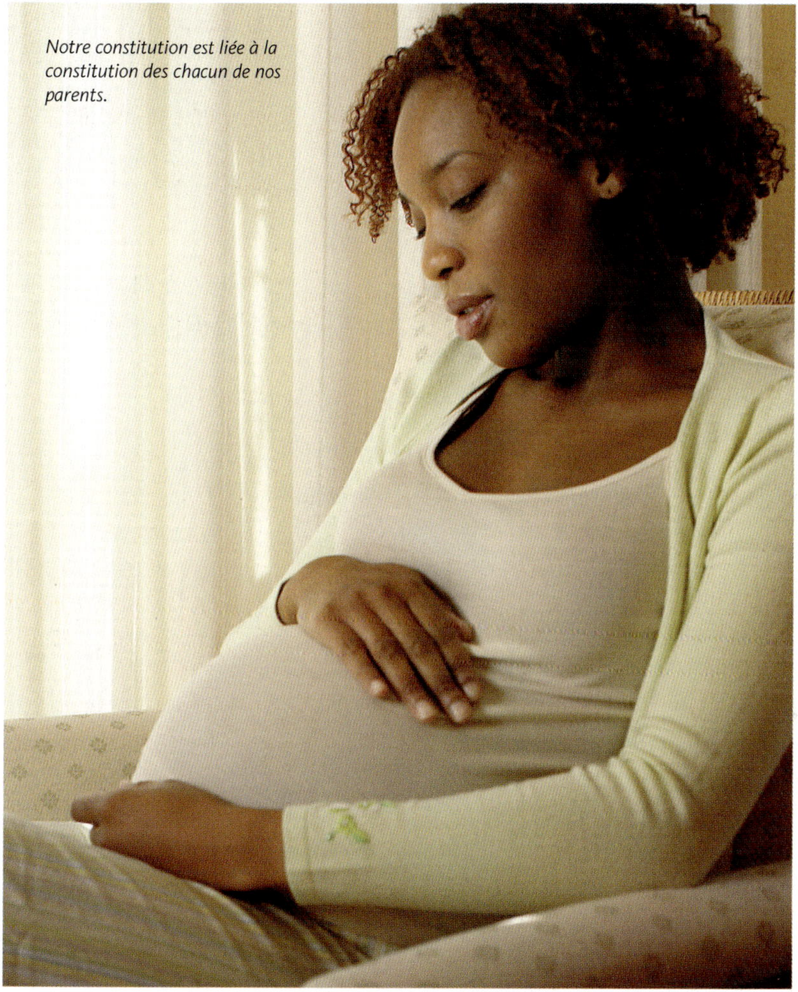

Notre constitution est liée à la constitution des chacun de nos parents.

Vata

Combinaison d'éther et d'air, *vata* est le principe du mouvement. Le mot *vata* signifie « vent », de la racine sanskrite *va*, « souffler », « déplacer » ou « commander ». *Vata* est la force vitale (*prana*), s'originant principalement dans la respiration.

C'est la force énergisante pour tout ce qui existe dans le corps et le mental, reflétée dans la circulation du sang et de la lymphe, ainsi que dans chaque influx du système nerveux. C'est la force motivante sous-tendant les deux autres *doshas*, incapables de se mouvoir en son absence. Pour cette raison, les perturbations du *vata* tendent à avoir des implications d'une portée bien grande que les troubles des deux autres *doshas* et affectent souvent le mental, de même que l'ensemble du corps.

QUALITÉS VATA

- **Sec**
- **Froid**
- **Léger**
- **Irrégulier**
- **Pénétrant**
- **Dur**
- **Mobile**
- **Subtil**
- **Âpre**
- **Clair**

Dans le corps, *vata* contrôle tout mouvement :

- Clignement des yeux
- Inspiration et expiration
- Pulsations du cœur
- Mouvement de l'influx nerveux à travers le système nerveux
- Mouvements se rapportant à la digestion et au métabolisme
- Élimination des déchets
- Circulation du sang et de la lymphe
- Mouvement des nutriments pénétrant dans les cellules et des déchets sortant de celles-ci

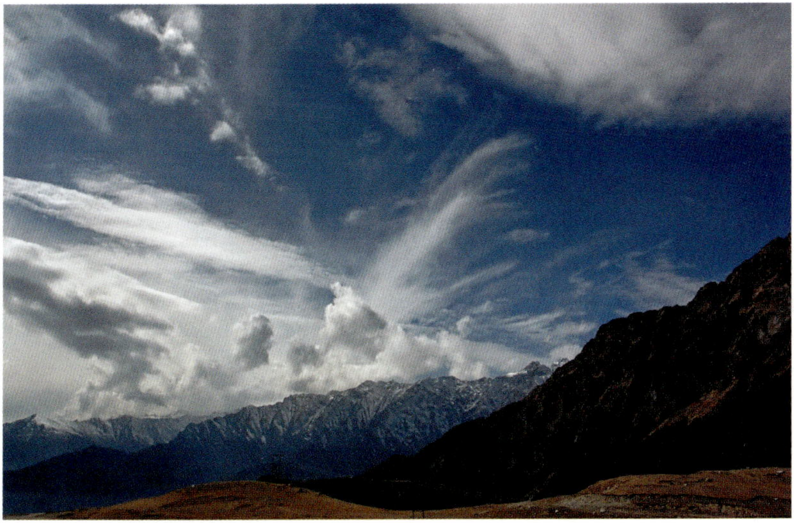

Vata *est une combinaison des éléments éther et air. C'est le principe du mouvement, comme le vent.*

• Homéostasie (équilibre) de tout le corps.

Sur le plan mental et émotionnel, *vata* gouverne :

• Équilibre et bien-être mentaux
• Mouvement des idées dans le mental
• Inspiration, créativité
• Aspiration spirituelle
• Adaptabilité mentale
• Compréhension
• Peur, insécurité, anxiété
• Vision et imagination.

Les principaux sites du *vata*

Vata est l'air contenu dans l'espace (éther). Il est présent dans les éléments creux du corps, comme le cœur, le thorax, l'abdomen, le bassin, le périoste osseux, la moelle osseuse, le cerveau, la vessie, les voies subtiles du système nerveux. *Vata* s'accumule dans la partie inférieure de l'abdomen, qui inclut le bassin, l'appareil urinaire, le système reproducteur, les intestins, le bas du dos. Les cuisses et les hanches sont le principal site du mouvement musculo-squelettique dans le corps, dont *vata* est responsable. Les oreilles et la peau – les organes de l'ouïe et du toucher – sont aussi gouvernées par *vata*. *Vata* est éliminé du corps via les gaz et l'énergie musculaire ou nerveuse.

Vata assure qu'il y a là assez d'espace dans le corps pour que l'air y pénètre et s'y déplace suffisamment. L'air est libre de bouger dans le corps uniquement lorsque ses voies de circulation sont exemptes d'obstacles. Les spasmes et le flegme, par exemple, peuvent entraver le passage de l'air dans les poumons, comme dans le cas de l'asthme. En présence de trop d'espace et en cas de mouvement insuffisant, une stase (inactivité) est induite, comme dans le cas de l'emphysème et de la constipation.

Personnes *vata*

Comme le vent, les personnes au *vata* prédominant sont changeantes, et l'irrégularité sera très visible dans leur constitution physique et émotionnelle. Leur taille sera très grande ou très petite, leur carrure, étroite ou irrégulière, et elles seront fluettes. Les dents peuvent être irrégulières, les yeux, asymétriques (l'un plus grand que l'autre), le nez, de travers. Leur poids varie rapidement. Malheureuses

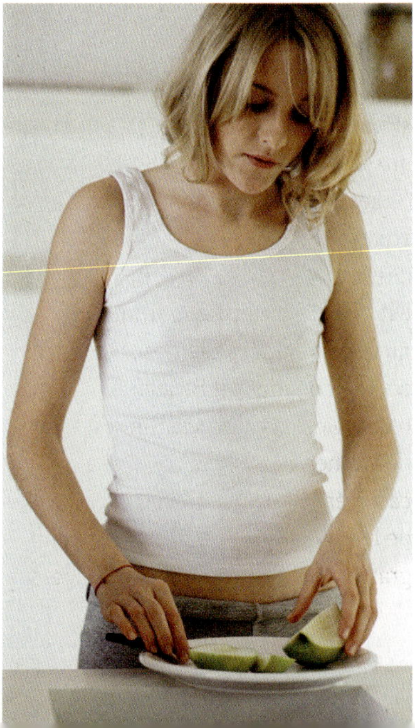

Les personnes au vata *prédominant tendent à avoir une carrure étroite et légère.*

ou stressées, elles perdent du poids. Certaines n'arrivent jamais à prendre du poids, d'autres grossissent à cause du stress, des problèmes digestifs et des mauvaises habitudes alimentaires. Leurs os tendent à être grands, leurs articulations souvent crépitantes. Leur appétit varie : parfois, elles sont voraces, d'autres fois, elles n'ont aucune envie de nourriture. En conséquence, elles mangent de manière chaotique, ayant du mal à se tenir tranquilles. Toutefois, si l'alimentation n'est pas régulière, une hypoglycémie peut s'installer et ces personnes risquent de s'affaiblir ou de s'évanouir, ce qui les rend encore plus anxieuses.

Les personnes au *vata* prédominant sont sensibles au froid, aiment la chaleur et le soleil, et leur circulation est mauvaise. Tout symptôme empire quand la température descend. Très actifs et dépensant beaucoup d'énergie, les types *vata* tendent à se dessécher. L'inconstance qui les caractérise signifie que certaines zones de leur peau sont sèches, d'autres, grasses. Leur peau se ride à un âge relativement jeune. Les personnes au *vata* élevé tendent à souffrir de sécheresse intestinale et de constipation. Leur digestion erratique induit gaz, ballonnement et gêne, et favorise des troubles digestifs comme le syndrome du côlon irritable. Les femmes *vata* tendent à avoir un cycle menstruel irrégulier, qui disparaît parfois en raison du stress, de l'hyperactivité ou d'un poids insuffisant ; les cycles sont brefs, parfois accompagnés de crampes.

Les personnes *vata* sont actives, agitées, et ont du mal à se détendre. Leur sommeil léger est facilement perturbé, entrecoupé de nombreux rêves, cauchemars ou épisodes d'insomnie. Facilement surexcitées, elles épuisent leurs réserves énergétiques. Leur vigueur faible conduit rapidement à la fatigue, mais elles se poussent quand même en s'appuyant sur leur énergie nerveuse jusqu'au surmenage total. L'exercice vigoureux, comme la course et l'aérobic, aggrave leurs symptômes, même si sur le moment elles se sentent mieux. L'exercice en douceur, comme le yoga ou le taï chi, est plus approprié pour leur besoin de relaxation.

Équilibrées, les personnes avec beaucoup de *vata* dans leur constitution sont brillantes, enthousiastes, créatives, pleines de nouvelles idées et initiatives, idéalistes et visionnaires. Elles réfléchissent et parlent rapidement, aiment être en compagnie d'autres personnes, apprécient le voyage et le changement. Elles démarrent parfaitement les choses, mais la suite n'est pas forcément leur point fort. Le nombre de projets qu'elles ont en cours simultanément ou le nombre de livres posés sur leur table de chevet donnent une idée quant à leur constitution ! Montrant une tendance à la mauvaise mémoire, à la perte de concentration, à la désorganisation, à la peur, à l'anxiété, elles souffrent parfois de troubles nerveux tels que désorientation, crises de panique et sautes d'humeur.

CARACTÉRISTIQUES *VATA*

- **Carrure mince, aux proportions variables**
- **Tendance au poids insuffisant ou à la perte de poids en cas de stress**
- **Peau rugueuse, sèche, qui se crevasse facilement ; cheveux secs, intestins secs, articulations sèches, etc.**
- **Routine quotidienne irrégulière**
- **Appétit et digestion erratiques**
- **Préférence pour les aliments sucrés, acides et salés et les boissons chaudes**
- **Mémoire intermittente, assimilant rapidement les choses et les oubliant facilement**
- **Inventif, plein d'idées, créatif, agile mentalement**
- **Intuitif, très imaginatif, planant, non ancré**

- Vif, excitable, enthousiaste, changeant, agissant impulsivement
- Enclin à l'anxiété, la peur, l'insécurité, l'instabilité
- Dormeur léger, tendance à l'insomnie
- Actif, agité, réfléchissant et agissant rapidement
- Dynamique par éclats, ayant du mal à maintenir la concentration et l'activité
- D'humeur changeante, avec des sentiments intenses
- Facilement excité sexuellement et rapidement rassasié
- Gagne rapidement de l'argent et le dépense tout aussi vite
- Sensible au froid, détestant souvent le vent, avec des symptômes s'aggravant quand la température descend
- Rêves de course, saut, envol – souvent effrayants
- Tendance à la constipation, au gaz, au ballonnement, aux douleurs articulaires, aux maux de tête, à la tension et aux spasmes musculaires, aux cycles menstruels douloureux, à la stérilité, aux problèmes nerveux, à l'arythmie cardiaque, à la toux sèche, à l'insomnie, à l'épuisement

Pitta

Pitta est une combinaison des éléments feu et eau. C'est le principe de transformation et de réchauffement, responsable de toutes les conversions chimiques et métaboliques prenant place dans le corps en vue de créer l'énergie et la chaleur. Tous les processus *pitta* impliquent la digestion ou la cuisson, y compris la « transformation » des pensées en théories par le mental.

Pitta gouverne l'analyse mentale, la digestion, la clarté, la perception et la compréhension. Ce terme vient de la racine sanskrite *tap*, « réchauffer », « cuisiner » ou « transformer ». *Pitta* digère les nutriments afin de fournir de l'énergie à la fonction cellulaire ; les systèmes enzymatique et hormonal sont le principal domaine d'activité du *pitta*.

QUALITÉS *PITTA*

- **Gras**
- **Chaud**
- **Lumineux**
- **Subtil**
- **Fluide**
- **Mobile**
- **Pénétrant**
- **Doux**
- **Lisse**
- **Clair**
- **Malodorant**

Dans le corps, *pitta* gouverne :
- L'appétit, la digestion et le métabolisme des nutriments
- La soif
- La chaleur et la couleur du corps
- L'éclat de la peau, des cheveux et des yeux.

Mentalement et émotionnellement, *pitta* gouverne les domaines de :
- Perception mentale
- Jugement, analyse, discernement
- Pensée pénétrante
- Volonté, contrôle

- Enthousiasme, joie et courage
- Ambition, compétition
- Impatience, irritabilité et colère.

Les principaux sites du *pitta*

Les principaux sites du *pitta* sont l'estomac et l'intestin grêle, où les acides digestifs à la nature brûlante induisent l'activité digestive. Le foie, la vésicule biliaire, le pancréas et la rate sont aussi des sièges du *pitta*. Le sang, renfermant chaleur, couleur et eau, en est un autre site. Les yeux, organes sensoriels, appartiennent à l'élément feu. Parmi d'autres sites, on compte la peau, le cerveau, les glandes sébacées et sudoripares, le système hormonal. *Pitta* est éliminé du corps via la bile et l'acide.

Étant composé de feu et d'eau, *pitta* fait coopérer deux éléments d'habitude antagonistes. Tous les feux du corps, tels que les acides gastriques, sont

Pitta *est une combinaison de feu et d'eau. Il est responsable de la digestion, du métabolisme et de la chaleur.*

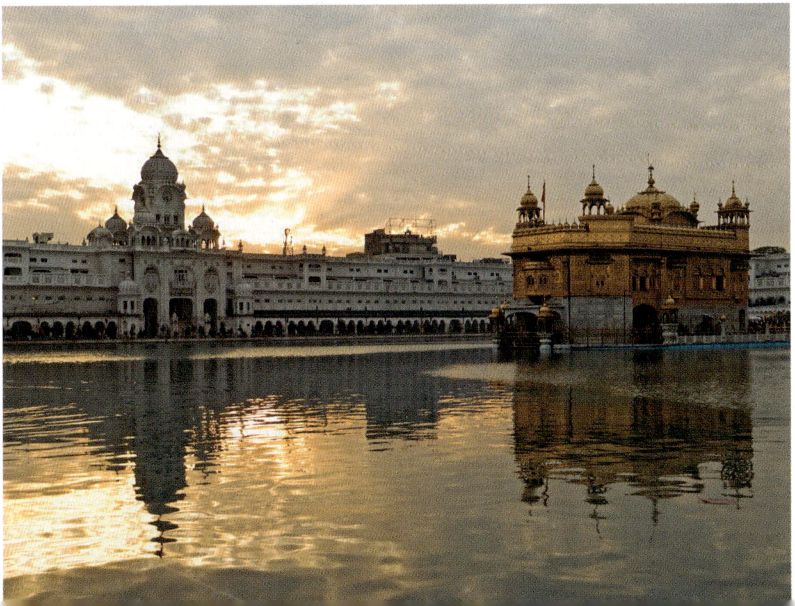

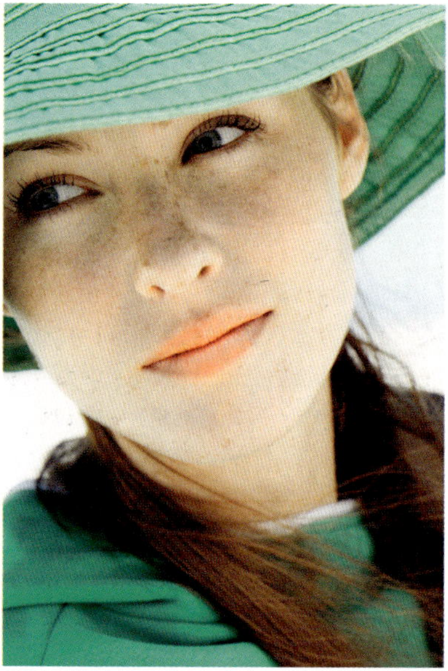

La peau pitta *tend à être pâle. Sensible au soleil, elle montre souvent des taches de rousseur.*

contenus dans l'eau. S'il y a plus de feu que d'eau, les acides irritent et brûlent la muqueuse gastrique ou intestinale, aboutissant à l'inflammation, à la gastrite et aux ulcères. S'il y a plus d'eau que de feu, l'eau noie le feu digestif et provoque une indigestion.

Personnes *pitta*

Physiquement, les personnes au *pitta* prédominant tendent à avoir une carrure et un poids moyens, avec un visage attirant, bien proportionné. Leurs yeux, souvent clairs et brillants, ont une taille moyenne. Sensibles au soleil et aux irritants, les yeux s'enflamment facilement et finissent par larmoyer. Leur peau, chaude au toucher, d'aspect pâle ou rosé, est sensible à la chaleur, au soleil et aux irritants, présentant parfois des éruptions et des boutons. Facilement rougie, elle montre souvent des grains de beauté ou des taches de rousseur. Les types *pitta* s'empourprent facilement de timidité ou de colère. Ils transpirent beaucoup, même par temps froid, ne semblant jamais gênés par la chute de la température, mais supportant probablement mal la chaleur. Leurs cheveux blonds ou roux, fins, souvent droits et gras, grisonnent rapidement à l'âge mûr. Les hommes présentant une calvitie assez précoce sont surtout des types *pitta*, car les niveaux élevés de testostérone associés à la perte des cheveux sont un phénomène *pitta*.

Les personnes au *pitta* fort ont généralement bon appétit et aiment manger. Ces types détestent rater des repas et, quand ils ont faim, sont irrités et hypoglycémiques, souffrant de maux de tête, de vertige, de faiblesse et de tremblements. Leur digestion est bonne, leurs intestins, efficaces, mais ils souffriront d'indigestion et de brûlures d'estomac et à la défécation s'ils ont chaud, s'ils sont agités ou énervés ou s'ils mangent trop d'aliments épicés ou frits. Les femmes ont un cycle menstruel régulier, mais avec des pertes abondantes ou de longue durée d'un sang rouge vif, précédé par une impression de fièvre et d'irritabilité prémenstruelles.

Les types *pitta* sont tout à fait méthodiques et organisés. Ils peuvent être assez obsédés par le temps et tendent à être des perfectionnistes. Souvent, ils s'éveillent et s'endorment toujours à la même heure. Leur sommeil est bon, sauf s'ils sont inquiets à propos de quelque chose censé prendre place le lendemain : travail, entretien, discours public. Extrêmement compétitifs ; leur grande peur est la crainte de lé échec. Les personnes *pitta* sont naturellement intelligentes et assez flamboyantes. Elles peuvent se montrer dominatrices, critiques, autocritiques et intolérantes. Elles souffriront parfois d'une faible

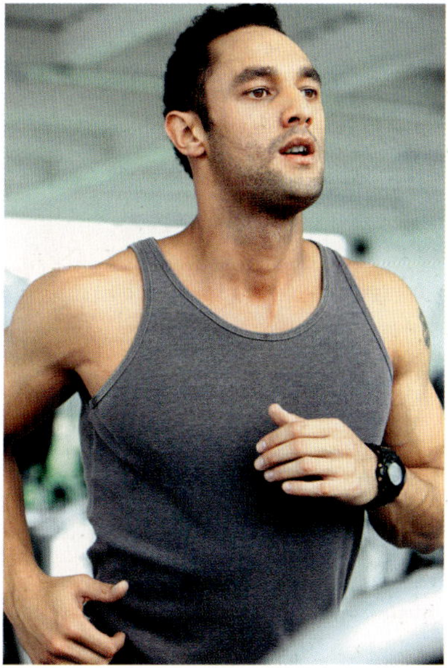

Les personnes au pitta *prédominant sont très compétitives et aiment gagner.*

estime de soi et ont du mal à supporter les imbéciles.

Le temps chaud, l'échauffement excessif dû à l'exercice vigoureux, aux aliments épicés et à la consommation de viande rouge accroissent *pitta*. Lorsque celui-ci est élevé, il peut induire une sensation de chaleur interne accrue, de fièvre et d'inflammation. Les personnes présentant un excès de *pitta* sont irritables, coléreuses, excessivement critiques et tournées vers la réalisation, avec une tendance à être des droguées du travail. Les divers acides ou la bile s'accumulent dans les tissus, suscitant fermentation et infection, problèmes dermiques comme l'herpès, l'eczéma et l'acné. Les saignements (épitaxis, cycles menstruels abondants) et les sécrétions excessives de sueur ou d'urine sont souvent présents. Le *pitta* élevé colore en jaune les selles, l'urine, les yeux et la peau, confère une odeur forte à la sueur et à l'urine, provoque faim et soif intenses, sensations de brûlure dans le corps et difficultés de sommeil.

CARACTÉRISTIQUES *PITTA*

- **Carrure et poids moyens, fort et bien bâti**
- **Traits réguliers, corps bien proportionné**
- **Peau lisse, grasse, claire ou rougeâtre, présentant souvent des grains de beauté et des taches de rousseur ; rougit facilement, chaude au toucher**
- **Yeux brillants, pénétrants, sensibles à la fumée et au soleil**
- **Bon appétit, métabolisme rapide**
- **Bonne digestion, avec tendance à une légère glycémie, susceptible d'induire irritabilité ou maux de tête**
- **Cheveux fins, lustrés, qui tombent facilement et grisonnent de bonne heure ; les hommes ont tendance à la calvitie**
- **Transpiration abondante, avec des sécrétions à odeur forte**
- **Envies d'aliments sucrés, salés, piquants et acides et de boissons froides**

- Extrêmement intelligent, mental aigu, bonne mémoire et concentration
- Tend à être irritable, coléreux, impatient, intolérant et à porter des jugements
- Perfectionniste, organisé et efficace
- Décidé, assuré, ambitieux, compétitif et entreprenant
- Excellent orateur en public
- Aime être aux contrôles, a des qualités de leader, peut se montrer autoritaire
- S'inquiète de ne pas comprendre correctement les choses, de ne pas être aux contrôles, craint l'échec
- Passionné, romantique, intense, peut se montrer obsédé
- Dynamique sexuellement, risque s'avérer dominateur
- Peut souffrir d'un manque d'estime de soi, de dépression et de jalousie
- Rêves de feu, de guerre, d'agressivité, de compétition
- Aime gagner de l'argent et le dépenser, aime arborer de belles choses et s'en entourer
- Déteste la forte chaleur, ses symptômes empirant souvent par temps chaud ou en cas d'échauffement excessif
- Couche-tard, tend à travailler jusqu'au bout de la nuit ; le sommeil a une durée moyenne
- Tendance aux problèmes inflammatoires, aux symptômes chauds et brûlants, aux éruptions, aux infections, aux fièvres, aux brûlures d'estomac, à l'indigestion, aux ulcères peptiques, aux selles diarrhéiques, aux yeux irrités et douloureux, aux problèmes visuels, à l'anémie, aux troubles hépatiques et biliaires

Kapha

Kapha est une combinaison de terre et d'eau, le principe d'énergie potentielle, de croissance et de protection. *Kapha* est responsable de l'alimentation du corps et forme la majeure partie de sa structure – les os, les muscles, les tissus, les cellules et les fluides.

Dans le corps, *kapha* gouverne :
- La force et la stabilité
- L'équilibre de l'eau
- La lubrification des muqueuses et des articulations (membranes synoviales)
- La protection de son ensemble
- Le soutien et le maintien de la cohérence de ses structures.

Sur le plan psychologique, *kapha* fournit :
- Soutien émotionnel dans la vie
- Calme et endurance
- Patience et pardon
- Capacité à éprouver l'amour, la compassion et l'engagement
- Sentiment de bien-être
- Loyauté et affection.

QUALITÉS *KAPHA*

- **Humide**
- **Froid**
- **Brut**
- **Dense**
- **Lisse**
- **Statique**
- **Terne**
- **Doux**
- **Voilé**
- **Lourd**

Les principaux sites du *kapha*

Le principal site du *kapha* est l'estomac. La poitrine et les poumons produisent du flegme, tout comme la gorge, la tête, les sinus et les passages nasaux, eux aussi sites *kapha*. La bouche et la langue produisent de la salive, autre fluide

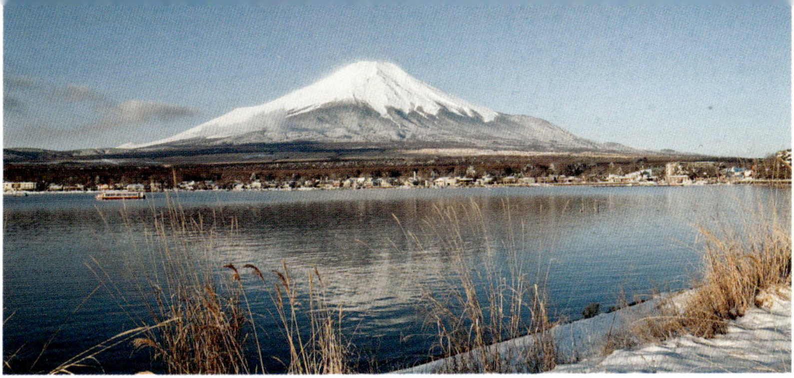

Kapha est une combinaison des éléments eau et terre et forme la majeure partie de la structure physique du corps.

kapha. La langue est l'organe du goût, sens appartenant à l'élément eau. Les tissus adipeux, les tissus cérébraux, les articulations, la lymphe, le pancréas et les cavités pleurale et péricardique tiennent également du domaine du *kapha*. Les troubles *kapha* se manifestent généralement dans ces zones. *Kapha* est éliminé du corps via le mucus.

Kapha garde en suspension la terre du corps dans son eau, permettant à ces éléments, qui n'interagissent pas par ailleurs l'un avec l'autre, de se combiner correctement et de rester en équilibre. Le corps physique est surtout composé d'eau et compris dans les limites de la peau et des autres revêtements tissulaires (terre). Seule, la terre est immobile et, en tant que telle, est susceptible de bloquer les fonctions organiques et de prédisposer à la maladie ; l'eau fonctionne dans le corps uniquement en tant que solution.

Si le corps devient trop solide, avec un excès de l'élément terre, des problèmes comme les calculs biliaires et rénaux apparaissent. Ces calculs sont des concentrations de terre où l'eau est trop peu présente pour que la circulation libre puisse continuer. S'il y a trop d'eau et pas assez de terre dans l'organisme, des troubles comme l'œdème se déclarent.

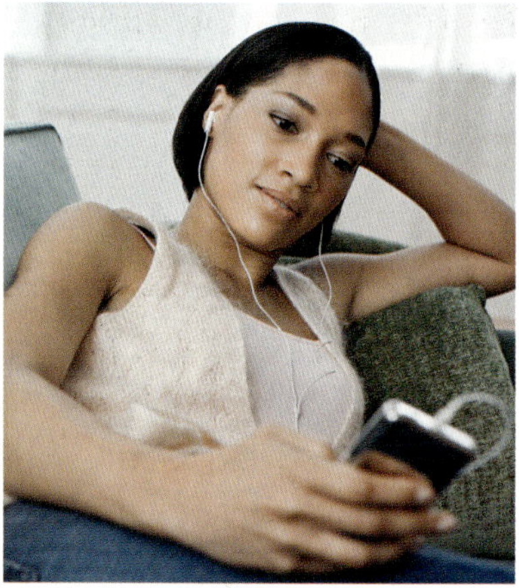

Les types kapha *aiment plus que tout rester assis et se détendre.*

Personnes *kapha*

Les personnes au *kapha* prédominant tendent à être ancrées, fortes et résistantes émotionnellement et physiquement. Elles sont sereines, gentilles, réfléchies, d'un naturel doux, loyales et affectueuses, préférant souvent éviter la confrontation. N'aimant pas le changement ou les aspects imprévisibles de la vie, elles feront de leur mieux pour maintenir le statu quo. Il y a une tendance à la paresse – ces personnes aiment plus que tout rester assises à se détendre et à ne rien faire. L'effort est rarement un penchant naturel, bien que l'exercice vigoureux puisse les faire se sentir en forme et en bonne santé.

Physiquement, les personnes au *kapha* prédominant ont la carrure la plus grande et forte des trois types. Les femmes *kapha* sont généralement les plus fécondes. Ces personnes tendent à avoir des os grands, des épaules larges et de gros muscles ; elles gagnent facilement du poids. Leux cheveux sont épais et lustrés, leurs yeux calmes, grands et humides, leurs ongles larges et forts, leurs lèvres pleines, leurs dents fortes et régulières. Leur appétit est stable, bien qu'elles aient rarement faim le matin, où elles sont assez somnolentes. Une tendance à la suralimentation par compensation est présente. Leur digestion est lente et paresseuse, tout comme leur métabolisme. Dormant d'un sommeil lourd, elles aiment rester au lit. Leur peau d'habitude fraîche est assez moite au toucher. Les extrêmes de température ne les gênent pas, mais leurs symptômes (comme les rhumes et la congestion nasale) empirent souvent en cas de pluie et de froid.

Kapha tend à s'accumuler par temps froid et humide, en hiver et au début du printemps. Il est également accru par le mode de vie sédentaire, le manque d'exercice et la consommation de trop d'aliments sucrés et d'hydrates de carbone.

Kapha favorise la stase, qui risque de déboucher sur l'inertie. Les personnes au *kapha* excessif se sentent lentes, lourdes, léthargiques et inactives, et ont tendance à accumuler de la terre et de l'eau – autrement dit, grossir et faire de la rétention d'eau.

Les personnes kapha *tendent à avoir une chevelure épaisse, des lèvres pleines, aiment la nourriture et ont tendance à la suralimentation par compensation.*

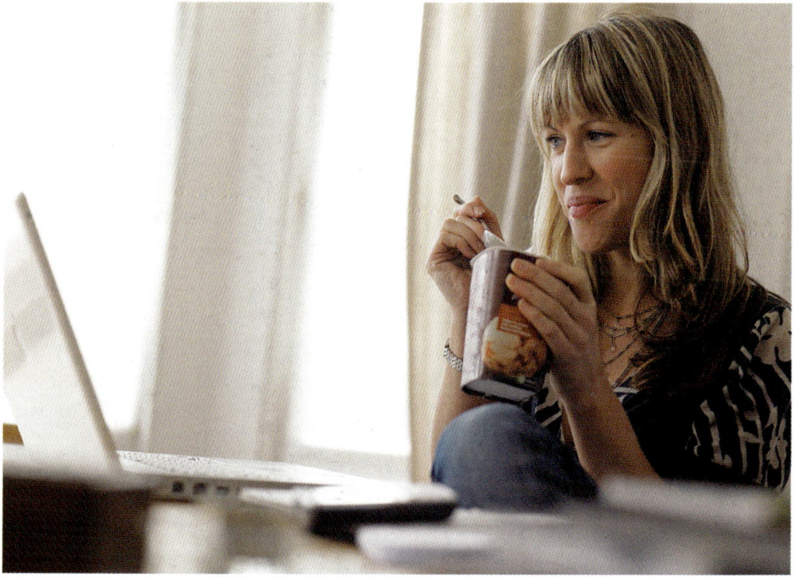

Émotionnellement, elles sont suffisantes, cupides, matérialistes, âpres au gain, possessives ; mentalement passives, lentes et ennuyeuses. Ces personnes ont un penchant pour l'obstination, l'entêtement, l'esprit borné et bloquent toute pensée ou émotion désagréable ou perturbante susceptible de perturber leur équilibre. Lors des séances de thérapie familiale ou de psychothérapie, elles sont réticentes à dévoiler leur vie émotionnelle. Au plus bas et peu motivées, spécialement en hiver, elles souffrent de dépression et de trouble affectif saisonnier, et peuvent passer des heures à regarder dans le vide.

L'excès de *kapha* prédispose à la stagnation dans les tissus, à la congestion lymphatique, à la cellulite, à la congestion des muqueuses, aux problèmes respiratoires, à la pâleur, à la sensation de froid, à la torpeur, à l'hyperthyroïdie. Trop de *kapha* est associé à un feu digestif faible, causant lourdeur gastrique, nausée après les repas et paresse intestinale.

CARACTÉRISTIQUES *KAPHA*

- **Grande carrure, os lourds, gros muscles**
- **Peau et chevelure épaisses, lustrées, grasses**
- **Grands yeux clairs, lèvres pleines, dents larges et fortes**
- **Structure physique et immunité fortes, bonne résistance à la maladie**
- **L'énergie est stable et durable – c'est la plus forte des constitutions**
- **Tendance à dormir trop, à être paresseux et inactif**
- **Digestion et métabolisme lents**
- **Envies d'aliments sucrés, acides et salés**
- **Tendance à la prise de poids, sensation de lourdeur**
- **Mouvements lents et gracieux**
- **Calme, facile à vivre, avançant sans se presser, modéré et gentil**
- **Méthodique, lent et réfléchi**

- Résistant au changement, entêté, lent à réagir, bloquant les émotions difficiles ; peut être dans le déni
- Loyal et fiable, ne portant pas de jugements, détestant le changement
- Calme, ancré, affectueux, indulgent et compatissant, s'efforçant de maintenir sa stabilité à l'intérieur et à l'extérieur de lui-même
- Voluptueux mais lent à s'exciter sexuellement, puis puissant et endurant
- Apprenant et oubliant lentement
- Tend à être âpre au gain, cupide, possessif et collant
- Sait gagner de l'argent et économiser
- Se sent pire par temps froid et humide
- Sommeil long et profond ; réveil difficile le matin
- Rêves d'eau, de nature, d'oiseaux et d'images romantiques
- Vulnérable aux rhumes, à la congestion catarrhale, à l'asthme, à la léthargie, à une faible motivation, à la dépression, à la congestion lymphatique, à la prise excessive de poids, aux allergies, au diabète et à l'hypercholestérolémie

Relations et les *doshas*

Kapha **sert de support et de véhicule pour les deux autres *doshas*, *vata* et *pitta*. Force préservatrice et ralentissante, il agit sur eux et sur leur effet actif et épuisant sur le corps et le mental, qui risque autrement de disperser et de dissiper l'énergie vitale.**

L'énergie subtile du *kapha* est appelée *ojas*. C'est la principale réserve énergétique du corps, responsable de sa force, de sa vitalité, de son immunité et de sa fécondité. Lorsque *kapha* est faible en raison d'un *vata* ou *pitta* élevé (causé par le stress, la mauvaise alimentation, la maladie, etc.), l'immunité ainsi que le bien-être émotionnel et mental qu'il induit seront compromis.

Vata et *kapha* sont pratiquement opposés en qualité l'un à l'autre :

- ***Kapha*** représente tous les états énergétiques potentiels du corps et permet le stockage de l'énergie.
- V***ata*** représente tous les états énergétiques cinétiques du corps et libère l'énergie emmagasinée.
- ***Pitta*** équilibre le changement et la stase, la surstimulation et l'inertie.

Kapha *gouverne la première étape de la vie, de la naissance à 16 ans.*

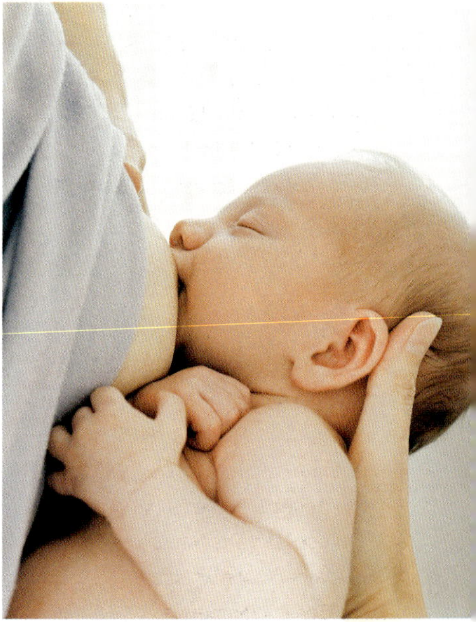

Vata et *kapha* se rassemblent dans le corps l'un près de l'autre pour des raisons pratiques. Le cœur et les poumons sont en mouvement permanent, ce qui exige une lubrification continue. L'excès de mouvement épuise le lubrifiant, l'excès de lubrifiant perturbe le fonctionnement. Dans les articulations, le liquide synovial fournit lubrification et protection. Le cerveau et la moelle épinière, dont le mouvement prend la forme des influx nerveux, sont baignés de liquide céphalorachidien. Le mucus protège la muqueuse intestinale, permettant aux aliments de les traverser sans entrave.

Le cycle de l'existence humaine

Kapha dosha est responsable de la croissance des enfants jusqu'à la maturité physique, de la naissance à 16 ans ; *pitta dosha* est responsable de l'entretien du corps durant sa maturité, entre 16 et 45 ans ; *vata dosha* est responsable du déclin du corps, à partir de 45 ans jusqu'à la mort. Ces cycles peuvent être élargis de par la longévité accrue, si bien que chez certains le cycle *pitta* peut se prolonger jusqu'à 50 ou 55 ans.

Pour que la santé soit bonne, il faut entretenir l'équilibre des *doshas* présent à la naissance. Si cet équilibre est perturbé par l'alimentation, le climat, la saison, le mode de vie ou l'état mental, la maladie finira par se déclarer et sera ressentie en tant que gêne et douleur physique ou en tant que souffrance mentale et émotionnelle. L'état de déséquilibre causant la manifestation de tels symptômes est appelé *vikruti*.

Quand on en vient au traitement, les types *vata* sensibles ont en général besoin de plus petites doses de médicaments et bénéficient de la prise de plantes échauffantes, nourrissantes et apaisantes. Les types *pitta* plus robustes prendront des doses modérées et utiliseront des plantes plus rafraîchissantes et détoxifiantes. Les types *kapha* lents auront besoin de doses élevées de plantes échauffantes, énergisantes et décongestionnantes, prises durant longtemps.

Les cinq sous-types des *doshas*

Chaque *dosha* présente cinq types, qui se manifestent en différents endroits du corps et sont responsables de diverses fonctions vitales. Grâce à eux, on peut comprendre et traiter plus spécifiquement les *doshas*.

Les cinq types de *vata*

Les cinq formes de *vata* sont de la plus grande importance, car *prana* (le premier type de *vata*) est la force vitale – l'énergie motivante sous-tendant toute activité. Les noms sanskrits sont formés en ajoutant divers suffixes à la racine *an*, « respirer ou charger en énergie ». Les formes de *vata* sont aussi appelées *vayu*, autre mot signifiant « vent ».

Prana vata

Prana vata ou *vayu* – l'énergie vitale cosmique et la force vitale humaine – est la principale énergie (vent) du corps, qui dirige tous les autres types de *vata*. Le préfixe *pra* signifie « vers l'intérieur ». Se trouvant dans la tête, particulièrement dans le cerveau,

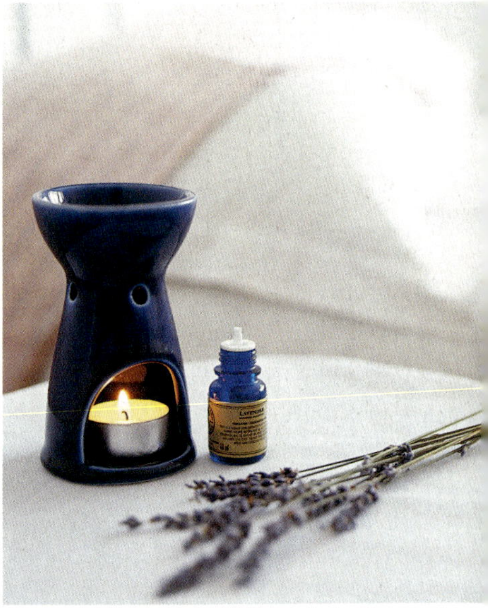

Des méthodes comme l'aromathérapie et le pranayama *peuvent être utilisées pour fortifier* pitta *lorsque celui-ci est déséquilibré.*

prana se déplace vers intérieur et le bas, vers la poitrine et la gorge, gouvernant l'inspiration et l'avalement. *Prana vata* gouverne la conscience, le mental, le cœur et les sens, confère inspiration dans la vie et connecte avec le moi et la conscience pure.

Prana conduit l'air et les aliments dans le corps et permet d'absorber les impressions, les sensations et les informations. Il gouverne la capacité à se montrer réceptif aux formes externes et internes de nourriture, y compris la connexion intérieure à la force vitale cosmique. Lorsque *prana* est suffisant, l'immunité à toutes les maladies est censée agir. Lorsqu'il est déséquilibré, une tendance à la mauvaise santé se manifeste, susceptible d'être traitée par des méthodes thérapeutiques comme le *pranayama* (exercices de respiration) et l'aromathérapie, qui fortifieront le corps.

Udana vata

Udana vata ou *vayu* est l'« air montant ou se déplaçant vers l'extérieur » (*ud* signifie « montant »). Il réside dans la poitrine, centré dans la gorge, et gouverne l'expiration et la parole, ainsi que les diverses formes d'effort survenant sur la respiration sortant du corps, dont le chant. Il déplace l'énergie depuis l'intérieur vers l'extérieur. *Udana vata* est censée élever le mental et l'esprit. Il est responsable de l'enthousiasme, de la bonne mémoire, de la force, de la motivation et de l'effort, et gouverne les aspirations individuelles et l'expression personnelle. Il promeut les valeurs nobles et, lorsqu'il est pleinement développé, confère le pouvoir de transcender le monde extérieur. Lorsqu'il est déséquilibré, *udana vata* provoque des problèmes de diction, de la toux, des éternuements, des bâillements, des renvois et des vomissements. La pratique du yoga favorise le développement d'*udana vata*.

Samana vata

Samana vata ou *vayu* signifie « égaliser

l'air », de *sama*, « équilibrer » ou « égaliser ». Il équilibre l'intérieur et l'extérieur, les parties supérieure et inférieure du corps et leurs énergies durant le processus de digestion. Pour absorber les nutriments sur tous les plans, le mental et les émotions doivent être en équilibre. Son action est quelque peu ascendante.

Situé dans l'estomac et l'intestin grêle, *samana vata* est la force nerveuse sous-tendant la digestion, gouvernant l'absorption de l'énergie via le système digestif et l'assimilation des nutriments. Lorsque son fonctionnement est déséquilibré, il provoque manque d'appétit ou indigestion nerveuse.

Vyana vata

Vyana vata ou *vayu* signifie « air écoulant » ou « air pénétrant », de *vi*, « séparer ». *Vyana vata* est situé dans le cœur et circule à travers l'ensemble du corps. Son action est dirigée principalement vers l'extérieur, ce qui permet de s'exprimer dans l'action et de donner libre cours à l'énergie. Il gouverne le système circulatoire, l'apport de sang au corps et plus spécifiquement aux muscles, permettant l'utilisation de l'énergie à travers l'effort musculaire. Son action prend place surtout dans les membres, le plus important site du mouvement du corps.

La perturbation du *vyana vata* peut susciter une mauvaise coordination et des difficultés motrices, surtout quant à la marche. Trop de *vyana vata* peut diffuser ou disperser excessivement l'énergie. C'est le contraire du *prana*, qui se dirige vers l'intérieur.

Apana vata

Apana vata ou *vayu* signifie « mouvement descendant », d'*apa*, « s'éloigner ». *Apana vata* gouverne l'élimination de l'énergie usée. Situé dans la partie inférieure de l'abdomen et dans le côlon, il est responsable de tous les mouvements descendants d'élimination, dont défécation, miction, menstruation, accouchement, éjaculation. Déséquilibré, il affecte ces fonctions et cause des symptômes comme la constipation, la diarrhée et les cycles menstruels douloureux. Il

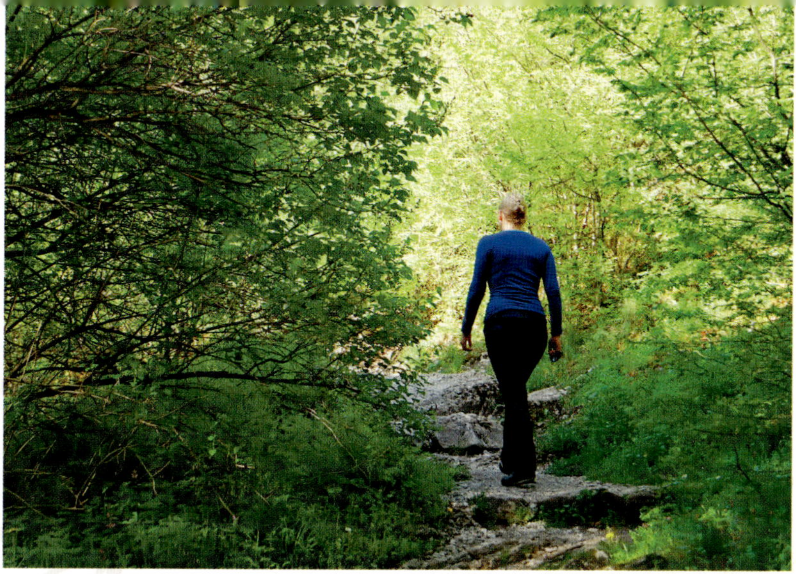

Vyana vata *apporte du sang aux muscles, permettant l'utilisation de l'énergie dans l'effort musculaire.*

gouverne aussi l'absorption de l'eau dans le gros intestin, perturbant l'assimilation complète de la nutrition provenant de la digestion des aliments, dont l'étape finale se produit là

Apana vata soutient et contrôle toutes les autres formes de *vata*. Son déséquilibre induit la plupart des troubles *vata*. Le traitement d'*apana vata* est par conséquent la première considération lorsqu'on soigne *vata*, permettant à ses autres types de retrouver un fonctionnement normal. Les troubles *vata* suscitent la plupart des maladies et accompagnent toujours les troubles *pitta* et *kapha*. En traitant toute maladie, il est donc important de tenir toujours compte d'*apana*. La clé de la préservation de la santé est de maintenir en équilibre les cinq *vatas* et de les faire fonctionner correctement. *Apana* est pareil à un bouchon de l'énergie, qui peut être retiré pour éliminer l'énergie usée du corps. S'il n'est pas replacé, le *prana* risque de s'écouler du corps.

Les cinq types de *pitta*

Appelés parfois *agnis* (feux), car tous induisent ou favorisent le feu, la digestion, la chaleur et la transformation sur divers plans du corps et du mental.

Sadhaka pitta

Sadhaka, « le feu qui dit la vérité de la réalité », de la racine *sadh*, « accomplir » ou « réaliser », est le feu présent dans le cerveau et le cœur. Il fonctionne à travers le système nerveux et les sens, est responsable de l'intelligence et de la réalisation des objectifs intellectuels et spirituels. Sur le plan matériel, ces objectifs peuvent être le plaisir, la richesse et le prestige.

Sadhaka pitta gouverne l'énergie mentale, la digestion des impressions, des idées ou des convictions, le pouvoir de discernement. Son

La perturbation du sadhaka pitta *peut provoquer désorientation, analyse excessive, faible estime de soi et dépression*

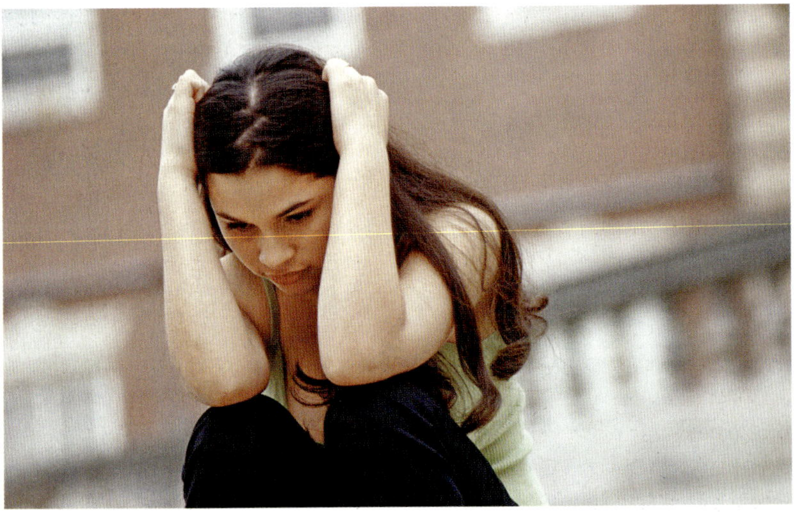

mouvement se dirige vers l'intérieur, gouverne la libération de l'énergie des impressions et des expériences de vie pour charger en pouvoir le mental. Il dirige l'intelligence. Déséquilibré, provoque manque de clarté, confusion, illusions, insomnie, colère, intolérance, dépression (qui risque d'être grave) et faible estime de soi.

Alochaka pitta

Gouverne la perception visuelle. Situé dans les yeux, il est responsable de la réception de la lumière depuis le monde environnant, de la digestion des impressions et de la vision. Centré dans les pupilles, permet de voir et connecte les yeux aux émotions. Son mouvement ascendant incite à saisir la lumière, la clarté et la compréhension nourrissant le mental et l'âme. La clarté des yeux est un signe de bonne digestion et de bon fonctionnement hépatique, de clarté mentale et d'intelligence supérieure. Lorsque *alochaka pitta* est perturbé, des problèmes oculaires se déclarent, comme la conjonctivite et les troubles visuels genre photophobie.

Pachaka pitta

Situé dans l'intestin grêle, *pachaka pitta* gouverne les enzymes permettant la digestion. Il est aussi responsable de la régulation de la température et du maintien d'une bonne circulation. Trop élevé, peut causer indigestion, hyperacidité et ulcères ; trop bas, mauvaise absorption et perte de chaleur corporelle.

Pachaka pitta est la principale forme de *pitta*, soutenant tous les autres. C'est la première considération lorsqu'on traite *pitta*, car la principale source de chaleur du corps est le feu digestif, *agni*. De par son pouvoir de discernement, il sépare les nutriments des parties non-digérées des aliments et est responsable de leur absorption, ainsi que de l'immunité locale de l'appareil gastro-intestinal, détruisant les pathogènes qui pénètrent dans le corps avec la nourriture.

Brajaka pitta

Brajaka pitta signifie « le feu qui gouverne le teint ou l'éclat ». Présent dans la peau, il est responsable de sa

Brajaka pitta *est responsable de l'aspect et de la couleur de la peau.*

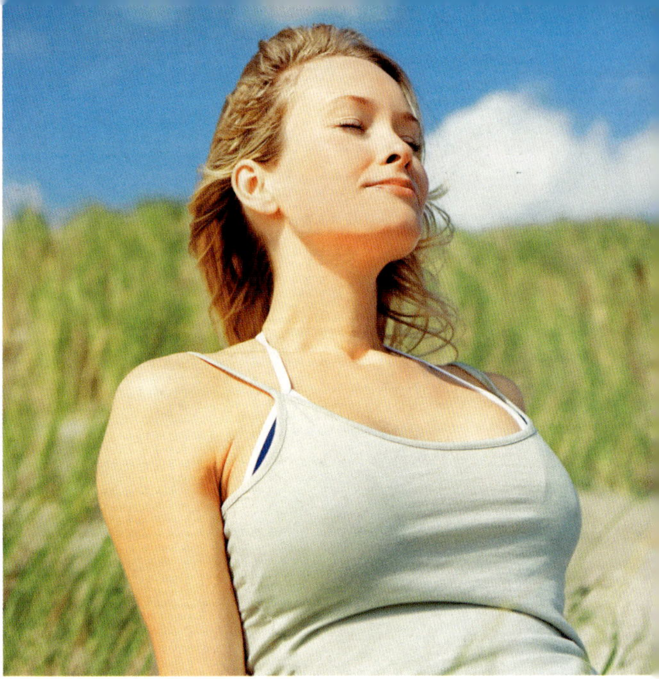

température, de son aspect et de sa couleur. Aggravé, provoque éruptions cutanées et décoloration. *Brajaka pitta* gouverne l'absorption de la chaleur et de la lumière solaire à travers la peau. Son action est dirigée vers l'extérieur, la chaleur étant diffusée grâce à la circulation.

Ranjaka pitta

Ranjaka pitta, « le feu conférant couleur », est situé dans le foie, la rate, l'estomac et l'intestin grêle, coloriant le sang, la bile et les selles, ainsi que les autres déchets. Son principal site est le sang, auquel il confère chaleur et couleur. Son énergie est descendante.

Les cinq types de *kapha*

Protègent les organes et les tissus de l'usure causée par l'effet desséchant du *vata* et la chaleur du *pitta*. Ils aident à maintenir la cohésion et la force.

Tarpaka kapha

Présent dans le cerveau et le cœur sous la forme du liquide céphalorachidien, *tarpaka kapha* offre aux nerfs force, protection, nutrition et lubrification, les préservant du stress, favorisant la stabilité et le calme émotionnels, ainsi que le bonheur et la mémoire. Une déficience en *Tarpaka kapha* cause mécontentement, malaise, nervosité et insomnie. Son mouvement allant vers l'intérieur permet de ressentir la joie intérieure d'être soi-même. La méditation favorise sa sécrétion.

Bodhaka kapha

« Forme d'eau conférant perception », il est présent dans la bouche et au niveau de la langue en tant qu'élément de la première étape de la digestion, sous la forme de la salive permettant de savourer la nourriture. Il protège aussi la bouche contre l'irritation des boissons et des aliments âpres et piquants. Un sens du goût perturbé précède souvent les troubles *kapha*. Son action ascendante gouverne le goût et son affinement à mesure de l'évolution.

Kledaka kapha

Cette « eau qui humidifie » est présente dans l'estomac sous la forme des sécrétions alcalines des muqueuses, et est responsable de l'humidification des aliments et de la première étape de la digestion. Protège aussi les muqueuses délicates. Le déséquilibre du *kledaka kapha* se manifeste en tant que sécrétion irrégulière des fluides gastriques et qu'excès de flegme.

La méditation favorise la sécrétion du tarpaka kapha, *qui apporte force et nutrition au système nerveux.*

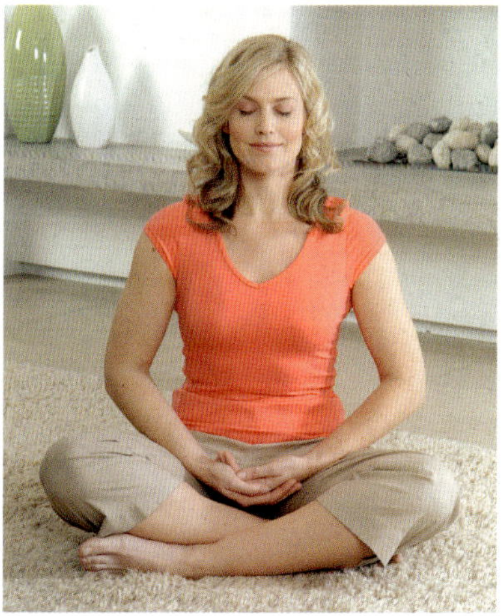

Sleshaka kapha

Cette « eau conférant lubrification », de la racine *slish*, « être humide ou collant », est présent dans les articulations sous la forme du liquide synovial, aidant à maintenir leur intégrité et facilitant le mouvement en prévenant la friction. Le déséquilibre du *sleshaka kapha* provoque le tarissement du liquide synovial, débouchant sur des articulations crépitantes et une prédisposition à l'arthrite. Son action se dirige vers l'extérieur, conférant force et stabilité au mouvement physique.

Avalambaka kapha

Cette « eau conférant soutien » fournit lubrification au cœur et aux poumons. *Avalambaka kapha* correspond au plasma, *rasa*, distribué par l'action des poumons et du cœur, à partir duquel est produit tout *kapha*. Principale forme de *kapha*, il étaye les actions des autres *kaphas*, étant par conséquent le plus important aspect quant au traitement de la maladie.

Outre le soutien, *avalambaka kapha* a une action descendante. S'il est en excès, il provoque un sentiment de lourdeur et de poids excessif et une tendance aux problèmes pulmonaires. La perturbation d'*avalambaka kapha* sous-tend la plupart des accumulations de flegme dans le corps. Éliminer le flegme de la poitrine induit l'élimination du *kapha* de l'ensemble du corps, la rétention d'eau y compris.

Les cinq types de kapha *aident à maintenir la cohésion et la force du corps.*

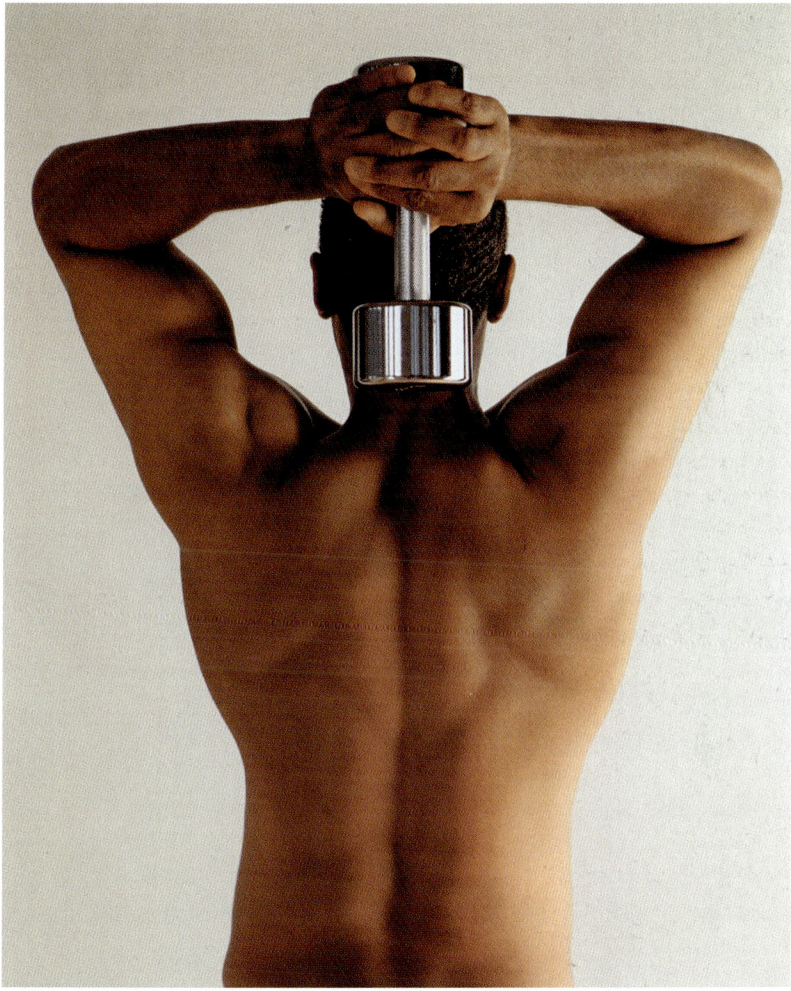

Les sept tissus

Selon l'ayurvéda, le corps humain est composé de sept strates de tissu ou *dhatus* (de la racine *dha*, « soutenir »). Alors que l'équilibre des *doshas* peut prédisposer à une mauvaise santé, les *dhatus* risquent de devenir les sites de maladie. Dans ce cas, ils sont appelés *dushya*, « ce qui peut être abîmé ». Pour que l'individu jouisse de santé et de force, les sept *dhatus* doivent fonctionner à leur optimum.

Les *dhatus* se forment à partir des nutriments digérés. Les déchets de leur métabolisme sont éliminés à travers les matières fécales et l'urine. *Rasa* est le premier *dhatu*, le plasma à partir duquel sont produits tous les autres tissus. Chaque tissu est produit à partir du précédent, de sorte que chacun nourrit le suivant ; autrement dit, il n'y a dans le corps qu'un seul tissu, qui subit sept degrés de transformation. Un problème dans n'importe lequel des tissus affecte par conséquence tous les autres.

Depuis le plus brut au plus subtil, les sept *dhatus* sont :

- ***Rasa*** (plasma) – composé principalement d'eau
- ***Rakta*** (sang, spécifiquement hémoglobine) – composé de feu et d'eau
- ***Mamsa*** (muscle, squelette et viscères) – composé principalement de terre, ensuite d'eau et de feu
- ***Medas*** (graisse ou tissu adipeux) – composé principalement d'eau
- ***Asthi*** (os) – composé de terre et d'air
- ***Majja*** (moelle osseuse et tissu nerveux) – composé d'eau et de terre
- ***Shukra*** (liquide reproducteur) – l'essence dérivée de tous les tissus.

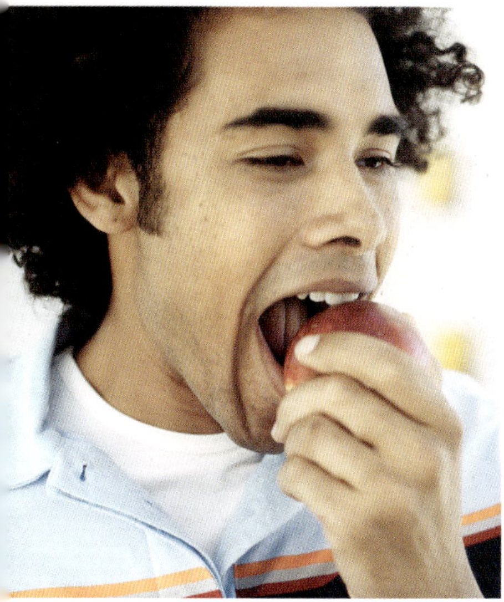

Les sept dhatus *sont formés à partir des nutriments digérés.*

Étant la substance de base du corps, *kapha* est généralement responsable de tous les *dhatus*, et spécifiquement de cinq d'entre eux : *rasa* (plasma), *mamsa* (muscle), *medas* (tissu adipeux), *majja* (moelle osseuse) et *shukra* (liquide reproducteur). *Pitta* gouverne *rakta* (sang), *vata* gouverne *asthi* (os).

Rasa (plasma) est formé tous les jours à partir des aliments ingérés. Le tissu suivant, *rakta* (sang), se forme à partir de *rasa*, processus qui prend cinq jours. Comme chaque tissu est formé à partir de celui qui le précède, il faut 35 jours pour la formation du *shukra* (liquide reproducteur).

Rasa (plasma)

Rasa signifie tant « essence/sève » que « circuler ». Il nourrit les cinq éléments présents dans le corps, ainsi que tous les tissus. *Rasa* est responsable de l'hydratation des tissus et du maintien de l'équilibre des électrolytes. Sur le plan psychologique, quand *rasa* est suffisant, on se sent heureux, content, enthousiaste, plein de vitalité et de compassion pour les autres. Le teint est éclatant, la peau et les cheveux sont doux et brillants. *Rasa* circule autour de l'ensemble du corps, mais ses principaux sites sont le cœur, les vaisseaux sanguins, le système lymphatique, la peau et les muqueuses. *Rasa* et *kapha* sont étroitement apparentés, car *kapha* est contenu en *rasa*.

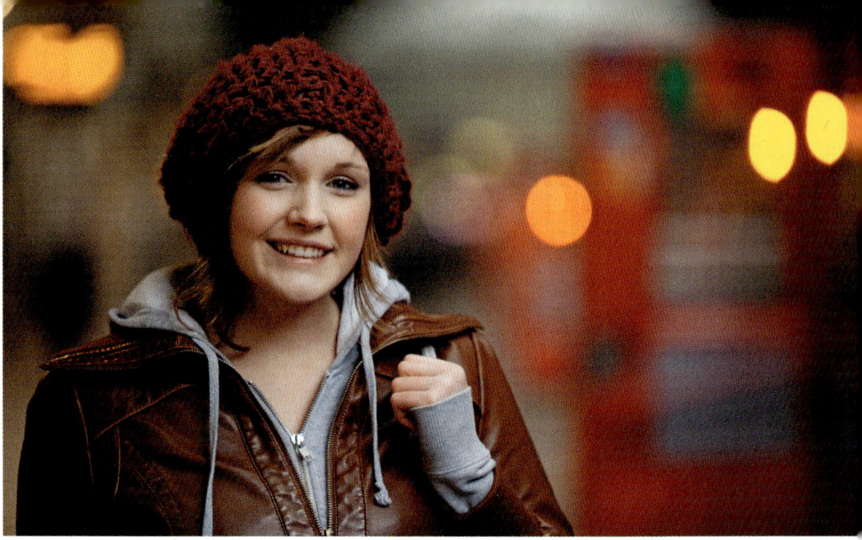

Lorsque Rakta *est suffisant, la peau est chaude et éclatante.*

L'excès du *rasa* provenant, par exemple, d'une consommation excessive d'aliments, accroît *kapha* et suscite une accumulation de salive et de mucus, susceptibles de bloquer les canaux (*srotas*) et causer perte d'appétit et nausée. La déficience en *rasa* dessèche la peau et les lèvres, déshydrate, fatigue après un effort léger, suscite l'intolérance au bruit, tremblements, palpitations, maux et douleurs dues à la mauvaise nutrition de tous les *dhatus* suivants.

Rakta (sang)

Composé de feu et d'eau, il est en même temps fluide et porteur de chaleur, car son hémoglobine véhiculant l'oxygène nécessaire à la respiration cellulaire. *Rakta*, « ce qui est coloré » ou « ce qui est rouge », confère couleur, tant littéralement que figurativement. Lorsque *rakta* est suffisant, l'énergie vitale est bonne, la passion pour la vie, la foi et l'amour sont présents. La peau est chaude et éclatante, les lèvres et la langue d'un rosé sain, les conjonctives sont claires. *Rakta* correspond au *pitta*, car celui-ci est véhiculé par le sang.

L'excès de *rakta* cause des problèmes cutanés, furoncles, abcès, hypertrophie du foie, splénomégalie, hypertension, jaunisse, troubles digestifs, sensations de brûlure, rougeur ou saignement de la peau, des yeux et de l'urine. La déficience provoque pâleur, hypotension, envie d'aliments acides et froids, peau et chevelure sèches et ternes, fragilité capillaire.

Mamsa (muscle)

Composé principalement de terre, secondée par l'eau et le feu, ce tissu lourd forme la plupart de la masse corporelle. Son nom vient de la racine *man*, « maintenir fermement », car les muscles maintiennent la structure du corps et lui confèrent force. Lorsque *mamsa* est déficient, la force et la cohésion permettant de travailler et de faire de l'exercice manquent. Suffisant, *mamsa* apporte courage, confiance et endurance, de concert avec la capacité d'être ouvert, compatissant, clément et heureux.

L'excès de *mamsa* provoque enflures ou tumeurs musculaires, hypertrophie glandulaire, obésité, hypertrophie du foie, irritabilité et agressivité. Chez les femmes, risque de conduire au développement de fibromes, à une tendance aux fausses couches et à une faible énergie sexuelle. La déficience en *mamsa* débouche sur la faiblesse, le faible tonus musculaire et l'atrophie des muscles, particulièrement autour des hanches, de l'abdomen et de la nuque, le manque de coordination, la peur, l'insécurité et l'anxiété.

Medas (tissu adipeux)

Principalement composé d'eau, il a pour fonction la lubrification et la protection de l'ensemble du corps. La lubrification de la gorge produit une voix mélodieuse. *Medas* favorise le sentiment d'aisance, de confort, de joie, de bien-être et de protection. Les personnes qui ne se sentent pas aimées ou protégées deviennent obèses en s'entourant parfois d'une couche de graisse.

L'excès de *medas* provoque léthargie, lourdeur, mobilité réduite, asthme, faible énergie sexuelle, ainsi que soif, hypertension, diabète, longévité diminuée, affalement des cuisses, des seins et du ventre. Sur le plan émotionnel, il se rapporte à l'étroitesse d'esprit, à l'attachement excessif et à la possessivité. La déficience en *medas* provoque articulations crépitantes, perte de poids, chevelure, dents, ongles et os secs et cassants, fatigue, ainsi que sentiments de peur, de colère et d'anxiété.

Asthi (os)

La partie solide des os est composée de terre, leur périoste, d'air. Le terme *asthi* vient de la racine sanskrite *stha*, « supporter », car sa fonction est de soutenir le corps et de lui procurer une fondation solide. Lorsque *asthi* est suffisant, il favorise la force d'âme, la vigueur, la stabilité, la confiance et l'assurance. Grâce à lui, les os sont forts, tout comme les dents, et le mouvement des articulations est souple. *Asthi* est apparenté au *vata*, car celui-ci est contenu dans les os. L'excès d'*asthi* induit une croissance osseuse démesurée, faisant apparaître dents supplémentaires, becs-de-perroquet, carrure excessivement grande, douleurs articulaires, peur,

Un exercice régulier de déplacement du poids comme le yoga aide à favoriser et à préserver un bon asthi dhatu.

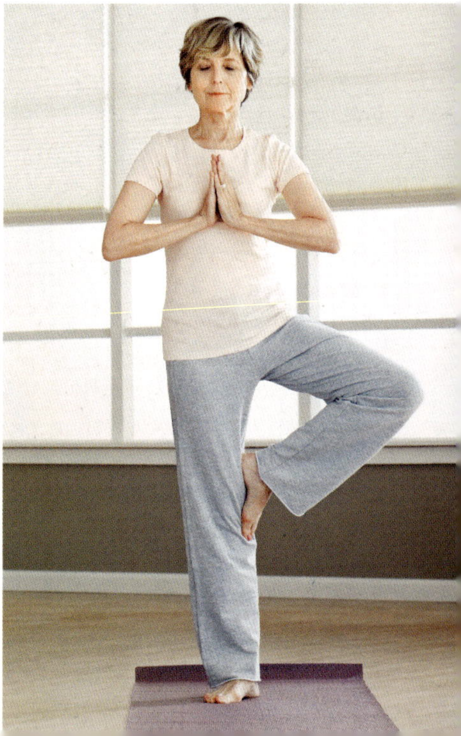

anxiété et faible vigueur. La déficience en *asthi* suscite fatigue, douleur ou faiblesse articulaire, perte de cheveux, fragilité des os, des ongles et des dents, ostéoporose.

Majja (moelle osseuse et tissu nerveux)

Composé d'une forme subtile d'eau et d'un peu de terre. Son nom vient de la racine *maj*, « couler », car la moelle osseuse et le tissu nerveux se trouvent à l'intérieur de la colonne vertébrale et des os. *Majja* remplit les espaces creux présents dans le corps, dont les canaux médullaires et la cavité cérébrale. Il forme aussi le liquide synovial et aide la lubrification des selles, des yeux et de la peau, ainsi qu'à la production des globules rouges. Sur le plan psychologique, *majja* favorise l'adaptabilité, la réceptivité, l'affection et la compassion. Un *majja* sain est indiqué par des yeux clairs, des articulations fortes, des talents d'orateur et une tolérance de la douleur. Le mental est aiguisé et clair, la mémoire, bonne.

L'excès de *majja* engendre lourdeur des yeux, des articulations et des membres, plaies profondes qui ne cicatrisent pas, infections oculaires. Une déficience crée des os poreux, fragiles, suscite douleur dans les articulations, vertige, taches devant les yeux, cernes, faiblesse sexuelle, manque d'ancrage, mauvaise concentration et mémoire faible.

Shukra (liquide reproducteur)

Ce tissu essentiel formé à partir de l'eau a le pouvoir de créer une nouvelle vie. *Shukra* signifie « graine » et « lumineux », en plus d'être le nom sanskrit de la planète Vénus. Il englobe l'ovule, le sperme et les sécrétions de la reproduction. Lorsqu'il est sain, *shukra* fournit force, énergie et vitalité à l'ensemble du corps. Induit une immunité forte, des caractéristiques sexuelles secondaires bien visibles, une nature affectueuse et compatissante. Il confère éclat aux yeux et inspiration à l'âme, en plus d'être indispensable pour la fécondité.

L'excès de *shukra* génère une libido excessive, conduisant souvent à la

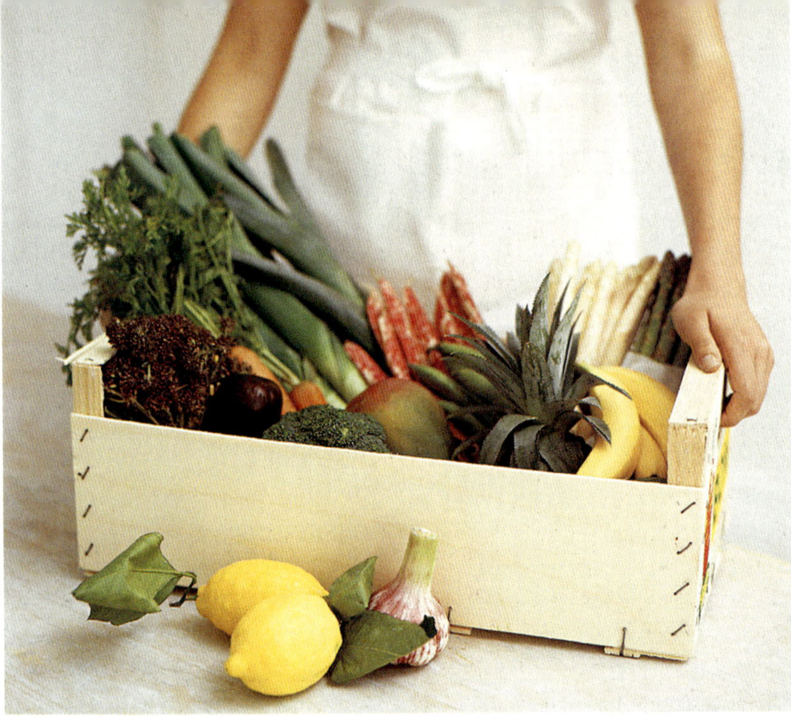

Les dhatus *sont formés à partir des aliments digérés. Dans l'idéal, ceux-ci devraient contenir tous les nutriments nécessaires à chaque* dhatu.

frustration, à une sécrétion excessive de sperme présentant parfois des calculs et à une hypertrophie prostatique. La déficience suscite manque d'énergie sexuelle et de stimulation, stérilité, insécurité, impuissance, frigidité et anxiété.

Ojas

Ce huitième tissu est l'essence subtile de tous les *dhatus*, ainsi que de tout *kapha* ou eau de l'organisme, particulièrement des sécrétions de la reproduction. Produit ultime de la nutrition et de la digestion, ainsi que la principale réserve d'énergie du corps, il confère immunité forte, endurance, fécondité et longévité.

Formation des *dhatus*

Les *dhatus* sont formés à partir des aliments digérés, le chyle nutritif (*ahararasa*). Dans l'idéal, celui-ci devrait contenir tous les nutriments nécessaires pour chaque *dhatu*. L'*ahararasa* est véhiculé vers le foie, où se poursuit sa métabolisation, le décomposant en cinq éléments de base (éther, air, feu, eau et terre). À leur tour, ceux-ci fournissent les composantes des sept *dhatus*.

Chaque *dhatu* a son propre *agni*, feu digestif, tenu pour un tissu feu, *dhatu-agni*, qui assure que les nutriments appropriés sont métabolisés à partir d'*ahararasa*.

Le chyle nutritif, *ahararasa,* fournit de la nourriture à tous les *dhatus*. Chaque *dhatu* comporte deux parties, une stable, une contribuant à la formation du *dhatu* suivant.

La partie instable d'un *dhatu* est transformée par le *dhatu-agni* du *dhatu* suivant, devenant la forme stable de celui-ci. Pour illustrer ce processus, l'*ahararasa* est formé à partir du premier *dhatu*, *rasa*. Une moitié reste dans une forme stable, son autre moitié, instable, est traitée par *rakta-dhatu-agni,* devenant ainsi *rakta dhatu*.

Un tissu secondaire, *upadhatu,* est créé par ce processus. Les vaisseaux sanguins et les tendons sont l'*upadhatu* du *rakta dhatu*.

Une fraction considérable, *kittapaka,* est produite aussi ; *pitta* est le déchet de la formation du *rakta dhatu*.

La moitié du *rakta dhatu* de cet exemple reste dans sa forme stable. Le *dhatu* suivant, dans ce cas *mamsa dhatu*, se forme à partir de la partie instable de *rakta dhatu*.

La formation appropriée d'un *dhatu* dépend de la formation convenable du tissu précédent, ainsi que du fonctionnement correct du tissu *agni*. Si *dhatu agni* est trop faible, un excès de tissu de mauvaise qualité sera produit. Si le tissu *agni* est excessif, une déficience du *dhatu* se manifestera à mesure que l'excès est brûlé.

Ce processus de formation de tissu génère aussi des tissus secondaires appelés *upadhatus*, tels que le fluide menstruel se formant à partir du plasma et des déchets comme *kapha* résultant du *rasa* (plasma).

Les larmes et les sécrétions oculaires sont des déchets (mala) *de* maija dhatu.

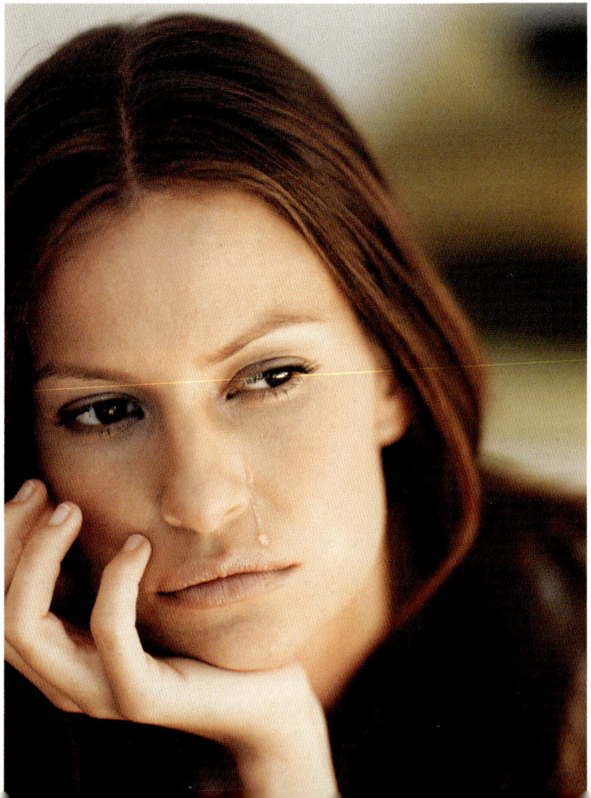

UPADHATUS/TISSUS SECONDAIRES

- **Plasma** – lait maternel et sang menstruel
- **Sang** – vaisseaux sanguins et tendons
- **Muscles** – ligaments et peau
- **Graisse** – épiploon (la couche adipeuse recouvrant l'abdomen)
- **Os** – dents
- **Moelle osseuse** – sécrétion sclérotique des yeux
- **Liquide reproducteur** – *ojas*

MALAS/DÉCHETS DU MÉTABOLISME DES TISSUS

- **Plasma** – *kapha* (flegme)
- **Sang** – *pitta* (bile)
- **Muscles** – déchets des cavités externes, comme les oreilles (cérumen)
- **Graisse** – sueur
- **Os** – ongles et cheveux
- **Moelle osseuse** – larmes et sécrétions oculaires
- **Liquide reproducteur** – smegma (déchets sécrétés par les organes génitaux)

Développement du *dhatu*

Pour produire des tissus sains et donc préserver leur fonctionnement optimal, il est vital que les aliments consommés soient de la meilleure qualité. Le feu digestif, quant à lui, doit être capable de transformer les aliments indigestes en chyle nutritif, le *dhatu-agni* doit fonctionner bien. La force du feu digestif (*dhatu-agni*) détermine la qualité et la quantité de tissu produit. Un feu trop élevé provoque une formation déficiente du tissu, de par un métabolisme accéléré ; un *agni* faible cause la formation d'un excès de tissu de mauvaise qualité. Lorsque trop peu d'un *dhatu* est formé ou quand sa qualité est mauvaise, celui-ci sera incapable de nourrir le tissu suivant, qui sera à son tour épuisé, et ainsi de suite.

En quantités normales, *kapha* et *pitta*, en plus de produire *rasa* et *rakta*, éliminent aussi leur excès sous forme de déchets. Donc, quand ces deux *dhatus* sont excessifs, *kapha* et *pitta* seront eux aussi produits en surabondance. La plupart des maladies *kapha* impliquent *rasa*, la plupart des maladies *pitta* impliquent *rakta*. *Vata* est étroitement apparenté à *asthi* (os) et contenu en celui-ci. La plupart des maladies *vata*, comme l'arthrite et l'ostéoporose, concernent les os. La plupart des états de déficience des *dhatus* se présentent en tant que symptômes *vata*.

Les types *kapha* tendent à avoir des *dhatus* bien développés, mais quelque peu excessifs. Leur sang et leurs os (*pitta* et *vata dhatus*) tendent montrer des carences. Le surdéveloppement du *rasa* et la production d'un excès de flegme risquent de bloquer le développement du tissu suivant, *rakta*. Le surdéveloppement des muscles tend à provoquer un sous-développement des tissus suivants, le tissu adipeux et le liquide reproducteur, alors que celui du *medas* bloque le développement des os, de la moelle osseuse et du liquide reproducteur. La sous-production d'un tissu bloquera par ailleurs la formation des tissus suivants, échouant à nourrir les *dhatus* plus subtils et à soutenir ceux plus bruts.

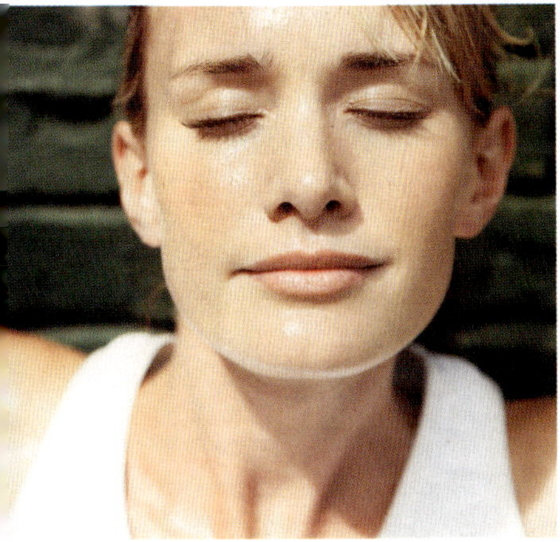

La sueur aide à rafraîchir le corps et en élimine l'excès de graisse et de toxines.

Malas

Les trois déchets principaux (*malas*) sont :

- Matières fécales (*purisha*)
- Urine (*mutra*)
- Sueur (*sveda*).

En plus d'assurer l'élimination des déchets du corps, les *malas* remplissent aussi d'autres fonctions. Les matières fécales entretiennent la tonicité et la température du côlon et éliminent l'excès de terre et d'air du corps. L'urine transporte les acides depuis le sang (*pitta*), tout comme la sueur, et contribue à la purification de celui-ci. La sueur aide à rafraîchir le corps, hydrate la peau et les cheveux, en plus d'éliminer l'excès de graisse du corps. L'ensemble des trois *malas* aide le corps à se débarrasser de l'excès de chaleur du corps.

Les *malas* risquent d'être endommagés par l'excès des *doshas* et des *dhatus*, qui inhibe leur élimination. Si les *malas* ne sont pas évacués, ils s'accumulent et affectent les tissus environnants. L'excès de matières fécales cause douleurs abdominales, constipation, maux de tête et toxicité. L'excès d'urine cause douleur et irritation de la vessie et rétention d'eau. L'excès de sueur induit l'apparition d'odeur corporelle et de maladies cutanées. L'excès de *pitta* est impliqué dans les troubles dermiques comme l'urticaire, l'eczéma et les furoncles. Souvent, l'excès de transpiration, surtout chez les personnes *vata*, provoque déshydratation et fatigue.

Les vingt attributs

Les trois *gunas* engendrent les vingt attributs principaux – dix paires de contraires, aspects positifs et négatifs de toutes les forces et de tous les objets matériels de l'univers.

Les dix paires de contraires sont :

- froid/chaud (*shita/ushna*)
- statique/mobile (*sthira/chala*)
- humide/sec (*snigda/ruksha*)
- émoussé/affiné (*manda/tikshna*)
- lourd/léger (*guru/laghu*)
- tendre/dur (*mridu/kathina*)
- brut/subtil (*sthula/sukshma*)
- lisse/rugueux (*slakshna/khara*)
- dense/fluide (*sandra/drava*)
- trouble/clair (*picchila/vishada*)

Dans la nature et dans le corps, les qualités froide, humide, lourde, brute et dense vont de concert, tout comme les qualités chaude, sèche, légère, subtile et fluide. Les premières tendent à descendre et à se contracter et servent à créer le corps, comme on le voit pour *kapha*. Les secondes montent et s'élargissent, engendrant l'énergie, la vitalité et la perception mentale.

Les aliments et les plantes possèdent toutes ces qualités et peuvent être utilisés pour corriger les déséquilibres des *gunas*. Généralement parlant, les semblables intensifient les semblables : un aliment aux qualités froide, humide, lourde, les intensifiera chez les types *kapha*. Sur le plan thérapeutique, ce sont les contraires qui sont employés, si bien que la cannelle (aux qualités chaude, sèche, mobile et claire) aide à disperser les qualités froide, lourde, solide, statique et morne de l'hiver qui risquent d'intensifier les symptômes *kapha*.

L'encadré ci-contre montre les qualités des *doshas*, les éléments et les attributs des *gunas*. Les qualités de *tamas* ressemblent à celles de la terre, de *rajas*, à celles du feu, de *sattva*, à celles de l'éther.

LES *DOSHAS*, LES ÉLÉMENTS ET LES *GUNAS*

Qualités des *doshas*

- ***Vata*** : froid, léger, sec, subtil, mobile, affiné, dur, rugueux, clair
- ***Pitta*** : chaud, un peu humide, léger, subtil, fluide, mobile, affiné, doux, lisse, clair
- ***Kapha*** : froid, humide, lourd, brut, dense, statique, terne, tendre, lisse, voilé

Qualités des éléments

- **Éther** : froid, sec, léger, subtil, mobile, affiné, doux, lisse, clair
- **Air** : froid, sec, léger, subtil, mobile, affiné, rugueux, dur, clair
- **Feu** : chaud, sec, léger, subtil, mobile, affiné, rugueux, dur, clair
- **Eau** : froide, humide, lourde, brute, liquide, statique, terne, douce, lisse, trouble
- **Terre** : froide, sèche, lourde, brute, solide, statique, terne, dure, rugueuse, trouble

Attributs des *gunas*

- ***Sattva*** : Ni chaud ni froid, ni humide ni sec, léger, subtil, mobile, affiné, doux, lisse, clair
- ***Rajas*** : Chaud, un peu humide, légèrement lourd, brut, mobile, affiné, dur, rugueux, trouble
- ***Tamas*** : Froid, humide, lourd, brut, solide, statique, terne, rugueux, trouble

Srotas : les canaux de circulation

Selon l'ayurvéda, le corps renferme d'innombrables canaux, les *srotas*, à travers lesquels circulent les éléments essentiels des tissus, les *doshas* et les *malas*. Présents dans l'ensemble des cellules, des molécules et des atomes visibles et invisibles du corps, ils incluent les capillaires microscopiques, tout comme les appareils génito-urinaire, respiratoire, lymphatique, veineux, artériel et gastro-intestinal macroscopiques.

Les *srotas* transportent les aliments digérés de l'appareil digestif jusqu'aux éléments tissulaires essentiels et fournissent les nutriments nécessaires à la formation des sept *dhatus*. Ceux-ci sont les solides, les liquides, les gaz, les pensées et les influx nerveux, les nutriments, les sécrétions et les déchets. Ce système de canaux conduit aussi d'une partie du corps à une autre les proportions correctes des *doshas* (composés des cinq éléments) et les autres éléments tissulaires essentiels. Le système des *srotas* est aussi responsable du transport des déchets qui seront éliminés via les *mala*s.

Similaire aux différents systèmes physiologiques de la médecine occidentale, ce système contient davantage d'énergies subtiles – un peu comme le système de méridiens de la médecine chinoise. La pathologie occidentale classe les maladies selon les systèmes auxquels elles s'attaquent, alors que l'ayurvéda recourt à une symptomatologie complexe de troubles des *srotas*. L'examen des *srotas* par divers moyens de diagnostic est l'un des principaux outils permettant de déterminer la nature, le site et l'étendue de la maladie.

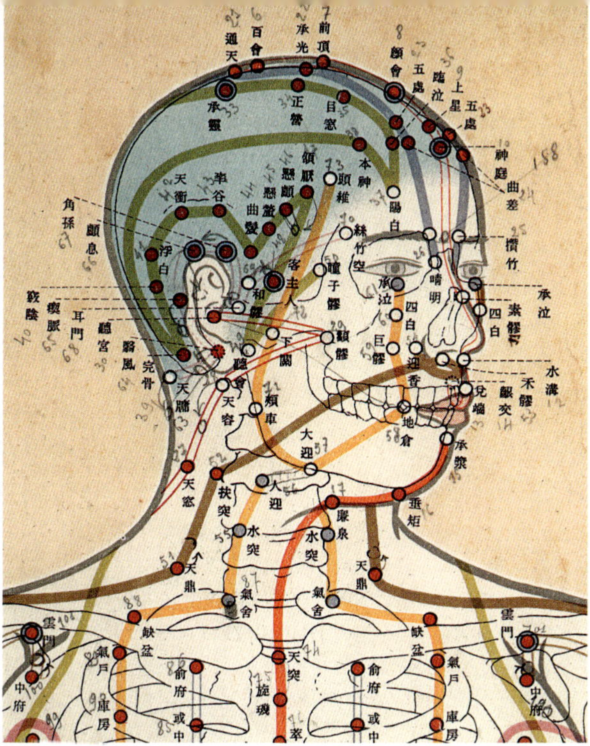

Le système des srotas *ressemble beaucoup au système de méridiens de la médecine chinoise.*

Perturbations

Pour un fonctionnement correct du corps, les *srotas* doivent permettre la libre circulation des nutriments et des autres substances essentielles. Si cette circulation est entravée ou bloquée pour une quelconque raison, la substance empêchée de circuler s'accumule dans les canaux et le métabolisme du tissu concerné est affecté. Cela donne naissance aux *ama*, toxines, qui se répandent dans le corps à travers les autres canaux encore ouverts. L'excès des *doshas* et des *malas* se déplace dans les *srotas*, dont le blocage est le début de la maladie.

On connaît quatre raisons à la perturbation des *srotas* :

1 Circulation excessive : *atipravurti.*

2 Circulation déficiente/stagnation : *sanga.*

3 Blocage des canaux : *shira granthi.*

4 Circulation perturbée/mal dirigée : *vimarga gamana.*

Vata gouverne tous les influx et les courants d'énergie liés à l'extérieur circulant dans les *srotas*, dont la toux, l'éternuement, les larmes, le rire, les renvois, les gaz, les hoquets, la miction, la défécation. Si ceux-ci sont refoulés, des troubles du corps et du mental tels qu'anxiété, dépression et déséquilibres des *gunas* apparaissent. *Vata* est mal dirigé, ce qui cause une stagnation des déchets.

Les seize srotas

Dans son traité *Charaka Samhita,* Charaka décrit treize *srotas* : trois par aliment, air et eau, sept associés aux sept *dhatus* et trois se rapportant à l'élimination.

Actuellement, seize *srotas* ont été identifiés.

Srotas connectant à l'environnement externe

- ***Prana vaha srota*** : transporte le *prana* (force vitale) à travers le système respiratoire (le système circulatoire et le système digestif étant aussi impliqués). Le *prana* est absorbé par les poumons et le côlon et distribué avec le sang et le plasma via le cœur.
- ***Anna vaha srota*** : transporte les aliments (*anna*) principalement à travers le système digestif.
- ***Ambhu ou Udaka vaha srota*** : transporte l'eau et régularise son métabolisme, ce qui inclut l'appareil urinaire et l'absorption du fluide dans l'appareil digestif. Il s'origine dans le palais et le pancréas, impliqués dans le métabolisme du sucre.

Srotas approvisionnant les sept *dhatus*

- ***Rasa vaha srota :*** transporte le plasma et la lymphe.
- ***Rakta vaha srota :*** transporte le sang à travers le système circulatoire.

• ***Mamsa vaha srota*:** transporte les nutriments aux muscles et emporte leurs déchets.
• ***Meda vaha srota*:** apporte de la graisse aux tissus adipeux.
• ***Asthi vaha srota*:** fournit des nutriments aux os.

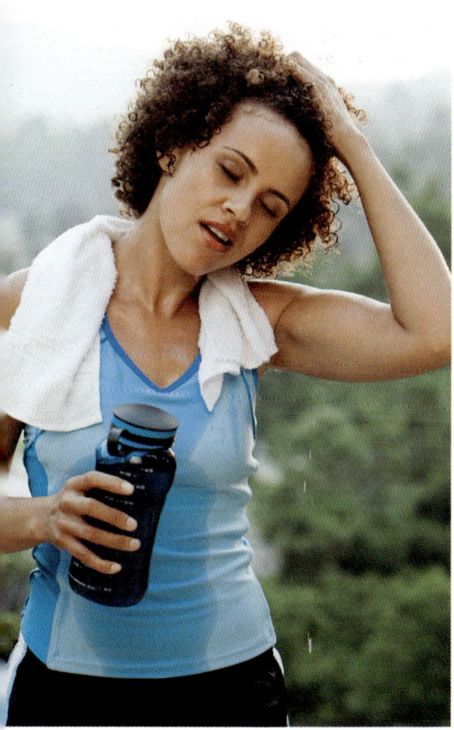

• ***Majja vaha srota*:** fournit des nutriments à la moelle osseuse, au système nerveux et au cerveau.
• ***Shukra vaha srota*:** fournit des nutriments aux organes sexuels et transporte les cellules et les fluides de la reproduction.

Srotas permettant l'élimination des déchets (*malas*)

• ***Purisha vaha srota*:** transporte les matières fécales.
• ***Mutra vaha srota*:** transporte l'urine.
• ***Sveda vaha srota*:** transporte la sueur.

Trois *srotas* additionnels, non décrits par le *Charaka Samhita*

• ***Artava vaha srota*** (le canal menstruel).
• ***Stanya vaha srota*** (le canal qui transporte le lait maternel).
• ***Mano vaha srota*** (le canal qui véhicule toutes les activités mentales).

Sveda vahaa srota *transporte la sueur, voie d'élimination des déchets.*

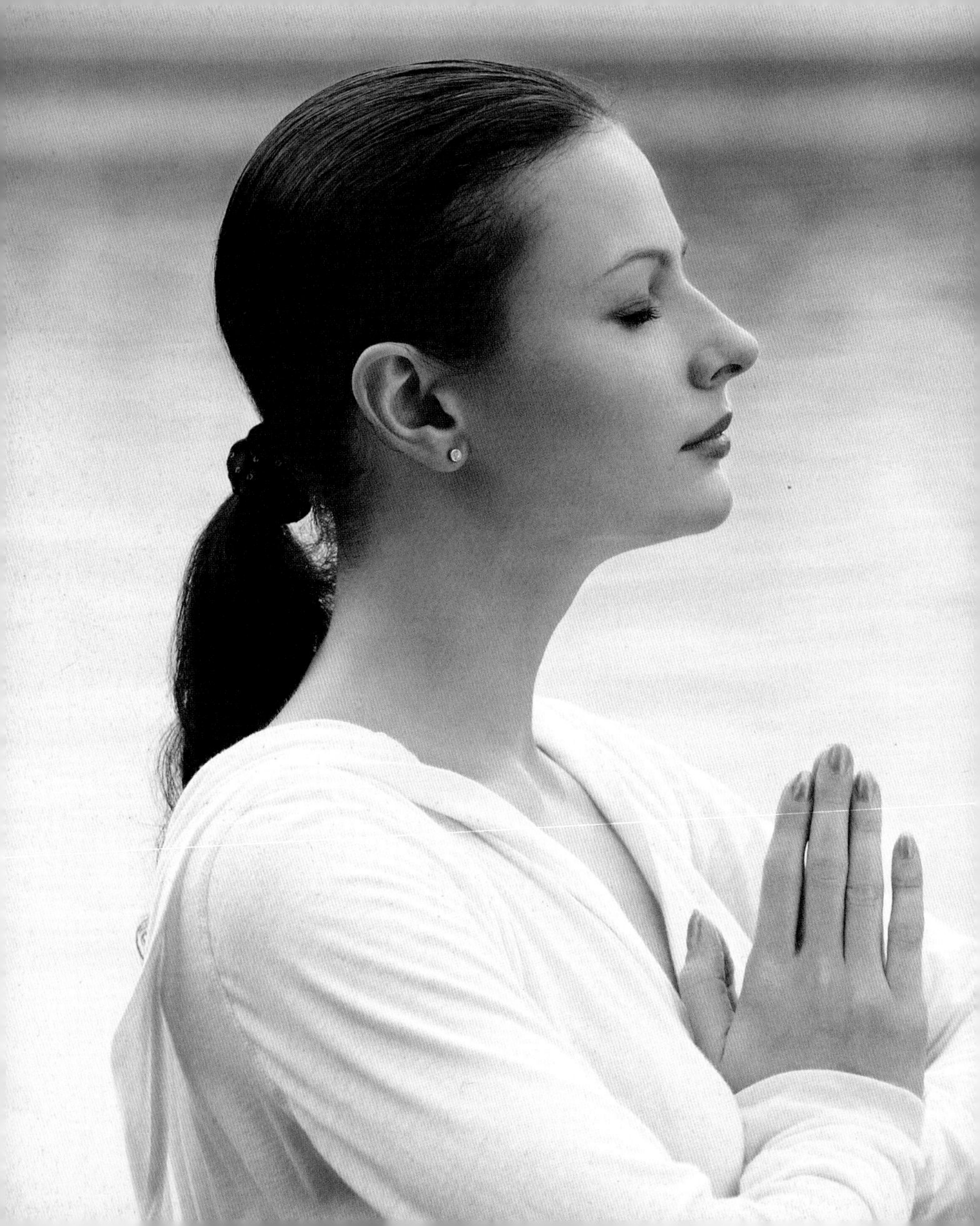

Deuxième partie

Entretenir la santé et le bien-être

L'ayurvéda est un mode de vie complet, qui englobe l'art de guider chaque individu et sa relation avec le monde externe et interne. Cette partie se penche sur l'évaluation de la constitution ayurvédique, l'exploration des trois *gunas*, le rôle vital du feu digestif et les six goûts.

Chapitre 3 : Les trois *gunas*

Comme nous l'avons vu, pour l'ayurvéda tout ce qui existe dans l'univers est composé de trois qualités principales, *gunas*, dans des proportions diverses. Ces énergies universelles, les *sattva*, *rajas* et *tamas*, sont attribuées à la nature du mental (*manas*) : *sattva* en tant que clarté, *rajas* en tant qu'action, *tamas* en tant qu'inertie.

Sattva, *rajas* et *tamas*

Les *gunas* ont un effet notable surtout sur le plan mental. Quand ils sont équilibrés, ils favorisent l'harmonie et la santé. Lorsque *rajas* ou *tamas* prédominent, ils prédisposent au déséquilibre et à la mauvaise santé. On observe nettement les effets de ces qualités dans les divers états mentaux et émotionnels dont on fait constamment l'expérience.

Sattva est la qualité d'amour, légèreté, harmonie, bonté et vertu. Il favorise la sagesse et l'intelligence, la perception et la clarté, la joie et le contentement. Il permet l'éveil spirituel et le développement de l'âme, ainsi que l'activation des cinq sens permettant de faire l'expérience du monde physique environnant. La clarté ou la paix intérieure grâce à laquelle on peut percevoir la vérité découle de *sattva*. L'état *sattvique* est l'état pur auquel aspirent la plupart des gens. En vivant de manière *sattvique*, on entretient la santé du mental et du corps.

Rajas est la qualité d'énergie, d'action et de turbulence, qui active tout mouvement, que ce soient les

La clarté ou la paix intérieure à travers laquelle on perçoit la vérité vient de sattva.

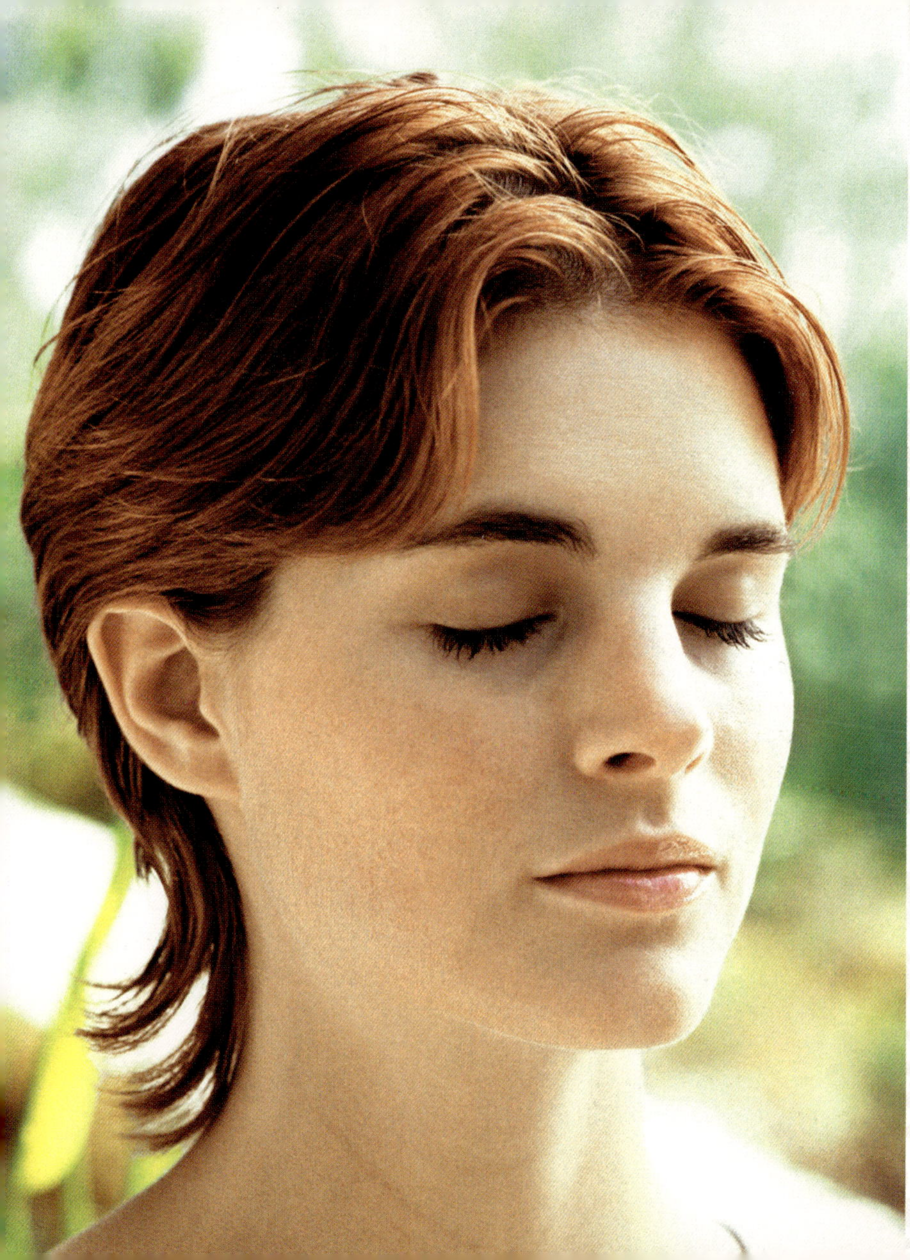

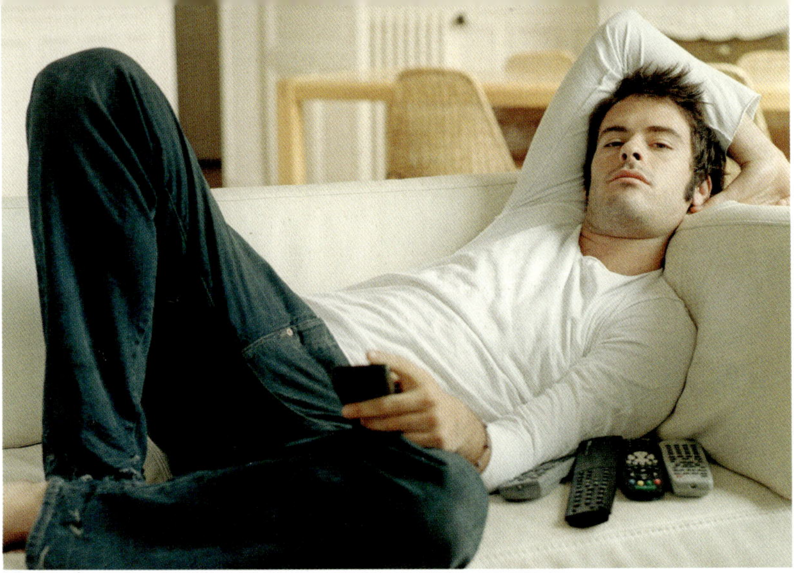

L'excès de tamas *fait se sentir somnolent, l'esprit lourd, peu motivé.*

idées ou les instructions données au corps. Les trois *doshas* (« humeurs » ou forces vitales) – *vata*, *pitta* et *kapha* – montent principalement à travers *rajas*, car ce sont des énergies vitales. Dans le mental, *rajas* suscite la réflexion et est responsable de l'inspiration et de la créativité. En excès, peut susciter agitation, passion, agressivité et ambition excessive. Il est censé donner naissance à l'action égoïste aboutissant à la douleur et à la souffrance, avec un penchant pour la quête de nouveaux stimuli et de réalisation dans le monde extérieur. Dans un état *rajasique*, l'énergie sera dissipée de par l'excès d'activité. Une fois l'individu fatigué et déprimé, *tamas* prend la suite.

Tamas est la qualité de fermeté, de lourdeur d'esprit et d'inertie causant sommeil, délabrement, dégénération et mort. Lourd et solide, il engendre le calme et la stabilité – le sentiment d'être « aussi solide qu'un rocher ». Dans le corps, il induit la passivité et le sommeil. Un excès de *tamas* dans le mental entrave le mouvement, causant léthargie, attachement excessif, irrationalité, entêtement, confusion, dépression et illusions. L'individu se sent somnolent, l'esprit lourd, peu motivé ou s'efforce de voir les choses clairement et est rempli de doutes. L'excès de *tamas* est responsable de l'ignorance et de l'incapacité à percevoir son véritable moi.

Équilibrer les *gunas*

Bien que l'interaction des trois *gunas* soit nécessaire, lorsque *sattva* prédomine, l'équilibre est correct. Quand *sattva*, *rajas* et *tamas* agissent ensemble, cet équilibre, appelé « *sattva* pur », permet d'apaiser les sautes d'humeur et de cultiver un mental plus pur et plus vif. En consommant une alimentation *sattvique* saine et en menant une vie harmonieuse empreinte d'amour, de sagesse et d'autres qualités *sattviques*, on connaîtra la paix intérieure et un sentiment d'accomplissement et de joie.

Lorsque *rajas* ou *tamas* est excessif, la mauvaise santé et la tristesse s'installent. Cependant, ces *gunas* peuvent encore être vues de manière positive. *Tamas* permet la relaxation nécessaire et la récupération après une activité, afin de recharger ses batteries. On a besoin de *rajas* pour survivre dans le monde, car on peut passer la journée à ne rien faire, dans un état *sattvique* de félicité ! *Rajas* est aussi utilisé pour convertir *tamas* en *sattva*.

LES CINQ ÉLÉMENTS ET LES TROIS *GUNAS*

- ***Akasha* (espace) est présent dans le *sattva***
- ***Vayu* (air) et *teja* (feu) sont présents dans le *rajas***
- ***Prithvi* (terre) et *jala* (eau) sont présents dans le *tamas***

Aliments et les *gunas*

Pour l'ayurvéda, les aliments – comme tout le reste de la création – entrent dans les mêmes catégories et sont *sattviques*, *rajasiques* et *tamasiques*, susceptible d'accroître ces qualités chez l'individu qui les consomme.

Aliments *sattvique*

Un mode de vie *sattvique* contribue à la nutrition du corps et favorise le développement de tissus de bonne qualité. Les aliments *sattviques* sont tenus pour les plus curatifs, harmonisant par ailleurs les trois *doshas*.

Les aliments de bonne qualité accroissent la santé, la force, l'énergie et la vitalité, et posent les bases d'un état mental *sattvique*. Ils favorisent la clarté mentale, intensifient l'amour et la compassion et permettent le développement d'un intellect fort et d'une bonne mémoire.

Les aliments *sattviques* sont frais, légers, juteux, doux, nourrissants, énergisants, savoureux et riches en *prana* (force vitale). Mieux vaut les

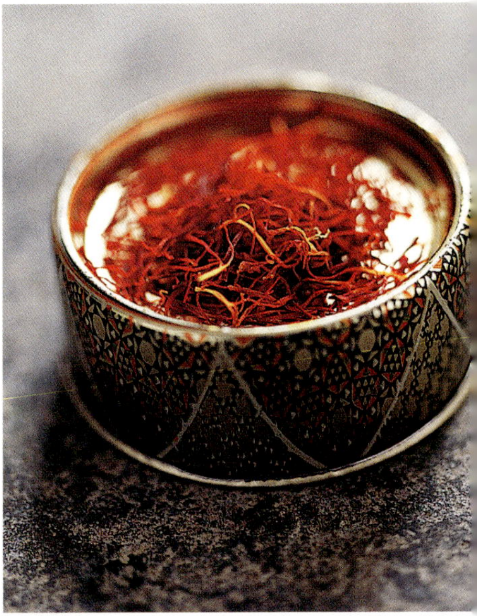

Les aliments sattviques *tels que le safran sont les plus curatifs et aident à harmoniser les trois* doshas.

consommer en quantité modérée, lorsqu'ils sont fraîchement préparés avec amour. Digestes, ils n'épuisent pas l'énergie lors du processus de digestion. Parmi les aliments *sattviques* on trouve :

- Légumes bio frais, dont carottes, patates douces, panais, betteraves, navets, salades, légumes verts à feuilles cuits à la vapeur, asperges, céleri et concombres. Les légumes conviennent mieux légèrement cuits à la vapeur (*al dente*, pas tendres). Les jus de légumes frais sont riches en *prana* et faciles à assimiler.

- La plupart des fruits et des jus de fruits de saison, dont citrons, oranges, pommes sucrées, raisins, dattes, bananes, figues, mangues, grenades, pêches, poires, prunes, abricots, cerises, myrtilles et framboises

- Noix de coco et son lait, noix de cajou, noisettes, amandes, lait et beurre d'amandes, haricots mung, pois chiches, lentilles, haricots germés, haricots aduki et tofu bio. Pour améliorer la digestibilité des haricots et des légumes secs, faites-les tremper durant la nuit et cuisinez-les avec des épices (comme l'ase fétide) ou essayez de les faire germer.

- Céréales comme blé, orge, seigle, riz (particulièrement riz blanc basmati ou le riz brun à long grain), avoine, quinoa, pains aux grains germés. Les pains au levain sont déconseillés, sauf grillés.

- Graines de tournesol, de potiron et de sésame, ainsi que graines de lin fraîchement grillées.

- Sucre de canne brut, sirop d'érable, nectar d'agave en petite quantité, miel brut non chauffé

- Sel gemme, poivre noir, cannelle, cardamome, cumin, coriandre, fenouil, gingembre frais et curcuma.

- Yaourts non sucrés au lait entier fraîchement préparés, lassi, lait frais (quatre heures après la traite le lait devient *rajasique*), beurre, ghee (beurre clarifié), kéfir non sucré (voir page 211), paneer main (fromage blanc). Le lait de vache frais, bio, tenu pour principalement *sattvique*, est habituellement bouilli avant consommation, ce qui le rend plus digeste. Légèrement épicé (par exemple, avec gingembre, cannelle ou cardamome) et servi avec du miel non pasteurisé élimine toute tendance à la formation de mucus. On ne doit jamais le boire froid, au sortir du frigo ou mélangé à des goûts avec lesquels il entre en conflit : acide, piquant ou salé. Buvez-le seul ou avec des aliments au goût doux, comme céréales ou fruits sucrés. Évitez de mélanger yaourt et fruits, qui sont incompatibles.

• Huile vierge d'olive pressée à froid et huile de sésame.

Aliments *rajasiques*

Ce sont des aliments de qualité moyenne, souvent riches en protéines et hydrates de carbone. Ils tendent à être stimulants, générant un niveau élevé d'énergie. Ils ont un goût amer, aigre, salé et piquant et des qualités chaudes et sèches.

Parmi les aliments *rajasiques* :

• Viande rouge et blanche, fromage, œufs, poissons.

• Ail, oignons, haricots, solanacées (tomates, poivrons, pommes de terre, aubergines), brassicacées (brocolis, chou-fleur, chou, choux de Bruxelles) radis.

• Aliments piquants et frits, surtout des piments.

• Fruits acides, pas mûrs.

• Légumes marinés et chutneys.

• Pomme de terre et autres racines comestibles.

• Lait pasteurisé.

• Sucre blanc raffiné, boisons gazeuses, sucreries, biscuits.

• Sel de mer et pain salé.

• Chocolat, thé et café.

Frits dans l'huile et cuits avec les épices piquantes ou trop cuits, les aliments *sattviques* deviennent *rajasiques*. Les aliments plus chauds ou plus froids que la température du corps sont aussi tenus pour *rajasiques*. Ces aliments-là permettent d'agir et de suivre le rythme du monde changeant, mais leur consommation excessive génère agitation, excitation, nervosité, colère, jalousie, déception, égoïsme et énergie trop élevée.

Aliments *tamasiques*

Ce sont des aliments de basse qualité, dévitalisés, comme ceux au goût désagréable, trop cuits, en conserve, traités, surgelés, sans valeur nutritive, ainsi que des restes « avariés » – cuits et gardés trop longtemps. La digestion des aliments *tamasiques* exige beaucoup d'énergie.

Parmi les aliments *tamasiques* :

- Boissons pétillantes et sucreries.

- Amuse-gueule comme crackers, chocolat, glaces, pop-corn.

- Alcool en quantité excessive.

- Aliments contenant des additifs et des conservateurs, tout aliment génétiquement modifié.

- Porc, bœuf, viandes foncées, ail, oignons, cacahuètes, lait en poudre.

- Pain préparé depuis plus de huit heures.

- Œufs et fromage.

- Champignons et avocats.

- Aliments frits et fermentés, vinaigre.

- Fruits et légumes trop mûrs.

- Aliments trop cuits, surgelés, en conserve, en boîte, cuits aux micro-ondes, restes et plats réchauffés.

Les aliments chauds et froids consommés ensemble et les combinaisons incompatibles comme lait et vinaigre, radis et miel, pain et bananes, génèrent *tamas*.

La boulimie et la consommation de casse-croûte tard le soir accroissent aussi *tamas*. Il faut éviter autant que possible les aliments *tamasiques*, censés prédisposer les enfants à des problèmes comportementaux genre hyperactivité.

Pour tirer le meilleur d'une alimentation à prédominance *sattvique*, mieux vaut manger lentement et en quantité modérée. Les indications ayurvédiques générales suggèrent de manger jusqu'à se sentir à trois quarts rassasié, laissant un quart de l'estomac vide pour permettre aux enzymes digestifs de se mélanger correctement aux aliments.

LES ALIMENTS AYURVÉDIQUES EN UN COUP D'ŒIL

	Sattviques	Rajasiques	Tamasiques
Céréales	Riz, tapioca, seigle, maïs bleu, orge, lait de riz	Millet, sarrasin, maïs	
Noix et graines	Noix, graines et mélanges de noix		
Fruits	Poires, pêches, figues, bananes, grenades, oranges, prunes, citrons, raisins, dattes	Pommes, goyaves, fruits acides	Avocats, pastèques, abricots

	Sattviques	Rajasiques	Tamasiques
Légumes	Carottes, patates douces, betteraves, laitues, choux de Bruxelles	Pomme de terre, tomates, choux-fleurs, oignons, brocolis, épinards, ail	Champignons
Haricots et légumes secs		Haricots aduki, toor dhal	Haricots noirs, pinto, urad dhal
Fines herbes et épices	Anis, cardamome, coriandre, curcuma, cumin, fenouil, grains de fenugrec rose, safran, graines de lin	Piments, ase fétide, feuille de laurier, poivre noir, cannelle, clous de girofle, feuilles de fenugrec, gingembre, menthe	
Viande et poisson		Poisson, crevettes, volaille	Bœuf, agneau, porc
Condiments	Sel gemme	Sel de mer	
Édulcorants	Miel, sucre de canne brut	Sucre (raffiné)	Sucre blanc
Produits lactés	Lait frais, yaourt frais, lassi, beurre, beurre clarifié (ghee)	Œufs, lait aigre, crème aigre, lait homogénéisé	Fromages durs
Autres aliments		Aliments frits, pains salés, sucreries, biscuits, crackers salés, chips, légumes marinés, chutneys, thé, café, alcool	Aliments « avariés », conservateurs, aliments trop cuits, aliments surgelés, déshydratés, boissons gazeuses, sucreries, crackers, cacahuètes, glace, pop-corn, alcool

Chapitre 4 : Évaluer votre constitution ayurvédique

Selon l'ayurvéda, le secret de la santé se trouve dans la connaissance et la compréhension de sa constitution de base (*prakruti*) et dans la manière de maintenir son équilibre grâce à l'alimentation et au mode de vie. Si on ne vit pas en fonction des besoins de sa constitution individuelle, les *doshas* (« humeurs ») deviendront déséquilibrés et conduiront à une mauvaise santé (*vyadhi*).

En comprenant la manière et la raison pour lesquelles on tombe malade, on peut mener une vie maximisant les chances de santé et de satisfaction. Le système ayurvédique donne des directives détaillées quant aux boissons et aux aliments appropriés pour chaque constitution : consommation froide ou chaude, crue ou cuite, le goût qu'ils doivent avoir, les plantes et les épices à prendre régulièrement, la meilleure forme d'exercice à pratiquer, le meilleur moment de l'année pour leur prise, les périodes exigeant davantage d'attention, le moment le plus approprié pour se réveiller ou se mettre au lit.

L'ayurvéda est une manière de vie complète qui oriente de plus l'individu et sa relation avec le monde externe et le monde interne vers la bonne direction.

L'ayurvéda donne des conseils sur les boissons et les aliments appropriés à chaque constitution.

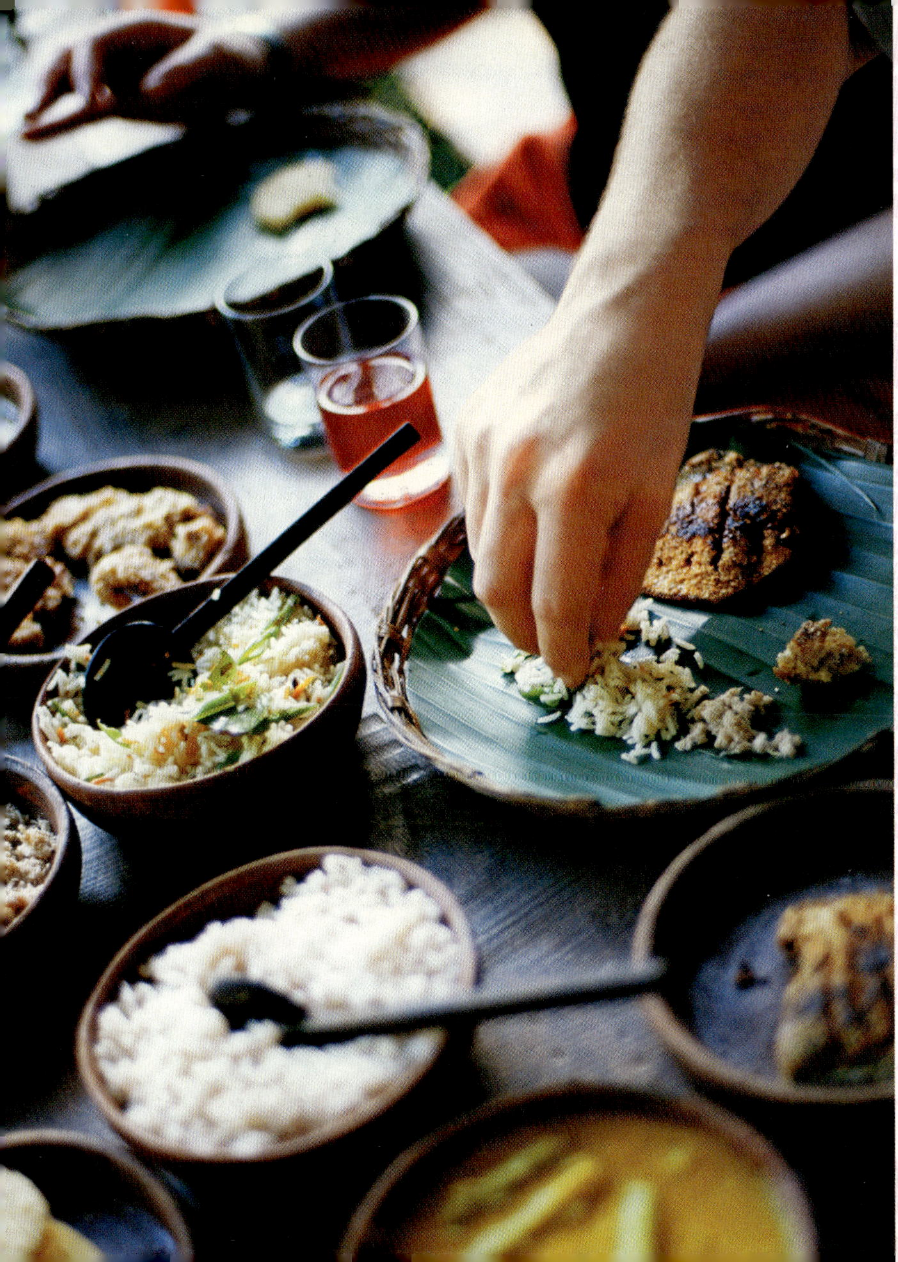

Prakruti et *vikruti*

Nous sommes tous composés en diverses proportions des trois *doshas*, *vata*, *pitta* et *kapha*. Ensemble, les *doshas* sont responsables de toute activité dans le mental et le corps, dont la digestion, le métabolisme de toutes les cellules et tissus, les pensées et les sensations, la santé et la prédisposition à la maladie.

Chacun naît avec un équilibre individuel des *doshas*, provenant principalement de l'équilibre des *doshas* chez ses parents à l'époque de sa conception. C'est là sa constitution de base (*prakruti*), qui ne se modifie jamais durant toute la vie. *Prakruti* signifie en fait « nature », « créativité » ou « première création ». Parmi les facteurs gouvernant *prakruti,* on trouve :

- L'état du sperme et de l'ovule, appelé *Sukra-Shonit Prakruti*
- L'état de l'utérus, appelé *Kala-garbhasaya Prakruti*
- L'alimentation de la mère durant la grossesse, appelé *Matu-ahar Prakruti*.

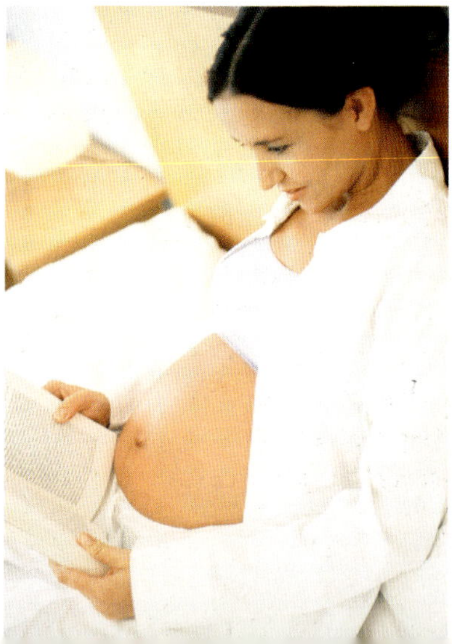

L'alimentation de la mère durant la grossesse influence prakruti.

Les caractéristiques individuelles

Le *dosha* (ou les *doshas*) dominant dans le *prakruti* détermine le type corporel, le tempérament et les problèmes de santé potentiels. Le *prakruti* est le don pour la vie, l'incarnation dans laquelle on peut aller vers l'illumination et qui rend l'individu unique – différent de manières concrètes et subtiles de tous les autres individus existant dans l'univers, jusqu'à son ADN et ses empreintes. Le concept de *prakruti* fournit une explication raisonnable de la réaction parfois très différente de deux personnes exposées au même environnement, aux mêmes aliments ou stimuli. Afin de comprendre les autres et soi-même, il est nécessaire d'identifier son *prakruti*.

Pour garder les *doshas* en équilibre grâce au bon régime alimentaire et mode de vie, il est de la première importance d'identifier précisément *prakruti*. S'il est perturbé par l'alimentation, le mode de vie, l'expérience ou l'état du mental, par exemple, la perturbation sera ressentie sous la forme d'une gêne et d'une douleur physique ou en tant que souffrance mentale et émotionnelle, genre peur, anxiété, colère ou jalousie. L'état de déséquilibre des *doshas* causant de tels symptômes est appelé *vikruti*.

Vikruti reflète les mécanismes homéostatiques dynamiques, qui s'adaptent en permanence aux influences de la vie, que ce soit à l'intérieur de l'individu ou hors de lui. Il change donc continuellement. Dans l'idéal, l'équilibre *doshique* du *vikruti* doit s'accorder aussi étroitement que possible au *prakruti*. Le but du traitement ayurvédique est de faire revenir l'équilibre *doshique* du *vikruti* à l'équilibre du *prakruti*.

Déterminer sa constitution

Un ou deux des *doshas* (ou, rarement, les trois) dominent dans la constitution. Les types mono-*doshiques* sont les plus faciles à déterminer, car un *dosha* ressort plus clairement que les deux autres. Les *types vata* tendent à être sveltes, avoir de petits os, souvent des traits

DÉTERMINER VOTRE CONSTITUTION

On connaît sept *prakruti* distincts :

1 V = à prédominance *vata*

2 P = à prédominance *pitta*

3 K = à prédominance *kapha*

4 VP ou PV = *vata* et *pitta* égaux (éventuellement un *dosha* légèrement plus fort que l'autre)

5 VK ou KV = *vata* et *kapha* égaux

6 PK ou KP = *pitta* et *kapha* égaux

7 VPK = les trois *doshas* égaux

irréguliers. Sensibles au froid, à la peau sèche, ils sont fréquemment très créatifs, agités, imprévisibles, énergiques, se fatiguant pourtant facilement. Les types *pitta* ont une carrure moyenne, athlétique, bien proportionnée et des traits pointus. Dynamiques, ambitieux, compétitifs, passionnés, ils tendent à avoir chaud et sont sensibles tant physiquement qu'émotionnellement (voir page 42). Les types *kapha* ont une grande carrure, des os lourds et une tendance à prendre facilement du poids, car leur métabolisme est lent. Ils sont forts, résistants, ancrés, calmes, routiniers, loyaux et fiables. Leur peau épaisse vieillit bien ; ils ont une chevelure épaisse et des dents fortes.

Beaucoup de gens montrent des caractéristiques appartenant à plus d'un *dosha*. Il est important de comprendre que tous les gens possèdent les trois *doshas*. Chez bon nombre, deux des trois existent dans une proportion plus notable par rapport au troisième : ce sont les types au *dosha* mixte. Il est assez habituel, par exemple, d'être un type *pitta-kapha* montrant des caractéristiques physiques et émotionnelles de ceux deux *doshas*. Un petit nombre de personnes montrent une proportion égale des trois : ce sont des types *tridosha*.

Diagnostiquer *prakruti* et *vikruti*

Tant *prakruti* que *vikruti* peuvent être évalués par un diagnostic soigneux, qui implique la connaissance de l'histoire détaillée du cas et l'examen du corps en faisant attention à sa carrure, au type de peau et de cheveux, à sa température, à la digestion et au fonctionnement des intestins. Dans le cas d'une arthrite, les toxines s'accumulent dans l'organisme en raison de la mauvaise alimentation,

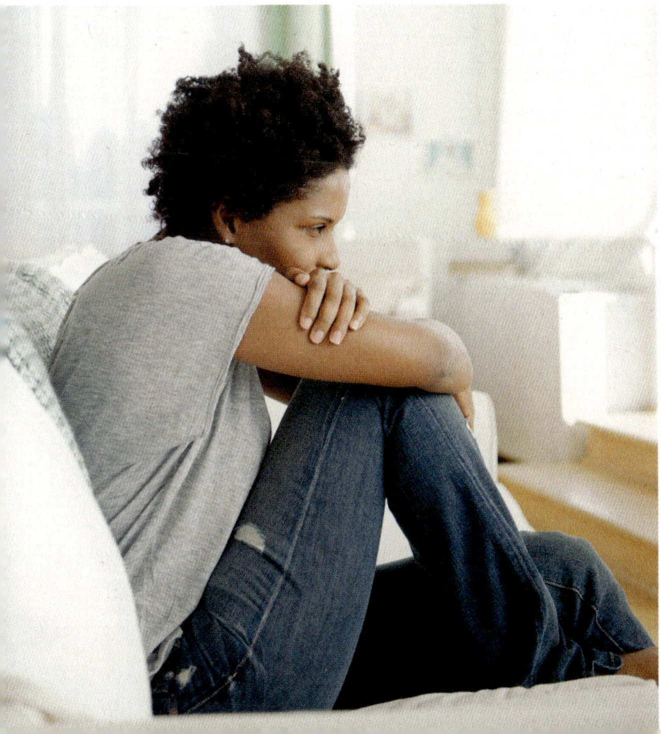

Les types kapha *sont forts, ancrés et aiment se détendre.*

de la mauvaise digestion, du stress et d'un mode de vie sédentaire. Ces toxines circuleront et s'installeront dans les articulations, leur manifestation en tant que symptômes fluctuant selon les *doshas* impliqués. L'arthrite *vata* est de type dégénératif, accompagnée de douleurs erratiques et vives, de crépitements articulaires, sèches, d'anxiété et éventuellement de ballonnement et de gaz. L'arthrite de type *pitta* est plus inflammatoire, accompagnée de douleurs brûlantes et chaudes, d'articulations enflées et d'irritabilité. L'arthrite de type *kapha* implique des douleurs sourdes, de grosses articulations enflées et de la léthargie.

Le diagnostic du pouls et de la langue est un outil précieux pour l'analyse de la santé et de la constitution. De ce point de vue, l'ayurvéda a beaucoup en commun avec la médecine chinoise et tibétaine, qui accordent aussi une grande importance à ces deux indicateurs de l'état de santé. Les praticiens ayurvédiques ont développé une technique très complexe pour prendre le pouls du patient, dont l'utilisation exige des années d'expérience.

Une fois *prakruti* et *vikruti* connus, on comprend davantage de choses à propos de soi-même, ainsi que de la raison pour laquelle on réagit d'une certaine manière et on est sujet à des problèmes de santé spécifiques. Cette connaissance permet de choisir plus précisément le régime alimentaire et les conseils corrects de mode de vie pour ses *doshas*, puis démarrer un traitement particulier. Le premier pas vers une bonne santé est l'élimination des toxines et l'attisement du feu digestif (*agni*) (voir traitement des *doshas*).

Par exemple, un problème de santé associé à l'excès de *kapha* est caractérisé par catarrhe, léthargie, surpoids et rétention de fluides. Puisque *kapha* est frais et humide, un régime comprenant des aliments chauds, secs, légers, sera conseillé. Il est aussi préférable d'écarter les aliments ayant une qualité froide, moite – comme le blé, les produits lactés et le sucre – qui accroîtront *kapha*. Les remèdes de plantes

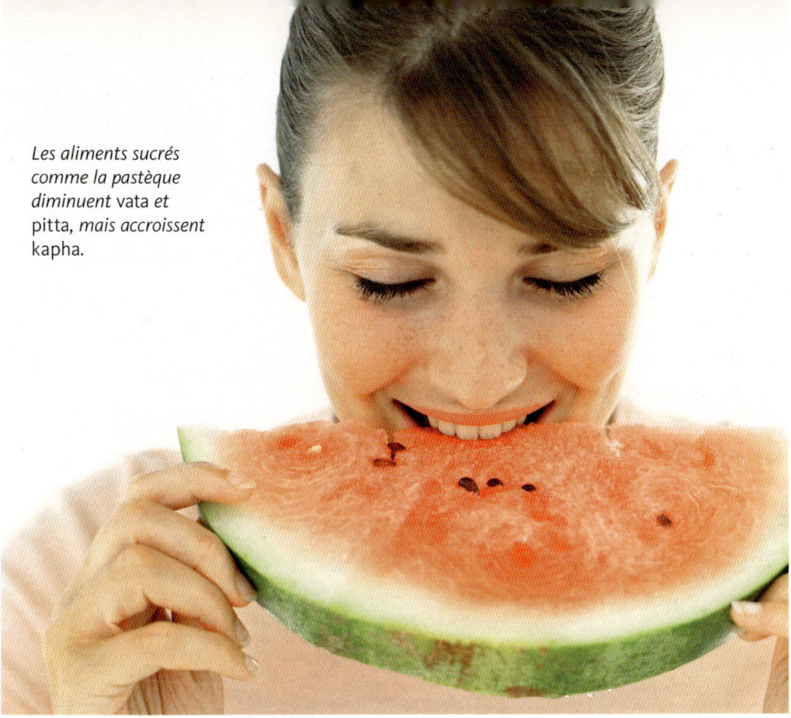

Les aliments sucrés comme la pastèque diminuent vata *et* pitta, *mais accroissent* kapha.

incluront des épices échauffantes : gingembre, cannelle, clous de girofle, poivre, qui intensifient le feu digestif et éliminent les toxines du corps. Des principes amers, comme le curcuma et l'aloe vera, peuvent aussi être prescrits. Le choix spécifique d'un remède végétal dépend de sa « qualité » ou « énergie », que l'ayurvéda détermine en fonction de vingt attributs, tels que chaud, froid, humide, sec, lourd, léger.

L'ayurvéda classe par ailleurs les remèdes selon six goûts : sucré, acide, salé, piquant, amer et astringent.

Les substances sucrées, acides et salées accroissent *kapha* et diminuent *vata*, les goûts piquant, amer et astringent diminuent *kapha* et accroissent *vata*, les goûts sucré, amer et astringent diminuent *pitta*, les goûts piquant, salé et acide accroissent *pitta*.

Questionnaire : déterminez votre *prakruti* et *vikruti*

Complétez le questionnaire suivant et cochez avec un stylo de couleur la case (ou les cases) de chaque rangée désignant les attributs se rapprochant le plus à ceux que vous avez connu la majeure partie de votre vie, remontant aussi loin que vous le pouvez (en consultant peut-être votre famille pour les détails dont vous ne vous souvenez pas clairement). Cela vous permettra de déterminer votre *prakruti*. Reprenez ensuite les questions et, en utilisant un crayon d'une autre couleur, cochez la case (ou les cases) qui ressemblent le plus à votre état *actuel*. Cela vous aidera à déterminer votre *vikruti*.

Additionnez toutes les cases cochées pour les différents *doshas* d'une même couleur, afin de déterminer votre *prakruti* (par exemple 22 *vata*, 12 *pitta*, 16 *kapha*). Additionnez ensuite toutes les cases cochées de l'autre couleur pour déterminer votre *vikruti* (par exemple 27 *vata*, 10 *pitta*, 8 *kapha*). *Dans cet exemple,* vata *s'est accru, autrement dit un déséquilibre* vata *est présent.*

V : 15 | V : 21
P : 41 | P : 43
K : 14 | K : 18

QUESTIONNAIRE

Caractéristique	Attribut *vata*	Attribut *pitta*	Attribut *kapha*
Poids	☐ en-dessous de la moyenne ☐ perd facilement du poids	☒ poids moyen ☒ concerné par le maintien d'un poids correct	☐ lourd ☐ gagne facilement du poids
Carrure	☒ petite	☐ moyenne	☐ grande
Muscles	☐ sous-développés	☒ bien développés	☐ solides/flasques
Taille	☐ au-dessous ou au-dessus de la moyenne	☒ moyenne	☐ moyenne à haute
Hanches	☐ étroites	☐ moyennes	☒ larges
Cheveux	☐ secs, cassants, fins ☐ bouclés/rêches ☐ foncés	☐ fins, droits, gras ☐ blond, roux ☒ calvitie/ grisonnement précoces	☒ épais, gras ☐ bouclés/lustrés ☒ foncés
Pilosité corporelle	☐ rare	☒ modérée	☐ abondante
Visage	☐ traits irréguliers	☒ traits proéminents	☐ traits arrondis
Yeux	☐ petits, nerveux ☐ secs	☒ moyens, rouges, pénétrants, sensibles à la fumée et à la lumière vive	☐ grands, humides, aux cils épais ☐ calmes et gentils
Nez	☐ petit ☐ long, crochu	☒ moyen ☒ droit, pointu	☐ grand ☐ large

1 | 1 10 | 10 3 | 3

QUESTIONNAIRE

Caractéristique	Attribut *vata*	Attribut *pitta*	Attribut *kapha*
Lèvres	☐ petites ☐ sombres	☐ moyennes ☐ douces, rouges	☐ larges ☐ veloutées
Peau	☐ rêche, sèche ☐ froide, mince ☐ bronze facilement ☐ foncée	☐ grasse, chaude, moite ☐ délicate, sensible, rougit facilement, taches de rousseur grains de beauté ☐ éclatante ☐ rougeâtre/ jaunâtre	☐ douce et lisse, fraîche et grasse ☐ épaisse et pâle ☐ tend à rougir
Température	☐ déteste le temps froid, venteux, sec ☐ aime la chaleur ☐ transpiration peu abondante, inodore	☐ déteste la chaleur et le soleil fort ☐ aime l'hiver ☐ transpiration abondante, à odeur forte	☐ à l'aise dans la plupart des climats ☐ déteste le froid et l'humidité ☐ transpiration modérée, à odeur agréable
Ongles	☐ cassants, secs ☐ ridés	☐ bien formés ☐ doux	☐ forts, épais ☐ lisses
Mains et pieds	☐ froids, secs	☐ chauds, moites, roses	☐ frais, moites
Adiposité corporelle	☐ autour des hanches et des cuisses	☐ également distribuée ☐ autour de la taille	☐ autour des cuisses et des fesses

3 | 6 4 | 4 4 | 3

QUESTIONNAIRE

Caractéristique	Attribut *vata*	Attribut *pitta*	Attribut *kapha*
Niveau d'énergie	☐ très actif, par sursauts ☐ faible endurance, se fatigue facilement	☐ actif, décidé, ☐ peut se pousser à travailler de longues heures	☐ fort, mais léthargique ☐ une fois motivé, l'endurance est bonne
Mouvement	☐ rapide	☐ moyen	☐ lent et régulier
Attitude mentale	☐ flexible, adaptable ☐ agité, changeant ☐ rapide, hésitant	☐ ambitieux, compétitif ☐ pratique, efficace, organisé ☐ grand discernement	☐ calme, paisible ☐ morne ☐ lent, méthodique ☐ patient
Manières d'apprentissage	☐ assimile rapidement ☐ apprend en écoutant ☐ aime faire beaucoup de choses en même temps ☐ peut se déconcentrer	☐ analyse et digère facilement le matériel ☐ apprend en lisant /aides visuelles ☐ concentré et faisant preuve de discernement ; finit ce qu'il commence	☐ assimile lentement ☐ retient l'information ☐ apprend par association méthodique
Attitude émotionnelle	☐ vif ☐ intuitif ☐ anxieux, craintif, mal assuré ☐ inconstant ☐ parle de ses sentiments	☐ perspicace ☐ irritable, enclin à la colère ☐ intolérant, agressif ☐ garde ses sentiments pour soi	☐ résistant ☐ loyal, stable, fiable ☐ compatissant, attentif ☐ colant ☐ suffisant, dans le déni

3/6 10/10 2/6

QUESTIONNAIRE

Caractéristique	Attribut *vata*	Attribut *pitta*	Attribut *kapha*
Mémoire	☐ bonne à court terme ☐ saisit rapidement ☐ oublie vite	☐ bonne à moyen terme ☐ distincte ☐ claire	☐ bonne à long terme ☐ lente à saisir ☐ n'oublie jamais
Discours	☐ rapide, pléthorique ☐ imaginatif ☐ haché, chaotique	☐ pénétrant ☐ convaincant ☐ clair, détaillé, précis	☐ lent, délibéré ☐ mélodieux, apaisant ☐ peut être morne
Créativité	☐ inventive, riche en idées ☐ bonne au départ, mais n'achevant pas les projets	☐ inventive, technique ☐ réalise les choses	☐ méthodique ☐ orientée vers les affaires
Sommeil	☐ léger, facilement interrompu ☐ irrégulier, 5 à 6 heures	☐ bref et régulier ☐ de 6 à 8 heures	☐ long et profond ☐ plus de 8 heures, réveil difficile
Rêves	☐ actifs, effrayants ☐ course, envol	☐ passionnés, flamboyants, coléreux, violents ☐ soleil	☐ gentils, romantiques, sentimentaux ☐ eau
Habitudes alimentaires	☐ Irrégulières	☐ régulières, souvent en raison d'une tendance à l'hypoglycémie	☐ repas copieux, mais peut laisser passer de longues périodes entre les repas

QUESTIONNAIRE

Caractéristique	Attribut *vata*	Attribut *pitta*	Attribut *kapha*
Appétit	☐ variable, saute les repas	☒ solide, ne peut pas rater des repas	☐ faible, mais gourmand ; peut se montrer glouton
Selles	☐ sèches, dures, fragmentées	☒ légères, grasses, molles	☐ lourdes, mouvement péristaltique lent
Sensible au	☒ bruit	☐ lumière vive	☐ odeurs
Habitudes financières	☐ ne fait pas d'économies ☒ dépense de l'argent sur des bagatelles	☒ modérément économe ☐ dépense de l'argent sur des objets de luxe	☐ économe, accumule les biens ☐ dépense de l'argent sur la nourriture
Passe-temps	☒ voyage ☒ art, musique, sorties ☒ philosophie, sujets ésotériques	☒ sports, entretien de la forme ☐ débats, politique ☐ luxe, style, maintien des apparences	☒ relaxation ☐ rester chez soi ☒ bons repas
Pulsion sexuelle	☒ changeante, forte ou faible ☒ peut être intense	☐ modérée ☐ passionnée, peut devenir contrôlante	☐ lent à s'exciter ☐ loyal et engagé
Pouls	☐ filiforme, ondule comme un serpent ☐ rapide et irrégulier	☒ fort, saute comme une grenouille ☒ régulier	☒ profond, glisse comme un cygne ☐ lent et régulier

7 | 5 6 | 7 3 | 4

Chapitre 5 : *Agni* – le rôle vital du feu digestif

La santé dépend en grande partie de la bonne capacité à digérer, à absorber et à utiliser les nutriments des aliments. Alors que la conversion des aliments fournit de l'énergie, elle en requiert aussi pour toutes les réactions biochimiques essentielles impliquées dans ce processus. Si l'énergie digestive est faible ou perturbée, maux d'estomac, diarrhée ou constipation risquent de survenir, de même que des symptômes plus généraux, comme léthargie, maux de tête, irritabilité, concentration réduite, sommeil perturbé et immunité affaiblie.

Le fonctionnement optimal de l'appareil digestif dépend de plusieurs facteurs. D'abord, le mouvement péristaltique régulier nécessite un régime contenant suffisamment de fibres capables de pousser les aliments dans les intestins afin que les déchets alimentaires soient éliminés, tout comme les déchets du métabolisme. Une mauvaise élimination conduit à un état toxique des intestins qui, dans ce cas, sont vulnérables aux infections et risquent de propager les toxines au reste du corps.

Une interaction constante prend place également entre le cerveau et l'appareil digestif, les pensées, les émotions, la personnalité et la constitution affectant la digestion. Par exemple, le stress réduit la circulation des enzymes digestifs, qui à leur tour ralentissent la digestion et l'absorption, ou cause une sécrétion excessive d'acide chlorhydrique dans l'estomac, irritant les muqueuses gastrique et intestinale.

La capacité à digérer est pareille à un feu qui transforme les aliments ingérés en infimes molécules, absorbés ensuite.

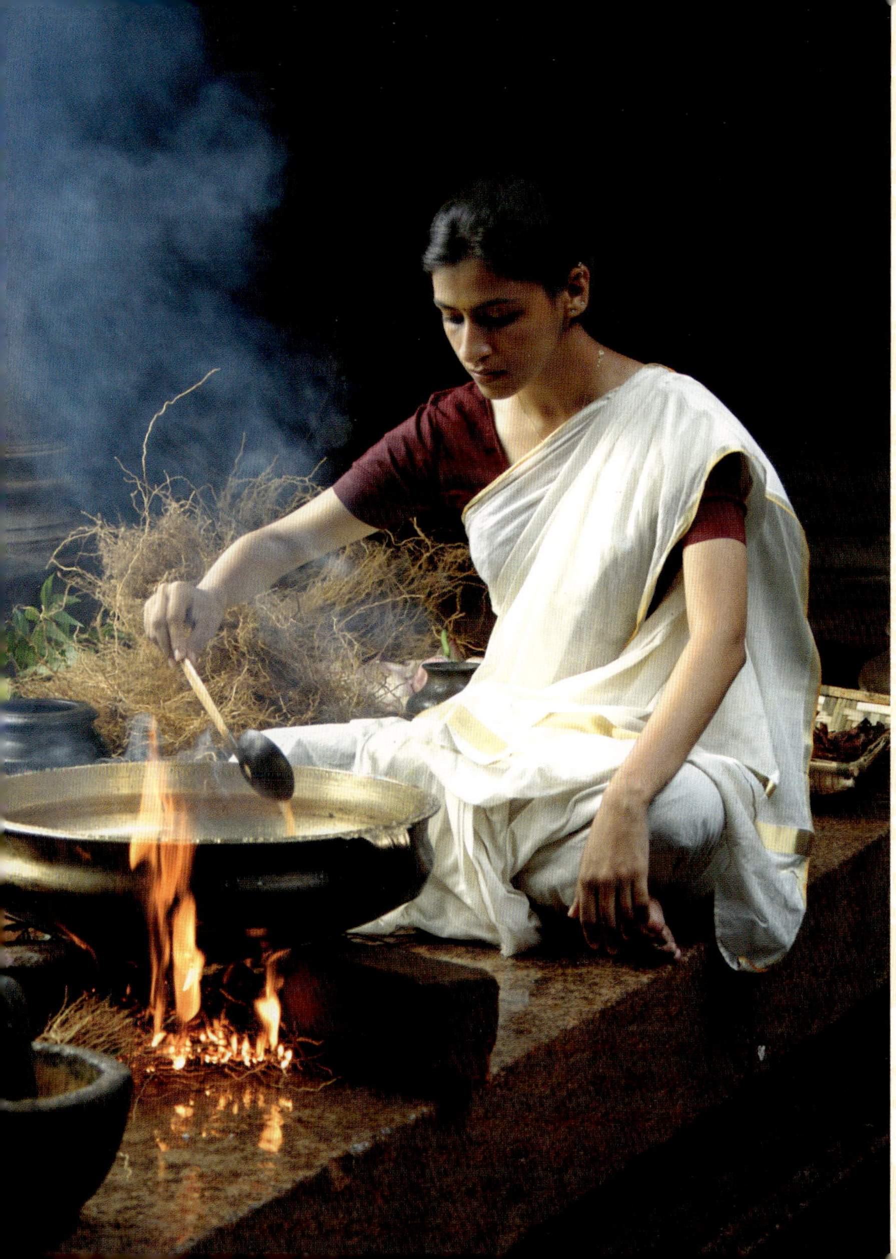

L'approche ayurvédique de la digestion

Juste comme le corps, les aliments sont eux aussi formés des cinq éléments – terre, eau, feu, air et éther. L'appétit et la capacité à digérer et à absorber les nutriments avec l'aide des enzymes digestifs sont désignés par le terme *agni*, « feu digestif », vital pour la santé.

Le terme védique *agni* signifie « brûler, transformer ou percevoir », de la racine *ang*, « surgir ». *Agni*, le pouvoir digestif, permet au corps d'utiliser les cinq éléments présents dans les aliments, d'en extraire les nutriments et de les transformer en éléments corporels.

Dans son sens le plus large, *agni* est le feu qui transforme en énergie tout aliment et toute sensation suscitée dans le corps et permet de les absorber afin de nourrir les tissus. On digère ce qu'on mange, voit, entend, hume, touche et goûte. Le feu digestif joue un rôle central dans ce processus.

Pour l'ayurvéda, quand *agni* est suffisant, il prévient l'accumulation

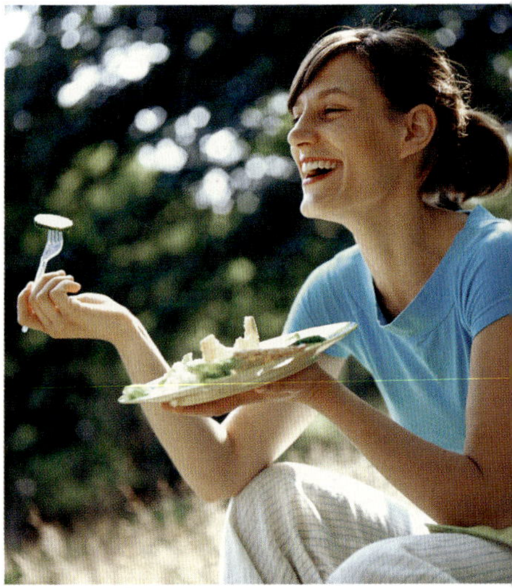

Les aliments sont digérés et absorbés à l'aide des enzymes digestifs désignés par le terme agni, *feu digestif.*

LES TREIZE FORMES D'*AGNI*

Plusieurs types différents de feu existent dans le corps, dont le principal est le feu digestif.

- ***Jatharagni*** : le « feu de l'estomac » transmettant énergie à toutes les sécrétions et à tous les enzymes participant au processus de digestion. On le trouve dans l'estomac et l'intestin grêle. En plus d'être responsable de la digestion et de l'absorption des nutriments provenant des aliments, il détruit les micro-organismes pathogènes présents dans les intestins. Si le feu digestif est faible, conduisant à une digestion incomplète, les aliments partiellement digérés ou non digérés fermentent et font naître des toxines dans les intestins, compromettant par là le système immunitaire.

- ***Bhutagnis*, les cinq feux élémentaux** : chacun des cinq éléments a son propre feu digestif. Ces feux élémentaux résident dans le foie, responsable de la transformation du feu digestif en *agni* correspondant à chacun des cinq éléments, vital pour la formation des tissus respectifs dans le corps. Si leur fonctionnement est mauvais, l'élément significatif se formera mal dans le corps. Des substances comme le ghee (beurre clarifié) ou le gel d'aloe vera aideront à réguler ces feux digestifs élémentaux.

- ***Dhatuagnis*, les sept feux tissulaires** : chacun des sept *dhatus* (tissus) a son propre feu digestif, responsable de la formation correcte de ce tissu-là. Lorsque *agni* est trop faible, un excès de tissus de qualité inférieure se formera. Lorsqu'il est trop élevé, les tissus formés seront insuffisants (voir page 64).

des toxines dans le corps, le mental et les sens sont clairs et aiguisés et l'énergie nécessaire pour canaliser la vie dans une direction positive. S'il est déficient, il induit l'accumulation de toxines (*ama*) dans le corps, ce qui suscite affaiblissement, lourdeur, stagnation et perturbation du mental et des perceptions.

Agnis élémentaux

Le feu digestif agit sur le bol alimentaire liquéfié. Il sépare les déchets (*kitta*) de la partie pure ou nutritive des aliments (*sara*), qu'il décompose dans les cinq éléments. À leur tour, ceux-ci sont absorbés et transférés vers le foie, où les *agnis* élémentaux les convertissent dans les tissus élémentaux respectifs (*dhatus*) :

- L'élément terre digéré et transformé à partir d'aliments sert à bâtir les protéines, la masse du corps, comme les muscles.

- L'élément eau bâtit les fluides vitaux, le plasma, le sang et la graisse.

- L'élément feu forme les enzymes et l'hémoglobine.

- L'élément air bâtit les os et les nerfs.

- L'élément éther forme le mental et les sens.

Prana Vata (voir page 54) aide la digestion des aliments. *Samana Vata* (voir page 55) contrôle le mouvement péristaltique et l'absorption de la nourriture. *Apana Vata* (voir page 56) contrôle la défécation et l'expulsion des gaz.

Étapes de la digestion

Trois étapes de digestion gouvernées par les *doshas* existent :

1 La première étape est gouvernée par *kapha* et prend place dans la bouche et dans l'estomac. Impliquant la salive et les sécrétions alcalines de l'estomac, elle est responsable de l'extraction des éléments eau et terre des aliments consommés. Les personnes au *kapha* prédominant tendent à montrer un excès de ces

La consommation de trop d'aliments légers et secs aggrave vata.

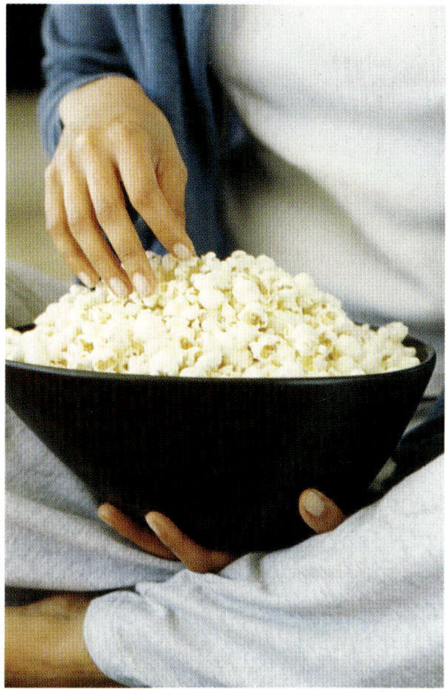

sécrétions et des symptômes genre nausée, mucus, salivation abondante et mauvais appétit, spécialement en cas de consommation élevée d'aliments sucrés et salés.

2 La seconde étape est régie par *pitta* et implique les sécrétions acides de l'estomac et de l'intestin grêle. Ici, l'élément feu est extrait des aliments. La consommation de trop d'aliments acides, salés et piquants augmente ces sécrétions et provoque brûlures d'estomac, indigestion, nausée et diarrhée.

3 La troisième étape est régie par *vata* et prend place dans le gros intestin, entraînant la réabsorption de l'eau et la formation des selles. Ici, les éléments air et éther sont extraits des aliments. La consommation de trop d'aliments légers, secs, astringents, amers ou piquants ou de trop d'aliments durs, crus, y compris des salades, accroît *vata* et fait apparaître des symptômes tels que gaz, ballonnement, douleur abdominale et constipation. Trop d'aliments crus, de salades, de noix et de graines dures et sèches risquent aussi d'aggraver *vata*.

Entretenir *agni*

Maintenir l'équilibre du feu digestif est le secret de la prévention, ainsi que du traitement de la plupart des problèmes de santé. Un feu doit être entretenu et pour qu'il ne s'éteigne pas on doit lui fournir le combustible approprié. Il peut brûler trop faiblement ou ses flammes risquent de s'emballer. L'équilibre est la clé d'une bonne digestion.

On peut comparer l'*agni* au soleil. Le matin, à l'aube, il n'est pas très chaud, car on a dormi et jeûné toute la nuit. Il faut attiser le feu, en buvant une tasse de tisane chaude de gingembre fraîchement râpé ou d'eau chaude avec quelques gouttes de jus de citron frais, suivie par un petit déjeuner léger. À midi, le soleil est le plus chaud et *agni*, à son apogée, brûle suffisamment pour un repas assez copieux. Vers le soir, à mesure que le soleil se couche, l'énergie et la digestion commencent à ralentir de nouveau et *agni* diminue. C'est le moment de prendre un autre repas léger, puis de se reposer et se détendre. Les activités du soir n'exigent pas beaucoup de combustible. Si on jette dans le feu de grosses bûches, celles-ci ne brûlent pas bien et risquent de perturber la digestion ou le sommeil. Le corps n'a pas besoin de la même énergie ou combustible que plus tôt dans la journée. De plus :

• **Ne mangez pas plus que nécessaire**. Les repas légers conviennent mieux que les repas copieux, lourds, qui risquent de surcharger le feu et de l'étouffer ! Selon l'ayurvéda, on doit manger jusqu'à ce que l'estomac est aux trois quarts plein, laissant un quart vide, afin de permettre aux sucs digestifs de se mélanger correctement à la nourriture, optimisant ainsi la digestion.

• **Savourez et appréciez votre nourriture.** La consommation d'aliments qui ne vous plaisent pas inhibe la sécrétion des enzymes digestifs. Manger avec conscience favorise une bonne digestion.

• **Mangez lentement, de manière détendue, assis.** Les enzymes digestifs circulent lorsque le système nerveux parasympathique est actif. Si de l'adrénaline est sécrétée, cela inhibe les enzymes digestifs. Il est donc important d'être détendu et de ne pas manger sur le pouce.

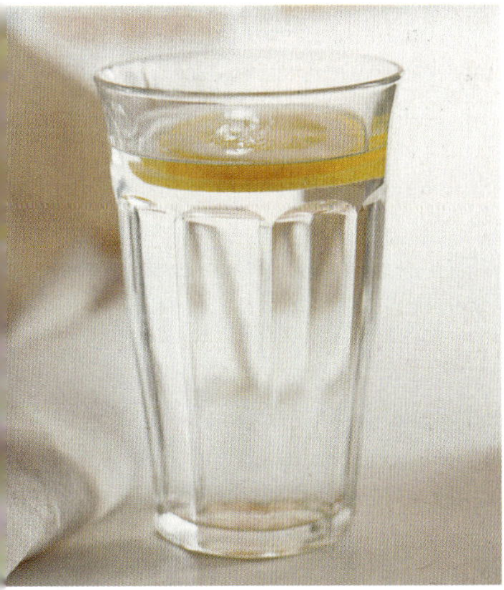

• **Mangez consciemment.** Lorsque vous mangez avec conscience et savourez votre nourriture, le corps est plus à même de sécréter les sucs digestifs appropriés à la digestion des aliments ingérés. Si vous regardez la télé (spécialement si le programme induit un stress), travaillez sur ordinateur ou abordez un sujet incendiaire, comme la religion, la politique ou le couple, cela perturbera probablement la digestion. La conversation enjouée, détendue, avec les amis ou la famille, est bien meilleure.

• **Asseyez-vous tranquillement à table, afin de laisser aller tout stress.** Dire les grâces est une bonne manière d'y parvenir.

L'eau chaude avec un peu de jus de citron frais bue le matin avant de faire quoi que ce soit d'autre attise le feu digestif.

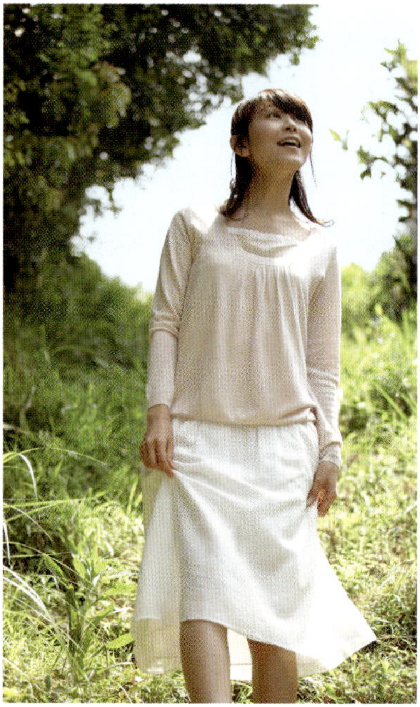

Une promenade tranquille après un repas favorise la bonne digestion.

- **Buvez un peu d'eau chaude avec du jus frais de citron,** de citron vert ou du gingembre fraîchement râpé, pour activer la digestion avant un repas.

- **Ne buvez pas trop avec les repas.**

- **Promenez-vous lentement après le repas**, afin de favoriser la digestion et de faire bien descendre les aliments ingérés.

- **Utilisez des épices assez douces pour cuisiner**, comme curcuma, gingembre, cumin, coriandre et fenouil. Vous pouvez aussi les prendre en tisane.

- **Mangez quand vous avez faim**, une fois que le repas précédent a été digéré, en laissant de préférence de quatre à six heures entre les deux. Le grignotage et les casse-croûte ne sont pas terribles pour la digestion. Si votre *agni* est toutefois élevé, vous devez manger plus souvent pour prévenir l'hypoglycémie.

- **Ne mangez pas tard le soir.** Laissez passer deux à trois heures après le dîner avant de vous mettre au lit. Il est déconseillé de dormir l'estomac plein. Vous vous sentirez bien mieux le matin si vous prenez un repas léger vers 18 ou 19 h.

- **Ne jeûnez pas, ne sautez pas les**

repas, sauf si vous suivez un programme de détoxication.

• **Mangez à la même heure tous les jours**, afin que votre *agni* puisse se préparer pour le repas.

Les quatre états de l'*agni*

Agni connaît quatre états distincts – irrégulier (*visham*), rapide (*tikshna*), faible (*manda*) et équilibré (*sama*), chacun ayant des effets différents sur le corps.

Agni irrégulier (*vishamagni*)

Le feu digestif tend à être instable chez les types *vata*, avec leur nature changeante et leur digestion nerveuse. Il est causé par une alimentation trop lourde/trop légère et des activités accroissant *vata*. À son tour, il cause des troubles de type *vata*.

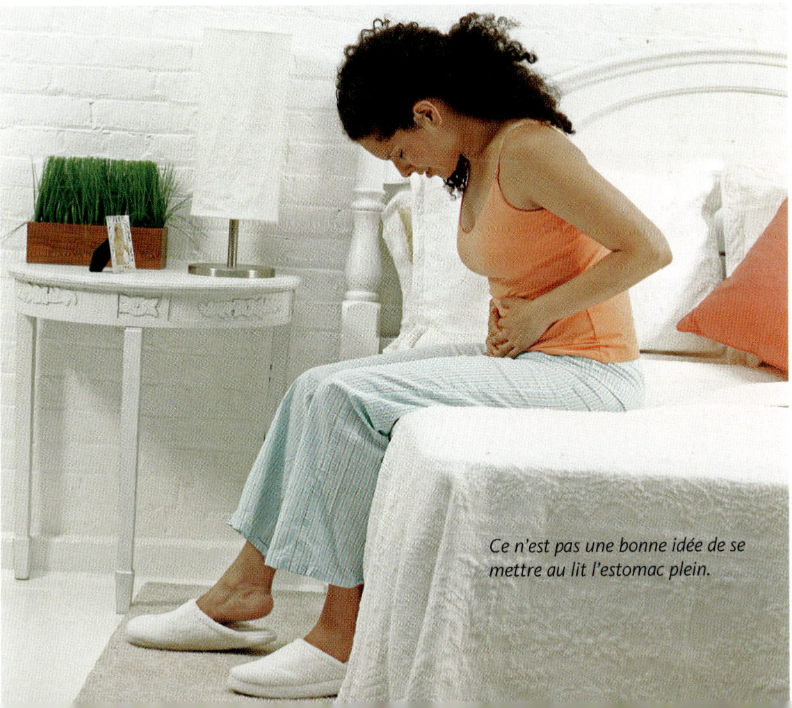

Ce n'est pas une bonne idée de se mettre au lit l'estomac plein.

Si votre *agni* est irrégulier, vous aurez en alternance très faim et pas faim du tout. Parfois, vous digérez bien, d'autres fois, vous souffrez de ballonnement, gaz, constipation, diarrhée, syndrome du côlon irritable, gêne abdominale, gargouillements gastriques, coliques. Après un temps, *vishamagni* s'affaiblit et la capacité de bien digérer diminue.

Agni rapide (*tikshnagni*)

Le feu digestif est d'habitude vif chez les types *pitta*, qui ont généralement un solide appétit et digèrent bien sans gagner trop de poids. *Agni* s'intensifie excessivement par temps chaud, suite à la consommation d'aliments chauds, épicés, et d'activités accroissant *pitta*. À son tour, il perturbe les enzymes digestifs et cause des troubles de type *pitta*. Si *agni* est trop rapide, vous avez envie de manger davantage, vous digérez vite, votre métabolisme est accéléré et vous avez tendance à l'indigestion, aux renvois, à la nausée, à l'acidité, à l'hypoglycémie (causant faiblesse, irritabilité ou maux de tête), aux maux d'estomac, à la gastrite, à l'ulcère peptique, à la fièvre ou à la diarrhée. Finalement, le feu se consumera tout seul, souvent à travers la diarrhée ou l'infection, et s'affaiblira.

Agni faible (*mandagni*)

Agni est d'habitude faible chez les types *kapha* à métabolisme lent et tendant à gagner du poids, même sans manger excessivement. *Mandagni* est causé par un régime et des activités accroissant *kapha*, dont la consommation d'aliments trop lourds, indigestes, gras et sucrés, comme le fromage (pas le beurre clarifié), d'aliments gardés longtemps ou froids, de boissons froides, la prise excessive de liquides avec les repas, un mode de vie sédentaire et trop de sommeil. Il peut aussi être le résultat de la perturbation de la digestion due aux repas irréguliers, au jeûne excessif, au stress notable, au *vata* élevé, à la faiblesse extrême et à des maladies comme la gastro-entérite et la diarrhée chronique. Le feu digestif faible aboutit à des troubles *kapha* comme congestion du mucus, tendance aux toux et rhumes fréquents, digestion

On peut maintenir un bon agni *grâce à un exercice régulier, comme le yoga et le* pranayama *(respiration profonde).*

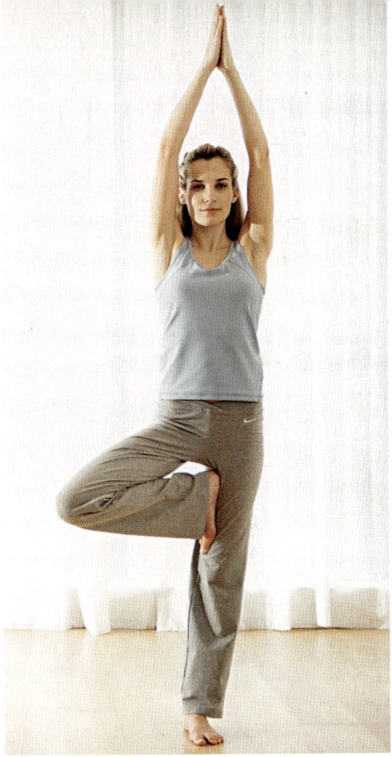

lente, intestins paresseux, sensation de lourdeur dans l'estomac et dans le corps, penchant à la toux et à l'essoufflement, léthargie, somnolence après les repas, excès de salive ou nausée. Les symptômes empirent quand *ama* (toxines) suscite douleur articulaire, mal de tête, sinusite et lassitude.

Agni équilibré (*samagni*)

Le feu digestif est équilibré quand les *doshas* et les émotions sont en harmonie. Il est signalé par un appétit régulier et modéré, et une digestion efficace favorisant la bonne santé. Ces personnes supportent la faim, les repas lourds et irréguliers ou la consommation excessive d'aliments, tout en préservant un bon feu digestif. Lorsque *agni* est normal, des épices *sattviques* douces (cardamome, curcuma, coriandre, fenouil) doivent être intégrées à l'alimentation en vue de maintenir la santé de l'appareil digestif. *Agni* peut aussi être maintenu par un exercice régulier (*pranayama*), la méditation et l'alimentation correcte. La mauvaise santé s'installe suite à un *agni* excessif, déficient ou anormal, qui finira par s'affaiblir. L'*agni* faible réduit l'immunité, car la mauvaise digestion produit *ama*, qui obstrue les canaux (*srotas*) de l'ensemble du corps.

TRAITEMENT DES PERTURBATIONS D'*AGNI*

Traitement pour *vishamagni : Vata shamana*

Associés à un régime alimentaire léger, les aliments et les remèdes gras (par exemple, beurre clarifié), légèrement épicés, acides et salés aident à équilibrer le feu digestif. Les formules utiles (voir chapitre 16) incluent : Hingwashtaka Churna, Lavanbhaskar Churna (1/8 à ¼ cuillère à café de beurre clarifié chaud avant les repas, voir page 345) et Lashunadi Vati.

Véhicule transportant les fines herbes jusqu'aux tissus (*Anupana*) : eau tiède/beurre clarifié

Traitement pour *tikshnagni : Pitta shamana*

Évitez les épices fortes. Les principes amers comme camomille, guduchi, racine de pissenlit, romarin et amalaki, aux propriétés rafraîchissantes, sont appropriés. Les aliments lourds, froids, onctueux et sucrés sont utiles. Les laxatifs comme Triphala ou Darthree peuvent être pris toutes les deux à quatre semaines. La coriandre, l'amalaki et le shatavari rafraîchissent *pitta*. Mahasudarshan Churna atténue le feu digestif sans intensifier les toxines.

Véhicule (*Anupana*) : eau froide/beurre clarifié

Traitement pour *mandagni : Kapha shamana*

Si *agni* est faible, les aliments ne seront pas digérés facilement et l'estomac sera perturbé par nombre d'aliments ou combinaisons d'aliments. Des intolérances alimentaires et des allergies peuvent se développer. On peut intensifier la digestion en utilisant des fines herbes et en consommant des aliments très digestes lors de repas modérés. Mieux vaut éviter les viandes rouges, les fromages et les aliments crus, difficiles à digérer, spécialement le soir. L'excès de produits lactés et d'aliments contenant du sucre est aussi à éviter. Les aliments chauds sont plus facilement digérés que les aliments froids, crus, durs, si bien que les soupes, les bouillons et les ragoûts sont meilleurs que les salades.

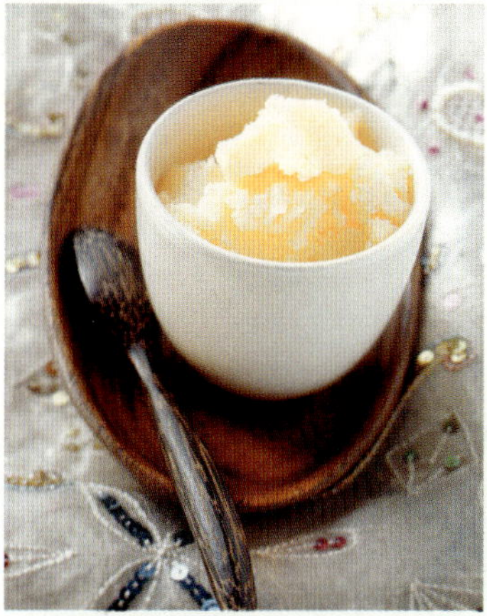

L'ayurvéda tient en grande estime le beurre clarifié (ghee). Il intensifie la digestion, aide à éliminer les toxines et accroît ojas.

Les aliments et les remèdes digestes, amers, piquants et astringents sont pris pour stimuler *agni*. Les épices sont particulièrement bonnes. Les formules et les fines herbes suivantes sont conseillées : Trikatu, cayenne, gingembre, pippali, chitrak, musta, guduchi, fruit bilva et ase fétide.

Les épices digèrent aussi *ama*, alors que les fines herbes astringentes, amères et piquantes assèchent l'excès de liquide ou de mucus, qui risque d'étouffer le feu digestif. Hingwashtaka Churna, Trikatu et gingembre sont des remèdes réduisant efficacement *ama*.

Le bol alimentaire non digéré (*ama*)

Si votre feu digestif est faible, il laisse un résidu d'aliments non digérés ou partiellement digérés qui risque de s'accumuler, de stagner et de fermenter dans les intestins, entretenant des micro-organismes pathogènes et causant dysbiose (perturbation de la flore intestinale normale). Ce résidu est appelé *ama*.

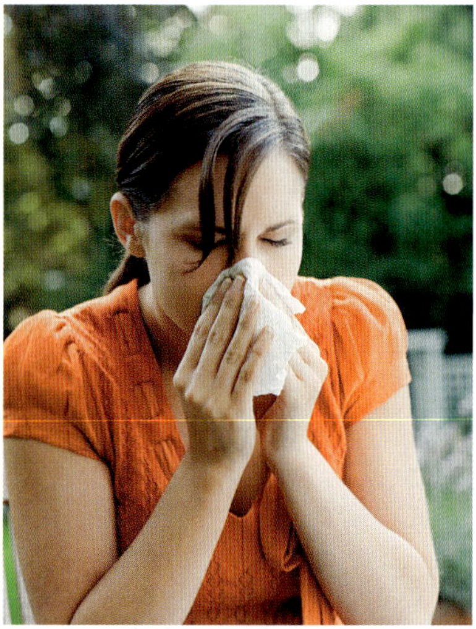

Ama *sape le système de défense du corps et affaiblit l'immunité, prédisposant au rhume.*

Une fois absorbé dans le corps, *ama* entrave le fonctionnement normal des tissus et affaiblit le système immunitaire. Sapant le système de défense du corps, il diminue la résistance à la maladie, en commençant par le rhume, et tend à affecter les zones de faiblesse. Il sous-tend les symptômes tant du corps que du mental, comme la faible énergie, l'anxiété et la dépression. *Agni* est donc la clé de la santé.

Bactéries intestinales

Les bactéries intestinales jouent un rôle très important pour la santé. Elles synthétisent les vitamines, dont la vitamine B, aident l'absorption des

SYMPTÔMES D'*AMA*

- Mauvais appétit, indigestion et troubles intestinaux
- Ballonnement, selles ou gaz malodorants, aliments non digérés dans les matières fécales
- Réactions allergiques, comme l'asthme, les éruptions urticantes, le psoriasis et l'eczéma
- Fatigue mentale et physique, somnolence ou lourdeur après les repas
- Haleine et odeur corporelle déplaisantes
- Léthargie et dépression, faible enthousiasme et motivation, absence de clarté mentale
- Fatigue matinale, même après une bonne nuit de sommeil
- Absence d'éclat des yeux et de la peau
- Problèmes cutanés
- Enduit blanc/crème de la langue, particulièrement visible le matin
- Maux et douleurs
- Maux de tête et migraine
- Infections récurrentes
- Congestion causant constipation, catarrhe et muguet vaginal
- Instabilité émotionnelle, durée réduite de l'attention et problèmes comportementaux chez les enfants
- Cholestérol élevé et athérosclérose (plaque dans les artères).

minéraux et des oligoéléments, incluant le calcium et le magnésium, décomposent les toxines diétaires, les rendant moins nuisibles, stimulent l'immunité locale (inhibant les infections telles que *salmonella*, atténuant ainsi le risque d'intoxication alimentaire) et accroissent l'immunité générale. En fait, quatre cinquièmes du système immunitaire du corps se trouvent dans la muqueuse intestinale.

La mauvaise digestion, la fermentation des aliments non digérés et le stress perturbent l'équilibre de la flore intestinale. Le déséquilibre est aggravé par la prise d'antibiotiques et de stéroïdes et conduit à la prolifération des levures et des bactéries pathogènes dans les intestins. Celles-ci engendrent des toxines, détruisent les vitamines, désactivent les enzymes digestifs et conduisent à la formation de substances chimiques susceptibles de se montrer carcinogènes. En suscitant fuites intestinales et réactions auto-immunes, ainsi que des problèmes hépatiques, elles provoquent des maladies inflammatoires, dont la colite ulcéreuse et la maladie de Crohn.

Éliminer *ama*

L'ayurvéda explique précisément comment remédier à la situation en cas de présence d'*ama*. Vous devez fortifier votre digestion et éliminer toute toxine. Votre type diétaire est déterminé par l'équilibre de vos *doshas* et l'état de votre *agni*, mais en règle générale vous pouvez :

- Manger régulièrement, sans sauter des repas.
- Consommer une alimentation légère, fraîche, saine.
- Éviter les aliments riches en *kapha*, car *ama* est lourd, collant et risque de rester bloqué, juste comme *kapha*. Évitez l'empiffrement et les aliments traités, lourds, gras, frits, les produits lactés, les noix, le pain, les pâtisseries, le sucre, la viande rouge, les œufs, les racines comestibles. Mangez beaucoup de gingembre et autres aliments échauffants et épices pour diminuer *kapha*, sauf si *pitta* est élevé.
- Boire régulièrement de la tisane de gingembre, cannelle, cumin, cardamome ou fenouil tout au long de la journée.

- Utiliser de l'huile chaude de massage (*abhyanga*) et masser les points énergétiques du corps (*marma*) pour aider à éliminer du corps blocages et *ama*.
- Faire beaucoup d'exercice, comme la marche et le yoga, pratiquer *pranayama* (exercices de respiration).
- Nettoyer la langue matin et soir avec un gratte-langue.

Intensifier *agni* est la clé de la destruction du *ama* par le feu. *Agni* est accru par des goûts piquants, acides et salés et par un peu de goût amer. Les épices sont les meilleures pour accroître *agni*, car elles ont en général les mêmes qualités, étant chaudes, sèches, légères et fragrantes. De par leurs propriétés anti-microbiennes, elles aident à éliminer *ama* et à rééquilibrer la flore intestinale. Le curcuma, la cannelle, le gingembre et le poivre long intensifient la sécrétion des enzymes digestifs et peuvent être ajoutés quotidiennement aux plats.

Les plantes amères et piquantes ont en général la capacité d'éliminer *ama* de l'appareil gastro-intestinal. Parmi les remèdes populaires intensifiant le feu digestif et éliminant *ama*, on trouve : Trikatu (gingembre, poivre long et poivre noir), Trikulu (clous de girofle, cannelle et cardamome), pippali, gingembre, Hingwashtaka Churna (ase fétide, gingembre, cumin, sel gemme, etc.). Pour des détails sur la détox, voir chapitre 11.

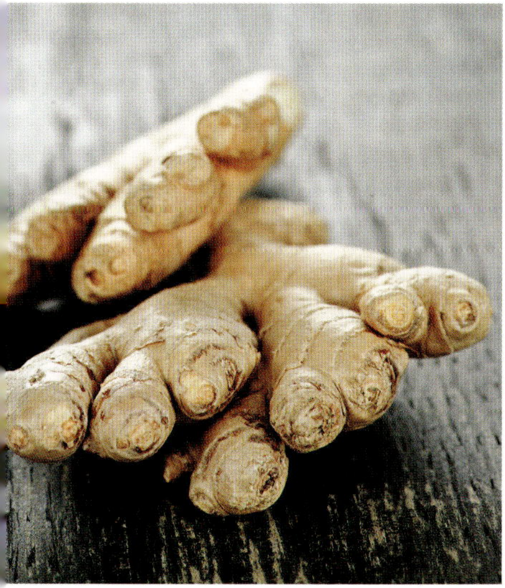

Les épices échauffantes, comme le gingembre, éliminent ama *en plus d'attiser* agni.

Chapitre 6 : **Alimentation et constitution**

Le traité ayurvédique *Sushrita Samhita* affirme : « Celui dont les *doshas* sont en équilibre, celui dont l'appétit est bon... dont le corps, le mental et les sens restent pleins de félicité, est en bonne santé. »

Les six goûts (*rasa*)

Le terme sanskrit *rasa* signifie en même temps « goût » et « émotion », ce qui suggère que l'un correspond à l'autre. Une émotion tend à engendrer son goût correspondant dans le corps, juste comme la consommation d'aliments ou de plantes au goût spécifique tend à susciter certaines émotions.

L'ayurvéda classe les aliments et les remèdes en fonction de six goûts : sucré, acide, salé, piquant, amer et astringent. En fait, chaque substance contient l'ensemble des cinq éléments, bien qu'un ou deux puissent dominer. Donc, quand on identifie un aliment comme acide, cela signifie qu'il est principalement acide, tout en refermant d'autres goûts secondaires. Certains goûts sont meilleurs pour nombre de personnes, selon leur *prakruti* (constitution) ou leur *vikruti* (déséquilibre *doshique*).

Comprendre les effets de chaque goût sur le mental et le corps et la manière dont ce goût-là se rapporte à l'équilibre des *doshas*, veut dire que les aliments et les plantes répondent spécifiquement aux besoins d'un individu, devenant ainsi des outils efficaces de prévention et de traitement du déséquilibre et de la maladie.

Le safran aux goûts piquant, amer et sucré convient aux trois doshas.

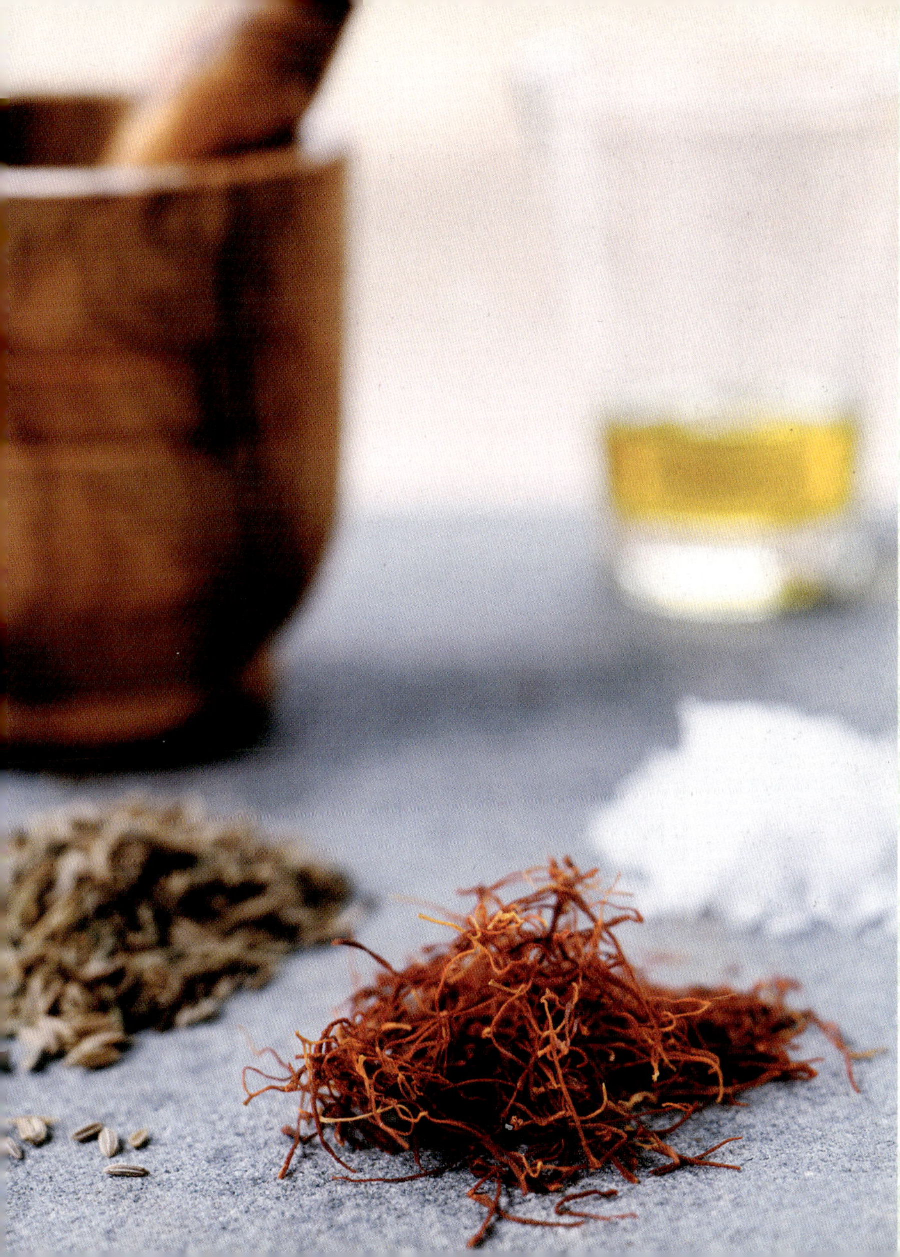

Avec des goûts sucré et piquant, la tisane de gingembre frais contribue à l'équilibre des trois doshas. Prudence cependant en cas de pitta élevé.

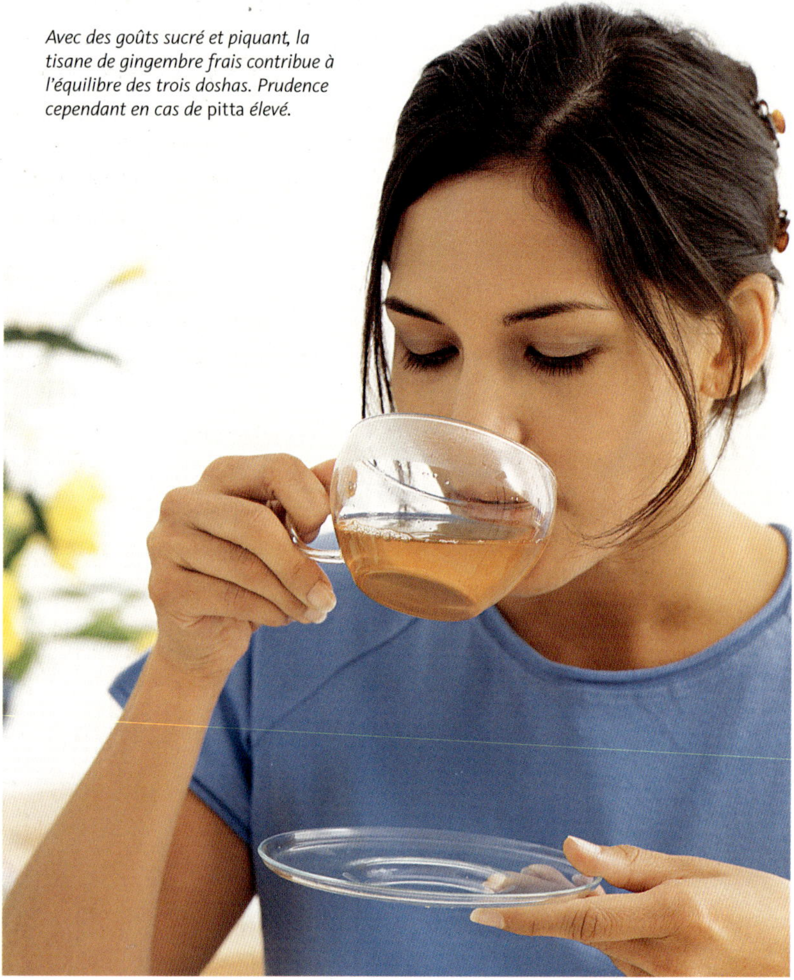

Les six goûts et les éléments

Pour l'ayurvéda, tout ce qui existe est composé des cinq éléments présents dans la nature (voir page 28) – éther, air, feu, eau et terre – chaque goût étant à son tour composé d'une combinaison de deux de ces éléments. Les cinq éléments se rapportent aussi aux trois *doshas*, si bien que le volume de chaque *dosha* produit par le corps dépend surtout des goûts consommés.

LES *DOSHAS* ET LES SIX GOÛTS

- **Goûts sucré, acide et salé** – accroissent *kapha* et diminuent *vata*
- **Goûts piquant, amer et astringent** – diminuent *kapha* et accroissent *vata*
- **Goûts sucré, amer et astringent** – diminuent *pitta*
- **Goûts piquant, acide et salé** – accroissent *pitta*

LES ÉLÉMENTS ET LES SIX GOÛTS

Éther et air / Amer (*Tikta*)

Air et feu / Piquant (*Katu*)

Feu et eau / Salé (*Lavana*)

Eau et terre / Sucré (*Madhura*)

Terre et feu / Acide (*Amla*)

Terre et air / Astringent (*Kashaya*)

Sucré

Composé principalement des éléments terre et eau, le goût sucré intensifie *kapha* et diminue *pitta* et *vata*. Comme ses qualités (*gunas*) sont rafraîchissantes, lourdes et onctueuses, il atténue *agni* (feu digestif).

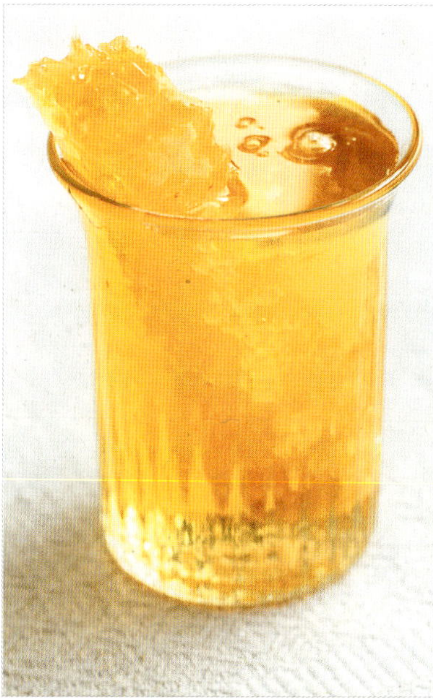

Le miel aux goûts tant sucré qu'astringent est excellent pour kapha.

La plupart des gens aiment le goût sucré, le trouvant réconfortant et substantiel. Les aliments naturellement sucrés (pas le sucre raffiné) sont nourrissants et apaisant pour le corps et le mental. Ils atténuent la faim et la soif et, après la digestion, induisent une sensation de satiété dans le corps et le mental. Ils favorisent la croissance, la force et le développement de tous les tissus, en plus d'augmenter le poids du corps et de ses fluides, de sorte qu'ils accroissent *kapha* mais sont bons pour *vata*. Les aliments au goût sucré consolident la force et la vitalité, lubrifient la peau et les cheveux, nourrissent les organes sensoriels et rendent très heureux.

L'abus d'aliments sucrés, qui sont par ailleurs froids, moites et lourds,

LES ALIMENTS AU GOÛT SUCRÉ

- **La plupart des légumes** (particulièrement les racines comestibles comme panais, betteraves, patates douces, carottes) ; potirons et courges musquées ; fruits sucrés comme figues, dattes, abricots, poires et prunes ; noix et graines ; huiles ; céréales (spécialement avoine cuite) ; viande et poisson ; œufs ; lait (sauf lait de soja) ; édulcorants (sucre, sirop d'érable et miel).

- **plantes et épices douces**, comme fenouil, noix de muscade, menthe, bala, ashwagandha, shatavari, gokshura, cardamome, vidari, basilic, cannelle.

peut conduire à la léthargie, au surpoids, à la lourdeur, au contentement de soi, aux rhumes, au catarrhe et à une tendance à la constipation. Ils diminuent le feu digestif et prédisposent à la congestion lymphatique, au diabète, à l'obésité et à la mastose sclérokystique. L'excès d'aliments sucrés accroît le contentement de soi du *kapha*, apaise la colère du *pitta* et atténue l'anxiété du *vata*.

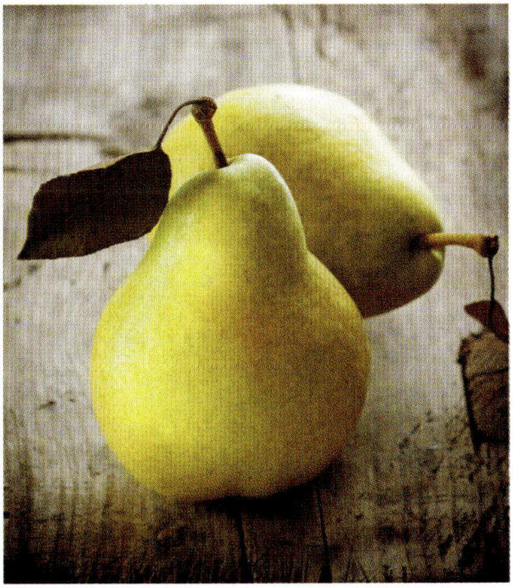

Les poires sucrées et astringentes aident à équilibrer les trois doshas.

Acide

Composé principalement de terre et de feu, le goût acide accroît *pitta* et *kapha* et diminue *vata*. Ses qualités (*gunas*) sont échauffantes, lourdes et onctueuses.

Les aliments et les plantes au goût acide ont un effet rafraîchissant, stimulant le mental, accroissant l'élimination des déchets et augmentant la sécrétion de salive et d'autres sucs digestifs. Ils augmentent l'appétit, améliorent la digestion et l'absorption et régulent le mouvement péristaltique. Ils forment tous les tissus, à l'exception du liquide reproducteur, intensifiant l'énergie et la vitalité et fortifiant le cœur. Chez les types *vata*, leur effet est ancrant.

Les aliments acides ont un effet chaud et moite. En excès, ils risquent de surchauffer l'appareil digestif et de causer indigestion, brûlures d'estomac et acidité. Ils peuvent aussi accroître la tendance aux problèmes cutanés, tels qu'acné, furoncle, urticaire, eczéma et psoriasis, aggraver l'arthrite et causer une sensibilité dentaire extrême.

Après la digestion, les aliments acides sont censés augmenter l'envie d'en avoir davantage – qu'il s'agisse d'aliments ou de désir de biens en général. Le goût acide provoque une évaluation des choses visant à déterminer leur désirabilité. La complaisance excessive quant à l'évaluation conduit à l'envie ou à la jalousie, qui se manifestent en tant que désapprobation de la chose désirée (comme dans le cas des « raisins acides »). Cela peut intensifier le désir de biens du *kapha*, si la jalousie face à la réussite d'autrui incite à tenter d'obtenir davantage pour soi-même. *Pitta* peut s'accroître si la jalousie se transforme en colère ou ressentiment. On dit que l'envie aide à diminuer *vata* en concentrant le mental et en motivant l'action cohérente.

LES ALIMENTS AU GOÛT ACIDE

- **Aliments fermentés,** comme vinaigre, vin, fromage, yaourt, sauce de soja, légumes marinés et chutneys ; épinards ; fruits acides, acides, comme agrumes, pommes acides, fraises, raisins verts, prunes, oranges, framboises, myrtilles et mûres.

- **Plantes et épices acides,** comme amalaki, haritaki, grenade.

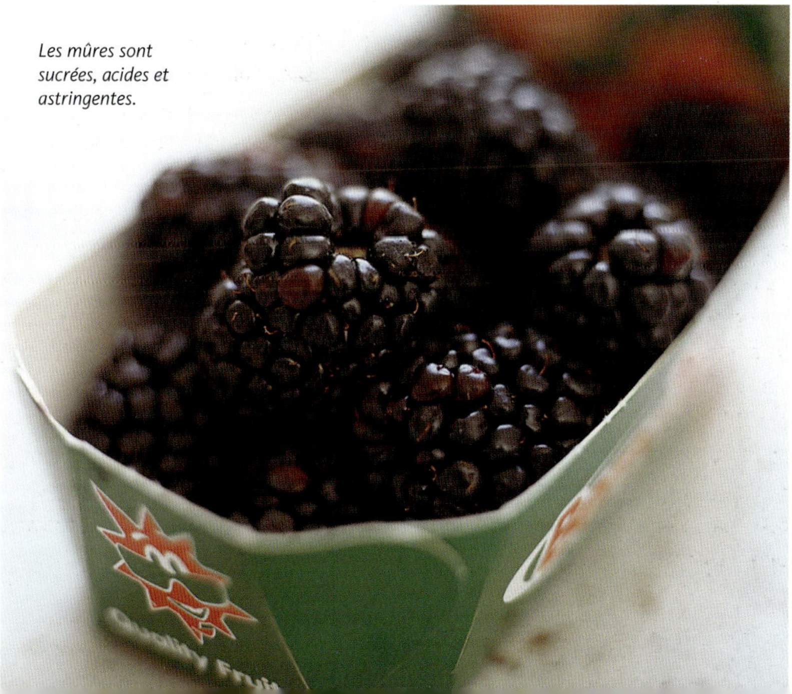

Les mûres sont sucrées, acides et astringentes.

Salé

Composés principalement d'eau et de feu, les aliments et les plantes au goût salé accroissent *kapha* et *pitta* et diminuent *vata*. Leurs qualités (*gunas*) sont lourdes, échauffantes et onctueuses.

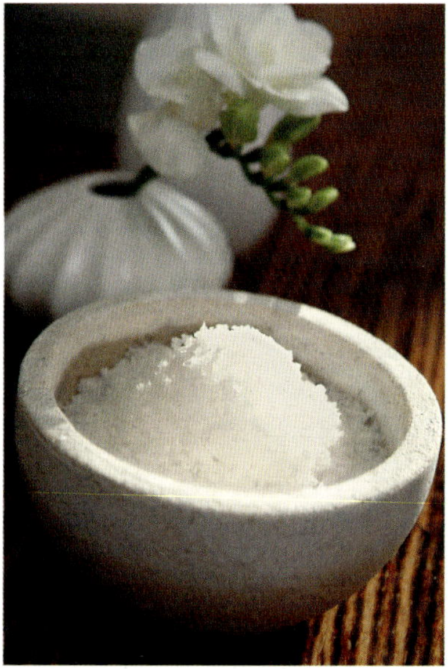

Le sel fait ressortir toutes les saveurs des aliments, mais en ajouter trop risque d'avoir l'effet contraire.

En sanskrit, le terme « salé », *sarva rasa*, signifie aussi « tous les goûts », car il intensifie l'ensemble des saveurs de la nourriture, tout en augmentant en même temps l'appétit. L'utilisation excessive du sel dans les fast-foods le confirme.

En général, on utilise du sel gemme ou du sel de mer. En petite quantité, le goût salé favorise l'appétit, la digestion et l'absorption, en grande quantité, aggrave les symptômes *pitta* tels qu'acidité, chaleur, inflammation et éruptions. Il aide l'élimination des déchets et a aussi un effet détoxifiant. Son action hygroscopique provoque la rétention de fluide dans le corps. Cet effet dilue la salive et le flegme et ramollit les matières denses congestionnant le corps.

ALIMENTS AU GOÛT SALÉ

- **Aliments salés,** comme sel, algues ; céleri ; viandes et poissons fumés ; extrait de levure ; anchois ; olives ; noix et crackers salés ; fromages ; légumes marinés dans du vinaigre ; aliments traités et fast-food.

- **Plantes et épices salées,** comme varech, graines de céleri, graines d'ajwain, graines d'aneth, graines de cumin et graines de coriandre.

L'excès de sel semble avoir un effet décongestionnant, affaiblissant les muscles et causant prématuréement vieillissement, rides et grisonnement des cheveux, en plus d'accroître la rétention d'eau et de prédisposer à l'hypertension.

Le goût salé est associé à l'amour pour la vie, qui intensifie tous les appétits. Il peut avoir un effet apaisant et ancrant, atténuant la tendance à l'anxiété, aux spasmes et aux crampes, ce qui pourrait le rendre utile pour *vata*.

En raison des propriétés lourdes, moites et échauffantes de ce goût, les personnes présentant un excès de *pitta* et de *kapha* doivent faire attention à leur consommation d'aliments salés. De petites quantités de sel ouvrent les canaux bloqués et amplifient le désir du mental de connaître l'intensité de cette expérience. L'abus est censé conduire à l'hédonisme, qui distrait le mental et l'affaiblit.

Trop de sel est censé étendre le contentement de soi et les autres attributs *kapha*. Il accroît aussi le feu de la colère du *pitta* à chaque fois que la gratification est freinée.

Piquant

Composé principalement de feu et d'air, le goût piquant accroît *pitta* et *vata* et diminue *kapha*. Ses qualités (*gunas*) sont échauffantes, légères et sèches.

Les aliments et les plantes piquants stimulent la sécrétion des sucs digestifs, améliorant l'appétit, la digestion et l'absorption. Ils favorisent le mouvement, nettoient les canaux et les obstructions, éliminent les sécrétions du corps, atténuent les sécrétions de type *kapha*, comme mucus, sperme, lait et graisse, et exercent une action irritante sur les tissus et les organes.

Les plantes et les aliments piquants aident à détruire les bactéries et les parasites. Leur effet échauffant fait larmoyer les yeux et couler le nez, en plus d'intensifier la circulation et la transpiration. Ils stimulent le mental et les sens et aident à diminuer l'obésité.

Sur un plan mental et émotionnel, le goût piquant est associé à l'extraversion, à la tendance à l'excitation et à la stimulation, et particulièrement à l'envie d'intensité, dont l'excès peut déboucher sur l'irritabilité, l'impatience et la colère, finissant par l'épuisement.

Les aliments piquants, tels que piments, café et alcool, sont souvent appréciés par les personnes au *pitta* élevé, qui doivent pourtant éviter leur effet échauffant susceptible de surchauffer le corps et le mental. Le goût piquant soulage *kapha* en intensifiant la motivation, et apaise temporairement *vata* en fortifiant l'expression personnelle. À la longue, ce goût accroît *vata* en surstimulant et en dispersant l'énergie. Il peut accroître la tendance à l'agitation, à l'anxiété et à l'insomnie chez les types *vata*, les laissant épuisés. L'excès d'aliments piquants cause diarrhée, brûlures d'estomac, peau sèche, divers problèmes cutanés, en plus d'affaiblir la fécondité.

ALIMENTS PIQUANTS

- **Aliments piquants, comme alcool, oignons et poireaux crus, radis, cresson de fontaine, roquette, moutarde, raifort, café.**

- **Plantes et épices piquantes : ail, gingembre, basilic, poivre noir, carvi, poivre de cayenne, cannelle, clous de girofle, cumin, noix de muscade, menthe poivrée, safran, guggulu, fenouil, curcuma, chitrak.**

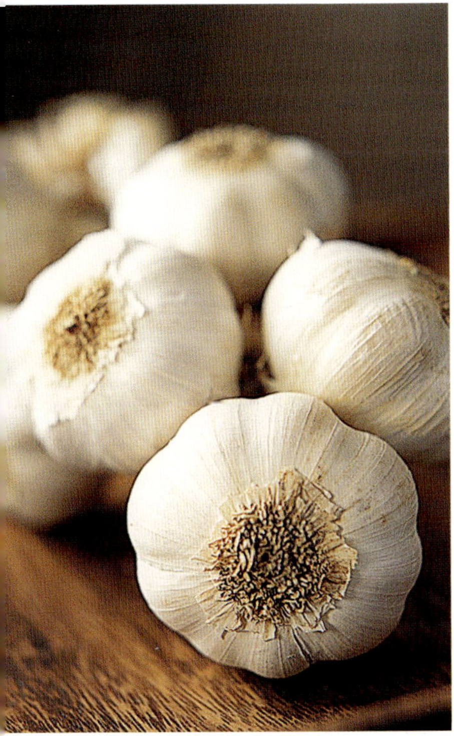

Avec son fort goût piquant, l'ail stimule la circulation, décongestionne l'appareil respiratoire, accroît l'énergie et la vitalité.

Amer

Composé principalement d'air et d'éther, le goût amer accroît *vata* et diminue *pitta* et *kapha*. Ses qualités (*gunas*) sont rafraîchissantes, légères et sèches.

L'amer est tenu pour le meilleur des six goûts. En petite quantité, les aliments et les plantes au goût amer sont censés faire revenir tous les goûts à la normale et diminuer les envies insatiables de nourriture. Ce goût augmente l'appétit, améliore la digestion et a un effet détoxifiant. Les plantes amères sont souvent utilisées pour éliminer *ama* (toxines), les parasites et les autres micro-organismes intestinaux. Le goût amer affecte aussi le foie, stimulant la circulation de la bile et soutenant le travail de détox du foie.

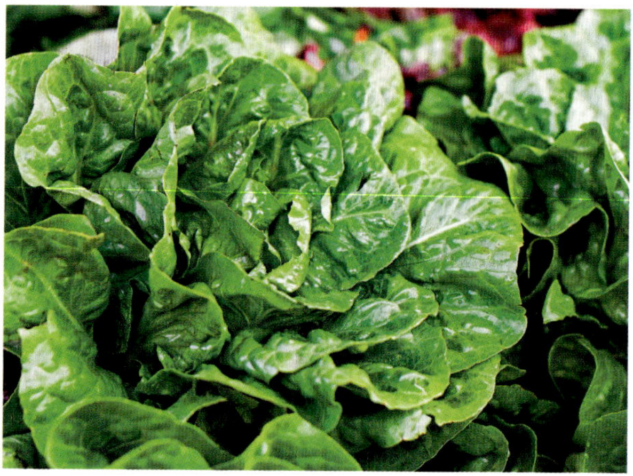

De par son goût amer, la laitue a un effet détoxifiant. Un excès peut aggraver vata.

ALIMENTS AU GOÛT AMER

- **Aliments amers, comme café, thé ; chicorée, jus d'aloe vera, tisane de camomille ; chocolat noir ; laitue, radis, feuilles de pissenlit.**
- **Plantes et épices amères, comme bardane, guduchi, bringaraj, neem, andrographis, coriandre, fenugrec, guggulu, bhumiamalaki.**

Les plantes et les aliments amers réduisent l'inflammation et servent au traitement des maladies dermiques et des fièvres. Ils diminuent la graisse, la transpiration et le mucus, aident à préserver la fermeté de la peau, font maigrir et contribuent à l'élimination de l'excès d'eau et d'autres éléments du corps. L'excès de goût amer risque toutefois d'abaisser *agni*, d'aggraver *vata* et d'avoir un effet épuisant sur le corps et le mental.

Sur le plan mental et émotionnel, le goût amer est associé à l'insatisfaction, qui favorise le désir de changement. Une déception amère dissipe l'illusion et confronte à la réalité. En stimulant le désir de changement, ce goût atténue le contentement de soi du *kapha*, mais utilisé à l'excès accroît *vata*, car l'insatisfaction et le changement permanent amplifiant le sentiment d'insécurité et d'anxiété.

Sur le plan spirituel, les plantes amères servent aux pratiques de bien des cultures visant à accroître la perception et la conscience de la réelle nature des choses.

Astringent

Composé principalement d'air et de terre, le goût astringent accroît *vata* et diminue *pitta et kapha*. Ses qualités (*gunas*) sont rafraîchissantes, légères et sèches.

Les aliments et les plantes au goût astringent diminuent la sécrétion de salive, tout comme d'autres sécrétions, contractant la bouche. Ils tonifient et resserrent toutes les parties du corps, diminuant par exemple l'excès de mucus. Leurs propriétés styptiques (astringentes) favorisent la guérison des blessures et diminuent le saignement. De par leur effet desséchant, contribuent à réduire l'excès d'eau, de sorte qu'ils sont conseillés pour *kapha*. En raison de leur effet tonifiant sur la muqueuse intestinale, ils la protègent de l'irritation, de l'inflammation et de l'infection, et soignent les problèmes *pitta* tels que gastrite, ulcération, inflammation et diarrhée. Ils aident aussi en cas de transpiration et de salivation excessives. Toutefois, l'excès d'aliments et de plantes au goût astringent inhibe l'excrétion des matières fécales, de l'urine et de la sueur, risquant de causer une accumulation de toxines dans le corps.

Sur le plan mental et émotionnel, le goût astringent a un effet purifiant et rafraîchissant, bon pour *pitta* et *kapha*. L'excès de saveur astringente est associé à l'introversion, incitant à reculer face à l'excitation et à la stimulation. La saveur astringente n'est pas bonne pour *vata*. Trop d'introversion risque d'accroître l'insécurité, l'anxiété et la peur caractérisant les types *vata*, en plus d'être associée aux troubles neuromusculaires.

Les grenades ont un goût astringent et sont riches en antioxydants.

ALIMENTS AU GOÛT ASTRINGENT

- **Aliments astringents :** vin rouge sec ; bananes pas mûres ; haricots et légumes secs ; miel ; pommes et poires ; brassicacées – chou, brocolis, choux de Bruxelles, chou-fleur ; prunelles, grenades, canneberges ; germes de luzerne, haricots verts, petits pois ; topinambours, pommes de terre ; sarrasin.

- **Plantes et épices astringentes :** haritaki, rose, musta, jasmin, ashoka, guggulu, bibhitaki.

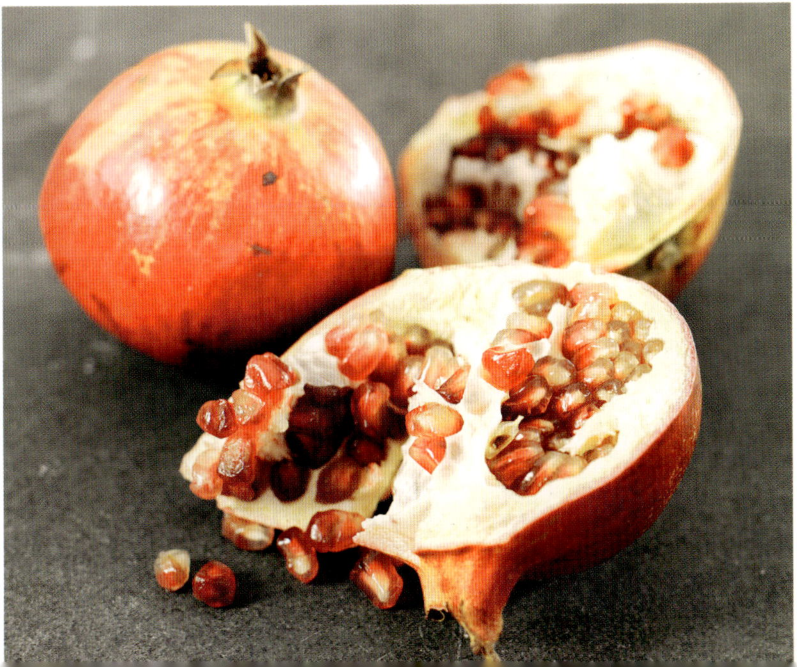

Les effets des aliments et des plantes

Lorsque la bouche savoure un goût, la sensation est transmise au cerveau, qui détermine le type de substances ayant été ingérées et d'enzymes digestifs nécessaires à une digestion optimale. Ainsi, au moment où les aliments arrivent dans les intestins, les organes digestifs sont prêts à agir. Il est donc important de savourer correctement les aliments consommés.

Pour l'ayurvéda, les aliments et les plantes ont trois effets distincts :

1 ***Rasa*** (goût) – l'effet que les aliments et les plantes ont avant la digestion, déterminé par les papilles gustatives quand la nourriture est dans la bouche.

2 ***Virya*** (énergie) – ressentie durant la digestion. Les aliments chauds accroissent la capacité digestive du corps, libérant son énergie pour d'autres tâches métaboliques. La digestion des aliments froids exige un plus d'énergie, obtenue en réduisant les activités du reste du corps

.

3 ***Vipaka*** (effet postdigestif) – les nutriments sont assimilés aux

Les plats chauds, comme la soupe, sont bien plus faciles à digérer que les aliments froids.

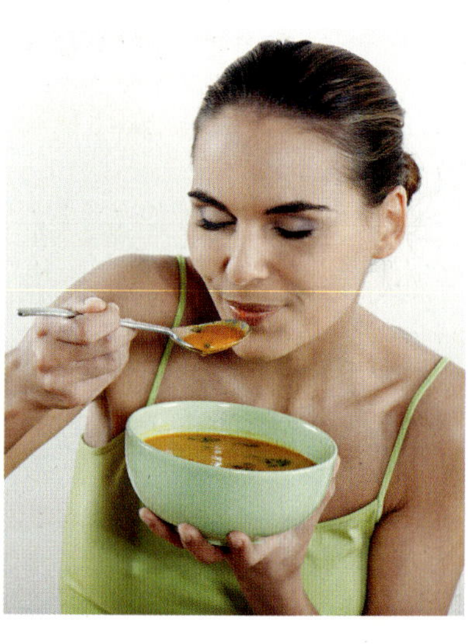

profondeurs des tissus après la digestion.

Effets équilibrants

Une substance peut avoir un goût échauffant et une énergie froide, autrement dit elle accroît initialement la digestion mais n'aggrave pas *pitta*. Elle peut avoir un goût rafraîchissant et une énergie chaude, par exemple le goût amer diminuant l'appétit mais intensifiant la digestion.

Les goûts rafraîchissants (sucré, amer et astringent) ont un effet froid et contractant sur les émotions, diminuant l'envie de manger plus. Les goûts échauffants ont un effet chaud et expansif, intensifiant le désir de manger davantage.

Le goût salé équilibre *vata*, car il est lourd, gras, échauffant et améliore la digestion ; l'acide vient ensuite, suivi par le sucré. L'amer est le meilleur goût équilibrant *pitta*, suivi par le sucré, puis l'astringent. Le piquant est le meilleur goût pour équilibrer *kapha*, suivi par l'amer et l'astringent.

Les personnes ayant une constitution *pitta* doivent boire de l'eau après les repas pour prévenir l'indigestion acide et les troubles genre maladies oculaires, maux de tête et hémorroïdes. La consommation excessive de boissons et d'aliments chauds accroît *pitta*.

La consommation excessive de boissons et d'aliments froids intensifie les maladies *kapha* et *vata*, telles qu'anorexie, coliques, hoquets, maux de tête, léthargie, troubles intestinaux.

LES TROIS EFFETS

Goût	Énergie	Effet postdigestif
Sucré	Rafraîchissant	Sucré
Acide	Chaud	Acide
Salé	Chaud	Sucré
Piquant	Chaud	Piquant
Amer	Rafraîchissant	Piquant
Astringent	Rafraîchissant	Piquant

Chapitre 7 : Prévention pour une bonne santé

Les activités quotidiennes ont un effet certain sur la santé générale. L'ayurvéda comporte des directives claires quand au mode de vie sain, abordant pratiquement tous les aspects du quotidien, formant ainsi la base de la médecine préventive.

Dinacharya, routine quotidienne, est censée maintenir les trois *doshas* dans un état d'équilibre sain, tout comme la digestion et le métabolisme (*agni*). En sanskrit, *din* signifie « jour », *acharya*, « suivre » ou « comportement ».

Si on adopte une routine quotidienne, on peut structurer sa vie de sorte à y intégrer tout ce qu'on désire, ainsi que les choses qu'il faut entreprendre pour rester heureux et en bonne santé. On peut planifier le moment apparemment le plus approprié pour le lever. Il peut être utile de dresser une liste quotidienne ou hebdomadaire de l'ensemble des choses qu'on aimerait avoir dans sa vie à un moment donné, puis s'assurer de leur faire une place dans sa routine. On peut les appeler *dinacharya*, « faites ce que vous rêvez » !

Se lever entre 6 et 7 heures du matin et se mettre au lit à 22 h est le mode de vie ayurvédique idéal.

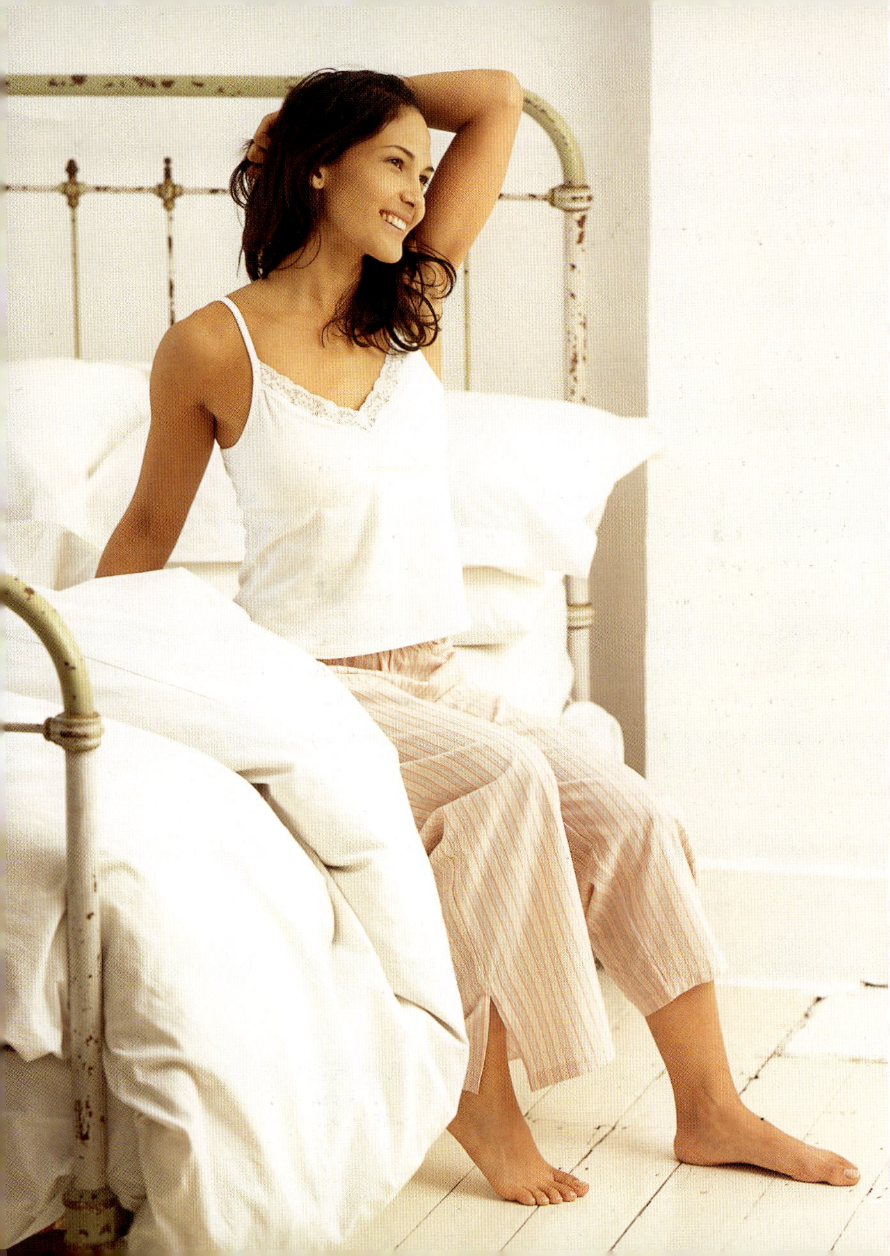

Routine ayurvédique quotidienne (*dinacharya*)

Dinacharya tient compte de la relation entre les _doshas_ et le moment de la journée. Chaque jour, l'individu fait l'expérience de six phases différentes, qui se rapportent à la prépondérance des _doshas_ à une heure donnée.

À l'aube, quand le soleil est sur le point de se lever, les aspects sec, froid et mobile du *vata* qui se sont accumulés au cours de la nuit sont prévalents. *Vata* prédomine entre 2 h et 6 h. Tôt le matin, l'énergie froide et lourde du *kapha* peut inciter à se sentir paresseux si on reste trop longtemps au lit durant cette période (6 h à 10 h). À midi, quand le soleil est à son apogée, *pitta* prédomine. En début d'après-midi, l'énergie du *vata* domine une fois de plus. Le soir, quand la lourdeur du *kapha* revient, elle induit une sensation de relaxation et favorise le repos. À minuit, quand le soleil s'éloigne le plus de la Terre, *pitta* prédomine une fois de plus.

Votre routine

La structure et la routine sont très bonnes pour les personnes à la constitution *vata* prédominante, les aidant à rester calmes et concentrées. Ainsi, les types *pitta* gèrent mieux les nombreuses choses auxquelles ils

LES _DOSHAS_ ET LEUR MOMENT DU JOUR

Vata : Dominant entre 2 h et 6 h et entre 14 h et 18 h

Pitta : Dominant entre 10 h et 14 h et entre 22 h et 2 h.

Kapha : Dominant entre 6 h et 10 h et entre 18 h et 22 h.

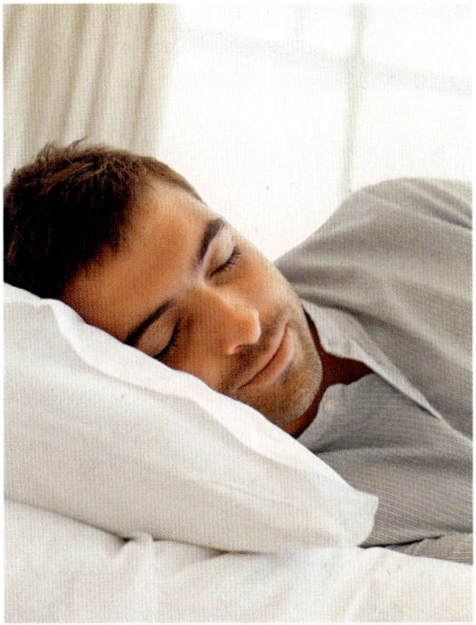

Mieux vaut se mettre au lit vers 22 h, dans la mesure du possible avant que l'énergie pitta stimule une fois de plus.

veulent faire de la place et éprouvent un sentiment de réalisation à la fin de la journée. La routine quotidienne aide les personnes principalement *kapha* à se charger en énergie et à se motiver. Généralement parlant, mieux vaut effectuer le matin tout travail impliquant la concentration mentale, dans l'après-midi, les actions physiques puis le soir, après une journée de travail et le dîner, se relaxer pour être serein avant de se mettre au lit.

Directives pour une vie saine

Voici les directives ayurvédiques pour une vie saine, qui aident à formuler le *sinarchaya* approprié pour vous et pour votre vie présente. Commencer et terminer la journée par une prière, une méditation, des exercices de respiration (*pranayama*) ou un rituel de votre choix aide à équilibrer votre vie spirituelle et matérielle.

Éveil

Pour accorder son horloge biologique à l'horloge de la nature et du soleil, il vaut mieux s'éveiller juste avant le lever du soleil ou entre 6 h et 7 h.

Besoins naturels

Les premières heures de l'aube, entre 2 h et 6 h, sont régies par *vata*, qui gouverne l'élimination ; le meilleur moment pour aller aux toilettes est

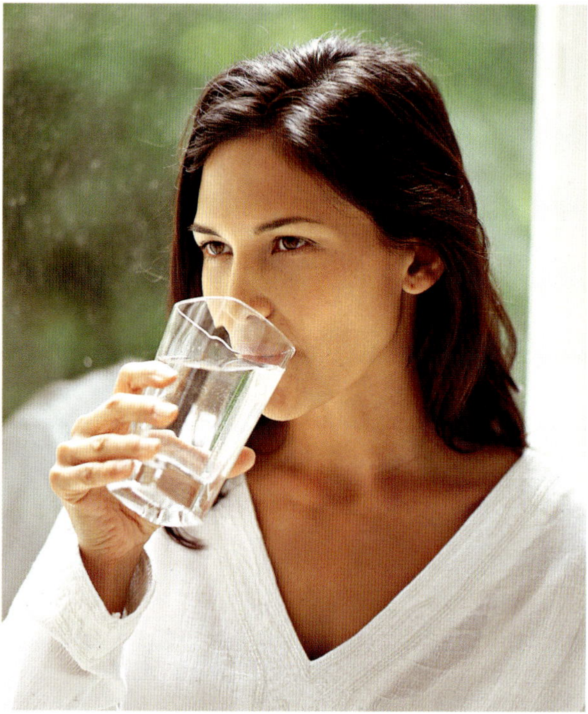

Boire un verre d'eau tiède dès le lever aide à éliminer les toxines.

celui du lever, tôt le matin, ce qui aide aussi à éliminer *kapha* accumulé durant le sommeil, vous aidant à vous sentir alerte. Lavez-vous ensuite le visage et les mains à l'eau froide, à l'eau de roses ou avec une décoction d'amalaki. Ne refoulez jamais les besoins physiques naturels, comme vider vos intestins, uriner, manger quand vous avez faim, boire quand vous avez soif, dormir quand vous êtes fatigué, éternuer, bâiller, roter, pleurer, car cela aggrave *vata* et affecte négativement les autres *doshas*.

Boire de l'eau

Un verre d'eau tiède aide à éliminer les toxines accumulées durant la nuit. Les personnes à la constitution *pitta* doivent boire de l'eau fraîche dès qu'elles se lèvent. Pour toutes les constitutions, l'eau utilisée pour un lavage nasal se servant d'un pot *neti* (petit pot en métal à bec long) est censée améliorer la vue et être bonne pour les sinus. Elle aide à prévenir la congestion et les infections respiratoires.

Dents

Selon l'ayurvéda, les dents sont un produit secondaire du tissu osseux. Les tiges de neem et de réglisse mâchées font une sorte de brosse à dents. On peut préparer du dentifrice à partir d'huile de sésame mélangée à une poudre fine de gingembre, poivre noir, poivre long, cardamome, triphala et sel gemme. La coque moulue d'amande est aussi utilisée en Inde pour préparer de la poudre dentifrice.

Les caries dentaires et le recul des gencives sont des signes d'aggravation *vata* dans le système squelettique. Ils sont souvent liés à une carence en calcium, magnésium et zinc. Pour prévenir ces problèmes, mâchez une poignée de graines de sésame noir riches en calcium tous les matins, puis brossez-vous les dents sans dentifrice, de sorte que le résidu des graines de sésame frotte contre elles, les polissant et les nettoyant.

Pour prévenir le recul des gencives, les infections et les caries dentaires, massez quotidiennement vos gencives avec de l'huile de sésame ou de la poudre de Triphala mélangée à de l'huile de sésame. L'huile de sésame nourrit les os (*asthi dhatu*). Prenez une gorgée d'huile de sésame et faites-la passer de côté à côté dans la bouche pendant deux à trois minutes, puis crachez-la. Massez-vous ensuite en douceur les gencives avec l'index. Une bonne mastication des aliments stimule les gencives et entretient leur santé. La consommation de quatre figues par jour est censée fortifier les dents et les gencives.

Yeux

L'huile anu-taila (combinaison de

plusieurs plantes différentes) dans le nez et l'huile de sésame dans les oreilles sont censées être bonnes pour les yeux ; un quart à une moitié de cuillère à café de Triphala prise régulièrement le soir avec du miel et du beurre clarifié est un bon tonique oculaire. Le lait avec du shatavari est aussi conseillé pour les yeux. Un bon sommeil est important. Regarder ou toucher des objets propices est censé convenir au mental.

Enduire la tête d'huile

S'enduire la tête d'une huile appropriée à sa constitution entretient la santé des cheveux et du cuir chevelu et prévient les maux de tête, la perte de cheveux et le grisonnement. Appliquée avant le coucher, favorise aussi le sommeil.

Oreilles

Une goutte d'huile de sésame ou de noix de coco placée tous les jours dans les oreilles est particulièrement bonne pour atténuer les symptômes *vata* tels que les troubles d'audition, les acouphènes et l'accumulation de cire.

Nez

Deux gouttes d'huile anu-taila dans chaque narine tous les matins après la douche ou le soir avant le coucher sont conseillées. Les gouttes nasales, *nasya*, atténuent très bien les troubles *vata* du mental et de la tête, en plus de

L'automassage quotidien du corps avec de l'huile de sésame a un effet rajeunissant et favorise la santé.

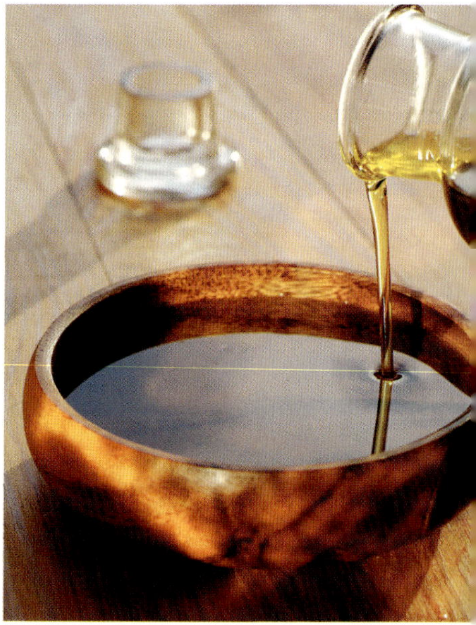

Le gargarisme avec de l'huile de sésame aide à éloigner les virus et les bactéries responsables des rhumes et des infections de la gorge.

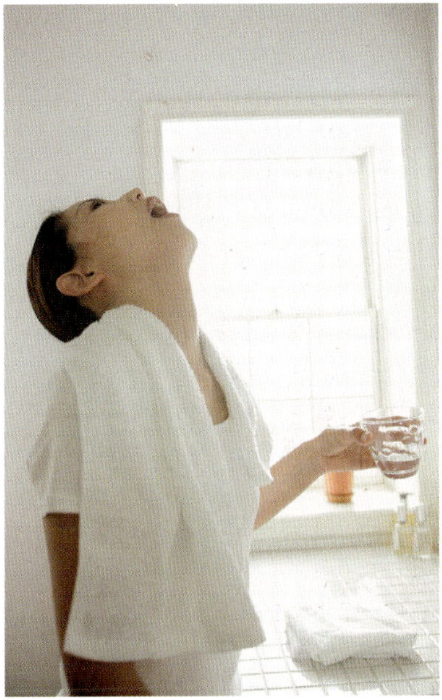

prévenir les infections respiratoires. Les personnes à la constitution *pitta* ou présentant une tendance aux saignements du nez peuvent se servir de beurre clarifié mélangé à un peu de safran. Pour un nez sec qui s'obstrue facilement, l'huile de sésame traitée au bala peut être utilisée en gouttes nasales. *Bhastrika* – l'expiration forcée alternée par les narines, bouche fermée – entretient la propreté des passages nasaux et aide à prévenir les infections respiratoires (pour des détails sur le *pranayama*, voir page 278).

Voix

Pour la voix, il est conseillé de sucer des clous de girofle. Deux gouttes d'huile anu-taila dans la gorge et un gargarisme avec de l'huile de sésame traitée aux clous de girofle ou à la rose, sont aussi recommandés. Évitez les boissons froides et la glace.

Gargarisme

Après vous avoir brossé les dents, rincez-vous la bouche, grattez-vous la langue et gargarisez-vous avec de l'eau. L'huile de sésame est surtout recommandée pour éloigner l'infection.

Massage à l'huile

L'automassage du corps avec de l'huile de sésame, 15 minutes par jour, avant de prendre un bain ou une douche améliore la peau, tonifie les muscles et les vaisseaux sanguins et a une action apaisante sur le système nerveux. Si vous n'avez pas le temps, placez une goutte d'huile de sésame dans les oreilles et massez-vous le cou, la tête, la colonne vertébrale et la plante des pieds.

Le massage à l'huile de sésame trois fois par semaine a un effet bénéfique. Particulièrement apaisant pour *vata*, il stimule la circulation, contribue à l'élimination des déchets tissulaires, améliore la vision, fortifie les cinq sens, induit un sommeil reposant et aide à retarder le vieillissement. Le massage de la plante des pieds à l'huile soulage la léthargie et la fatigue, convient pour les nerfs et les yeux. Il peut être pratique en toute saison, sauf au cœur de l'été.

Exercice

Vous devez faire régulièrement de l'exercice le matin, jusqu'à transpirer ou à haleter. Cet exercice accroît la vigueur et la résistance à la maladie en augmentant l'immunité, en purifiant les méridiens, en favorisant la circulation et l'élimination des déchets, ainsi qu'en diminuant la tendance à la dépression et à l'anxiété. L'exercice vigoureux convient mieux en hiver et au printemps. Selon leur âge, les personnes *kapha* peuvent pratiquer un exercice plus difficile ; les types *pitta* doivent effectuer des exercices modérés, et les types *vata*, de la marche en douceur ou du yoga.

Le yoga est approprié pour la colonne vertébrale, les organes de digestion, la respiration, et aide de plus à apaiser le mental. Le Salut au Soleil met en mouvement le *prana* (énergie), élimine la stagnation du corps et fortifie le feu digestif.

Évitez tout genre d'exercice si vous ne vous sentez pas bien ou immédiatement après un repas. *Pranayama* éveille, clarifie l'esprit et oxygène le corps, aidant à consolider la vigueur physique et mentale.

Bain

Après un massage à l'huile, un bain avec de l'eau tiède pour le corps et de l'eau froide pour la tête est conseillé.

Vous pouvez utiliser un gommage pour le corps, préparé à partir d'une pâte de devadaru et d'amalaki.

L'eau tiède traitée avec des feuilles de basilic sacré convient pour une constitution *vata*. Les personnes à la constitution *pitta* peuvent utiliser de l'eau fraîche avec du santal ou du manjishta. Les personnes *kapha* se sentiront mieux avec de l'eau chaude traitée avec du poivre ou du kadambari (*Anthocephalus indicus*).

Le bain purifie les sens, dissipe la fatigue et accroît *ojas* (force, principale réserve d'énergie du corps). Après le bain, est le moment parfait pour prier ou méditer.

Un bain chaud, relaxant, suivant un massage à l'huile, nourrit ojas.

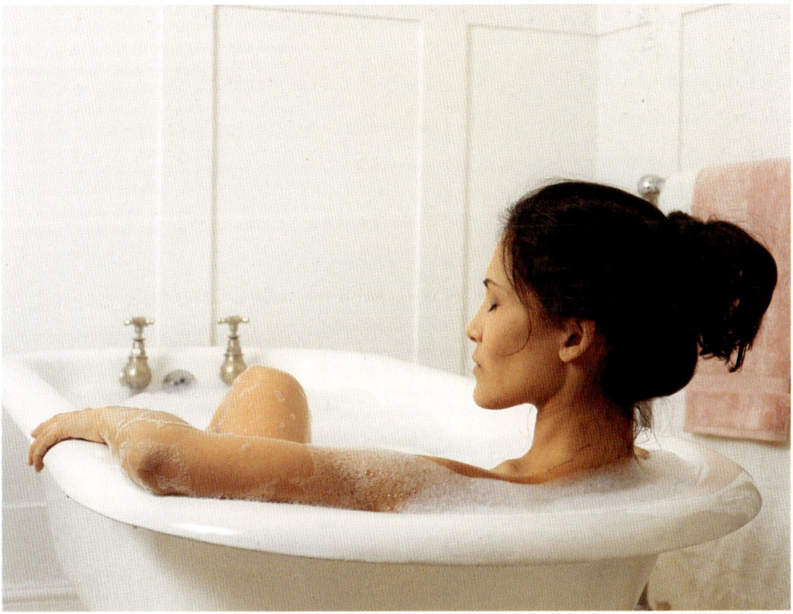

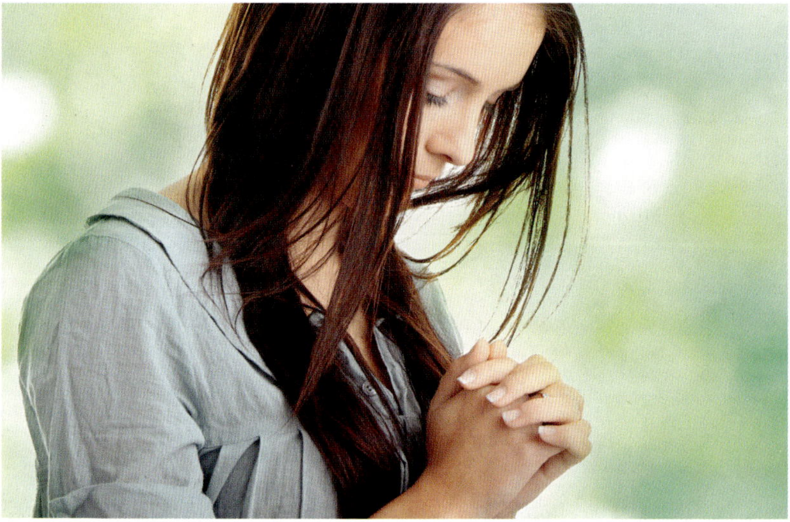

Vêtements

Dans l'idéal, les vêtements légers, en fibres naturelles comme coton, laine, lin ou soie, sont préférables, sauf s'il fait très froid. La peau a besoin de respirer et de permettre au sang de circuler librement.

Régime alimentaire

Il est conseillé de manger à la même heure, laissant passer six heures entre les repas et au moins trois heures entre le dernier repas et le coucher. En plus de modifier votre régime alimentaire selon votre constitution *doshique*, vous devez le varier en fonction de votre état de santé et la saison.

Il est important de manger lentement, de bien mâcher chaque bouchée, de sorte à bien la digérer. Mangez tranquillement, sans rien faire d'autre en même temps, comme lire ou regarder la télé. Savourez et

Le meilleur moment pour la méditation ou la prière suit le bain.

appréciez vos plats. Mieux vaut éviter les aliments lourds le soir. Après le dîner, faites une brève promenade afin de stimuler la digestion. Flânez pour rafraîchir votre mental et votre corps. Avant de vous mettre au lit, priez ou méditez de nouveau.

Méditation ou prière

Après le bain, installez-vous dans une position confortable, le dos bien droit. Apaisez votre esprit et concentrez-vous sur votre respiration ou sur un mantra, idéal pour discipliner le mental, intensifier la conscience et la clarté, atténuer le stress.

Sommeil

Un mental calme, un massage à l'huile, l'instillation de gouttes dans l'oreille, un bain, un bon dîner et un lit confortable dans une ambiance sereine assurent une bonne nuit de sommeil. Mieux vaut se coucher à la même heure tous les soirs, si possible, de préférence vers 22 h, avant d'entrer dans une nouvelle phase *pitta,* afin de profiter de huit bonnes heures de sommeil. Prendre une demi-cuillère à café d'ashwagandha dans du lait tiède avant de vous mettre au lit favorise un sommeil reposant. Le brahmi, la noix de muscade et le shankapushpi sont aussi utiles.

Rajeunissants

Les toniques végétaux renommés pour leur capacité à améliorer la qualité des tissus doivent être pris régulièrement. Parmi eux, ashwagandha, bibhitaki, pippali, shatavari, gotu kola, amalaki, haritaki, réglisse, guduchi, bala, gokshura, punarnava et la formule Chayawanprash. *Rasayanas*, les toniques rajeunissants, peuvent être physiques, mais aussi plus subtils.

Le temps passé dans la nature, l'amour, la compassion, le soin d'autrui, l'étude et l'aspiration à la connaissance de soi, la pratique de la méditation agissent également comme *rasayanas* (voir page 370).

Variations saisonnières (*parinam*)

Les trois *doshas* sont affectés par la chaleur/le froid de la saison, par ses qualités humide/sec et lourd/léger. À certains moments, les *doshas* s'accumulent, à d'autres, ils sont aggravés, à d'autres encore, atténués.

EFFETS SAISONNIERS	
Fin de l'hiver / printemps	*Pitta* accumule, *kapha* aggrave, *vata* apaise
Été	*Pitta* aggrave, vata accumule, *kapha* apaise
Automne	*Vata* aggrave, *pitta* et *kapha* apaisent
Hiver	*Kapha* accumule, *vata* et *pitta* apaisent

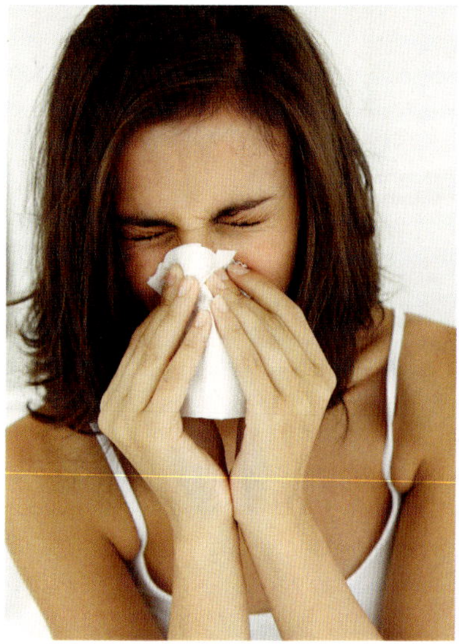

La maladie est plus susceptible de se déclarer lors du changement des saisons, lorsque vata *est aggravé.*

Les aliments consommés et les plantes prises au cours d'une saison donnée sont meilleurs s'ils sont choisis en fonction de leurs qualités. Les substances sélectionnées doivent avoir des qualités opposées à la saison. Si le temps est froid et humide, les plantes et les aliments chauds, secs et réduisant *kapha* sont appropriés. Si l'alimentation, le mode de vie et la routine ne sont pas adaptés à la saison afin d'entretenir l'équilibre des *doshas*, la santé risque de se détériorer.

Les routines saisonnières doivent correspondre aux différences constitutionnelles. Une personne en bonne santé doit adapter son alimentation et son mode de vie de sorte à équilibrer *kapha* à la fin de l'hiver et au printemps, *pitta* durant l'été et *vata* au cours de l'automne et au début de l'hiver, alors qu'une personne fortement *vata*, *pitta* ou *kapha* doit équilibrer son *dosha* prédominant durant toute l'année.

La maladie est plus susceptible de s'installer lors du changement des saisons, qui sont des époques d'aggravation du *vata*. L'ovulation et la menstruation sont des points de changement du cycle menstruel, l'aube et le crépuscule, des points de passage du jour et de la nuit, l'adolescence et la ménopause, des points de transition de la vie. La détox saisonnière contribue à protéger contre les maladies se développant à de telles époques (voir page 204).

Au passage de l'hiver au printemps, *kapha* devient prédominant. C'est le meilleur moment de l'éliminer pour toutes les constitutions. Une personne à la constitution *kapha* a besoin d'une purification plus vigoureuse qu'une personne *pitta*, qui se sentira mieux après un lavement modéré. Chez une personne *vata* il est préférable d'éliminer *kapha* peu à peu grâce à des remèdes doux et un jeûne au *kichari* (voir page 215) au lieu des remèdes forts, qui risquent d'accroître *vata*. Entre le printemps et l'été, les types *pitta* et *kapha* bénéficieront d'un lavement, qui peut ou non être approprié pour une personne *vata*, selon son état spécifique. Les personnes *vata* réagissent bien aux lavements comportant un principe actif lors du passage de l'automne à l'hiver.

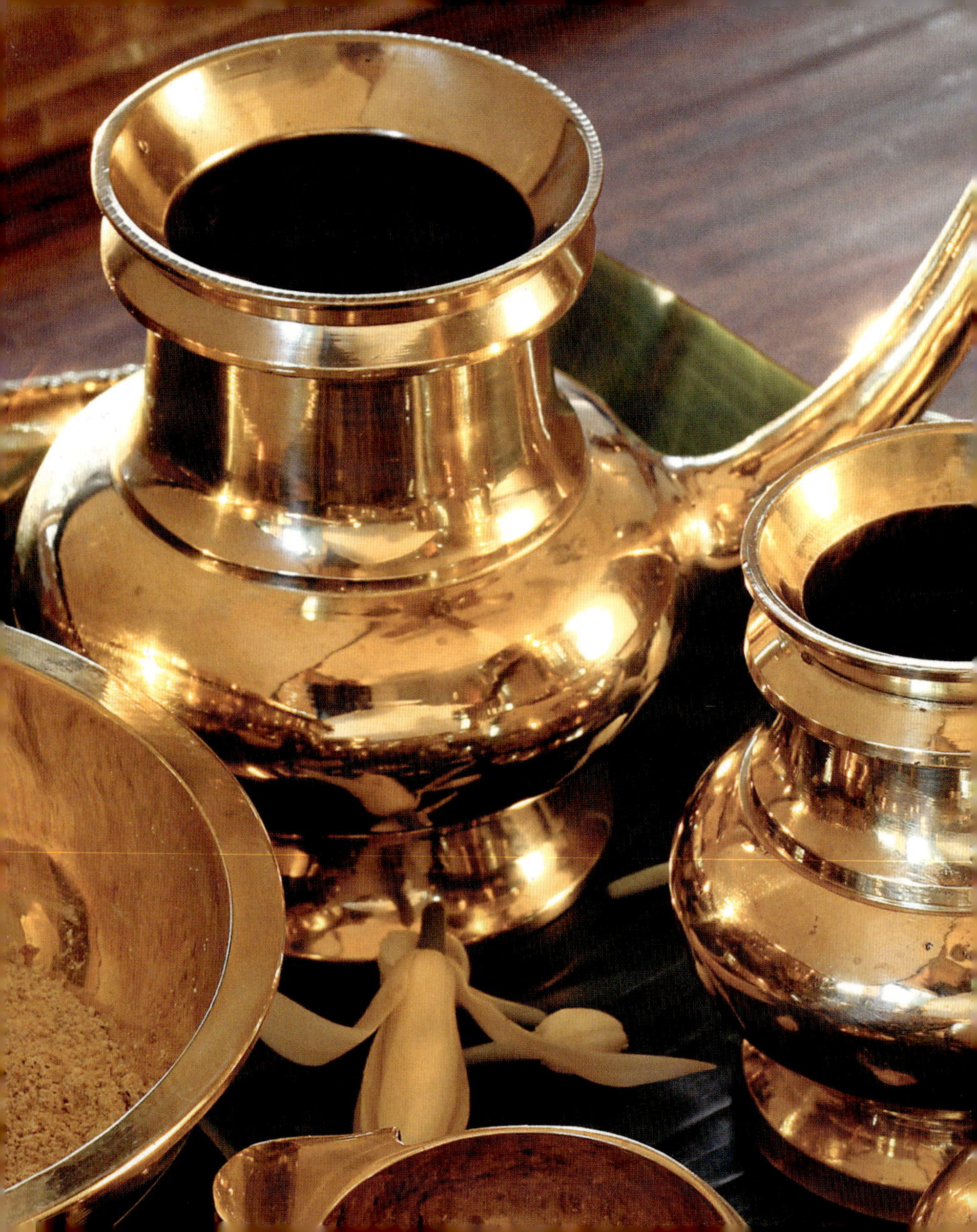

Troisième partie

DIAGNOSTIC ET TRAITEMENT AYURVÉDIQUE

L'ayurvéda met l'accent sur le besoin de se pencher sur les sources de la santé et de la maladie, plus importantes que ses symptômes. Cette partie examine les causes et les étapes de la maladie, l'art du diagnostic dans toutes ses nombreuses formes, ainsi que le traitement, y compris la détoxication, utilisable chez soi pour équilibrer les *doshas*, traiter les *dhatus* et restaurer la santé du corps et du mental.

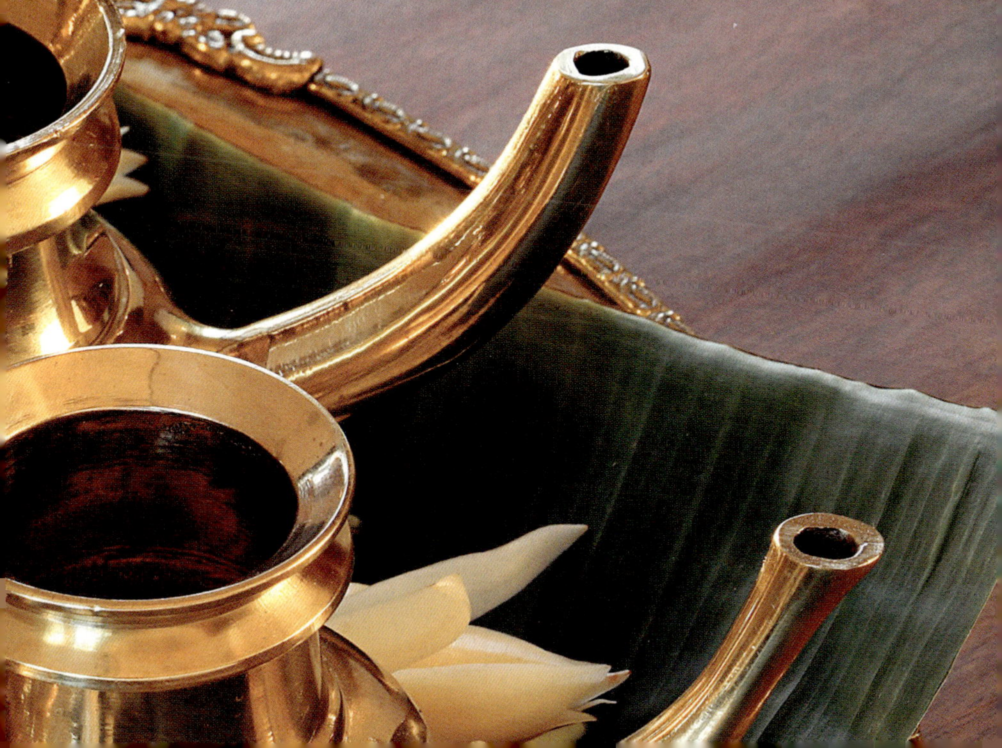

Chapitre 8 : Les causes et les étapes de la maladie (*samprapti*)

Pour l'ayurvéda, la cause de la maladie (*vyadhi*) est l'équilibre perturbé des trois *doshas*, qui déstabilise à son tour le feu digestif (*agni*) et conduit à la formation de toxines (*ama*). Celui-ci affecte la nutrition et la santé des tissus (*dhatus*). Le déséquilibre des *doshas* et leur parcours conduisant à la maladie constituent la pathogenèse (*samprapti)*.

L'idée que toutes les maladies passent par les mêmes six étapes et que lors des cinq premières elles peuvent être stoppées et soignées en procédant à des modifications appropriées de l'alimentation et du mode de vie est unique à l'ayurvéda. Les plantes peuvent aussi servir à équilibrer les *doshas* et *agni*, à éliminer *ama* et à nourrir les *dhatus*, ramenant à l'équilibre le corps et le mental.

Voici diverses plantes pouvant servir à des tisanes équilibrant la constitution.

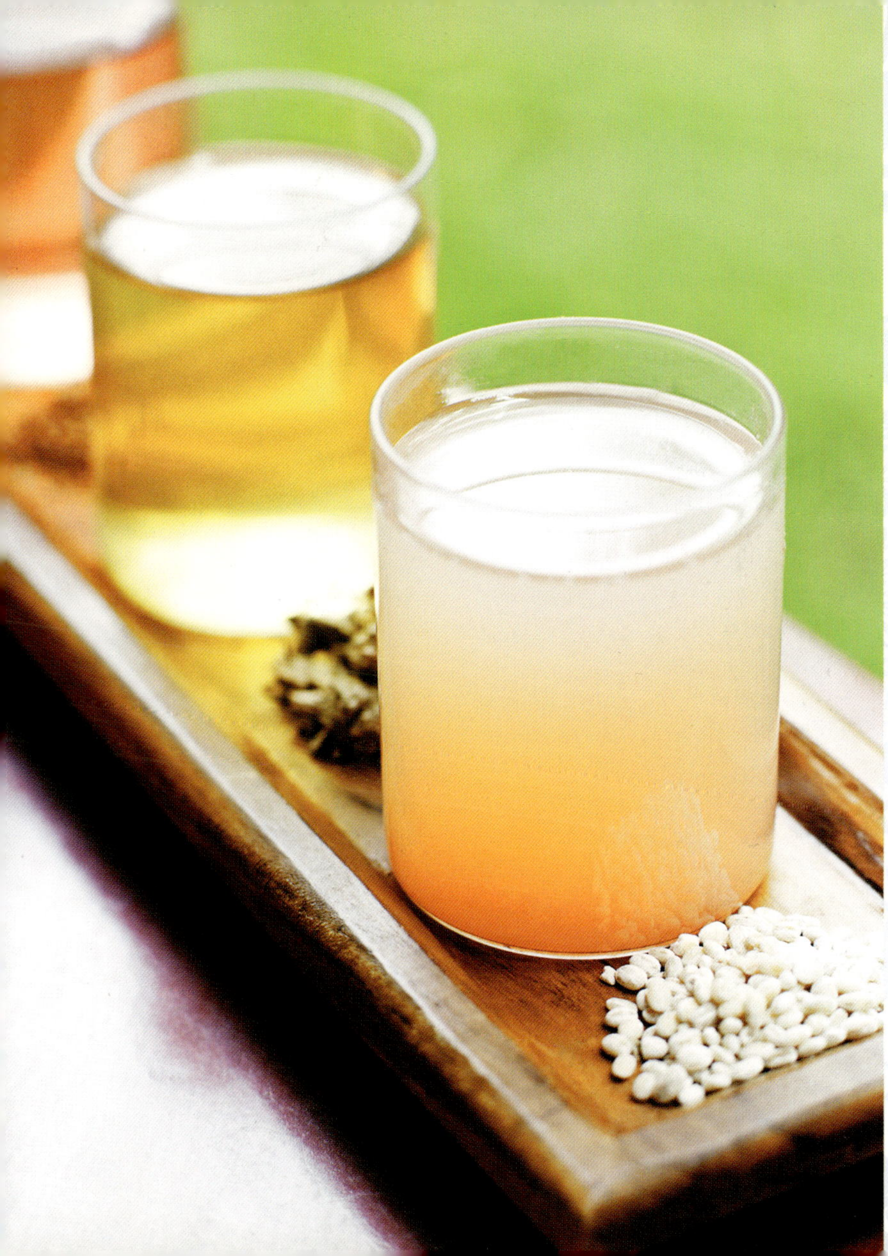

Les six étapes de la maladie

Si l'on identifie les étapes par lesquelles passe la maladie à mesure de son développement, les premiers signes de mauvaise santé peuvent être détectés avant de devenir difficiles à traiter ou de s'implanter si profondément dans le corps qu'ils sont impossibles à traiter. Cela permet de prendre des mesures préventives et curatives.

Déterminer l'étape à laquelle se trouve une maladie donne une indication claire du pronostic – la rapidité et l'efficacité avec lesquelles on se remet des symptômes ressentis.

Les trois premières étapes de la maladie sont représentées par des symptômes vagues et mal définis, souvent au-delà du seuil de la conscience. Seules les trois dernières étapes présentent des symptômes clairs, généralement associés à la maladie. Si des déséquilibres subtils sont perçus lors des trois premières étapes, on peut prendre des mesures pour remédier à la situation et prévenir le développement de la maladie.

Selon l'ayurvéda, tous les troubles des *doshas* commencent au niveau du mental, et plus spécifiquement par :

• ***Avidhya :*** Ignorance – les informations à propos de ce qui convient à sa santé sont incorrectes et la personne agit en conséquence.

• ***Asatya indrya samartha :*** Attachement détourné des sens – les jugements sont erronés, par exemple on tient la consommation excessive d'alcool pour une bonne chose, alors qu'elle est nuisible et addictive.

• ***Prajna paradha :*** « Crimes contre la sagesse » – on ne tire pas les leçons de l'expérience et on répète les mêmes erreurs, comme souffrir d'une gueule de bois après avoir bu de l'alcool ou consommer du sucre même si on risque une crise d'hyperglycémie.

De tels « crimes contre la sagesse » conduisent à six étapes :

1 Accumulation (*Chaya*)
2 Aggravation (*Prakopa*)
3 Propagation (*Prasara*)
4 Installation (*Sthansan shraya*)
5 Manifestation (*Vyakti*)
6 Stade chronique (*Bheda*)

Accumulation : La première étape implique un accroissement, une accumulation et une stagnation du *dosha* sur son principal site du corps :

- la partie inférieure de l'abdomen pour *vata*
- la partie centrale de l'abdomen, estomac, intestin grêle, foie, etc., pour *pitta*
- la partie supérieure de l'estomac et le système respiratoire pour *kapha*.

Aucun signe ou symptôme clair n'apparaît à cette étape, juste la

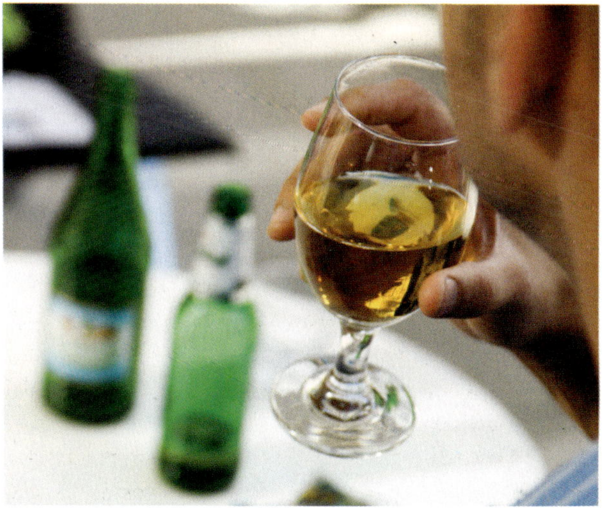

On peut faire des erreurs de jugement, comme penser qu'il est bon de boire de l'alcool.

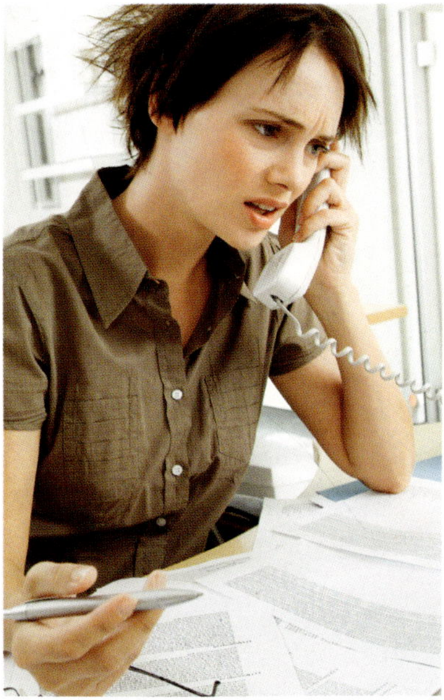

Le stress peut susciter un plus de déséquilibre du dosha *et conduire à l'aggravation et à l'excédent.*

sensation que le *dosha* est plus fort. Par exemple, le *vata* accru peut susciter ballonnement, gaz ou constipation, le *pitta* accru peut impliquer une impression de plus de chaleur et de légère acidité gastrique. Si *kapha* est élevé, il peut susciter léthargie, digestion paresseuse et catarrhe.

Aggravation : Le *dosha* est encore plus stimulé de par le mode de vie, le stress et plus spécifiquement :

- l'alimentation (*ahara*)
- l'activité (*vihara*)
- les changements saisonniers ou climatiques (*charya*) (voir page 204), conduisant à l'étape suivante de la maladie.

Propagation : À mesure que le *dosha* s'accumule, il déborde son site principal et passe dans d'autres tissus, particulièrement si ceux-ci ont une affinité pour ce *dosha*. Si *vata* s'accumule, il débordera de la partie inférieure de l'abdomen dans le mental, causant anxiété ou insomnie, ou dans les articulations, les rendant douloureuses. Si *pitta* déborde de l'estomac/intestin grêle, il se manifestera en tant qu'irritabilité et perfectionnisme ou problèmes dermiques. Si *kapha* est aggravé, *kledaka kapha* (sous-type de *kapha* gouvernant la digestion) sera affecté dans l'estomac, causant digestion paresseuse, manque d'appétit et léthargie.

Il peut y avoir un, deux ou même trois *doshas* impliqués simultanément, ce qui désorientera beaucoup de gens quand il s'agira de décider quel *dosha* traiter en premier. Si le *dosha* aggravé est *vata* mais a débordé sur des sites spécifiques *pitta* (comme la peau), le traitement doit être pareil à celui pour *pitta*. Si le *dosha* aggravé est *pitta* et a débordé sur des sites spécifiques *kapha* (et vice-versa), il doit être traité comme pour le *dosha* de ce site-là (voir sous-types des *doshas*, page 54).

Installation : Représente l'étape prodromique (premiers symptômes) de la maladie qui doit encore se manifester en tant que symptômes précis. Le *dosha* stimulé, ayant débordé et s'étant répandu dans d'autres parties du corps, devient localisé et marque le début de la maladie se rapportant à ces tissus-là. Il interagit avec leurs *dhatus* (voir page 64). Les sites choisis pour l'emplacement du *dosha* stimulé dépendent de la force ou de la faiblesse des *dhatus*, ce qui varie de personne à personne. À cette étape, il est encore possible d'inverser le processus grâce aux changements du régime alimentaire et du mode de vie et l'emploi de plantes.

Manifestation : La maladie est pleinement manifestée par les symptômes physiques, qui apparaissent là où le *dosha* s'est installé, comme dans les articulations en cas d'arthrite ou la tête en cas de migraine.

Stade chronique : À cette étape, la maladie devient subaiguë, chronique ou incurable. Les conseils quant au régime alimentaire, au mode de vie et aux plantes contribuent à atténuer et à alléger les symptômes, qui ne disparaîtront cependant jamais complètement.

Les voies de la maladie

L'ayurvéda considère trois voies de la maladie : la voie interne (*Antar marga*), la voie externe (*Bahya marga*) et la voie de milieu (*Madhyam marga*).

La voie interne est l'appareil digestif, qui va de la bouche à l'anus. C'est là que les trois *doshas* s'accumulent et sont perturbés en premier lieu. Il est le site des deux premières étapes de la maladie, accumulation (*chaya*) et aggravation (*prakopa*). En utilisant des remèdes de plantes comme Triphala pour réguler *agni* et éliminer *ama*, et en adaptant le régime alimentaire et le mode de vie afin d'équilibrer les *doshas*, leur excès peut être éliminé efficacement du site et la maladie évitée.

La voie externe implique la peau, *rasa dhatu* (plasma) et *rakta dhatu* (sang). Quand les symptômes apparaissent sur la peau, la maladie est entrée dans sa troisième étape, la propagation (*prasara*). Le massage à l'huile chaude, les bains de vapeur et la fomentation, ainsi que des remèdes de plantes comme Triphala aident à reconduire *ama* sur la voie interne, en vue de son élimination via les intestins.

La voie de milieu implique des organes vitaux, tels que le cerveau, le cœur, les poumons, le foie, les reins et les organes génitaux. Elle affecte aussi les autres *dhatus* : *mamsa* (muscles), *medas* (tissu adipeux), *asthi* (os), *majja* (tissu nerveux) et *shukra* (liquide reproducteur). Une fois que le *dosha* et *ama* perturbés affectent la voie de milieu, la maladie arrive aux quatrième et cinquième étapes, l'installation (*sthansan shraya*) et la manifestation (*vyakti*) et, si elle n'est pas traitée, progressera jusqu'à la sixième étape, le stade chronique (*bheda*). À cette dernière étape, l'auto-traitement n'est

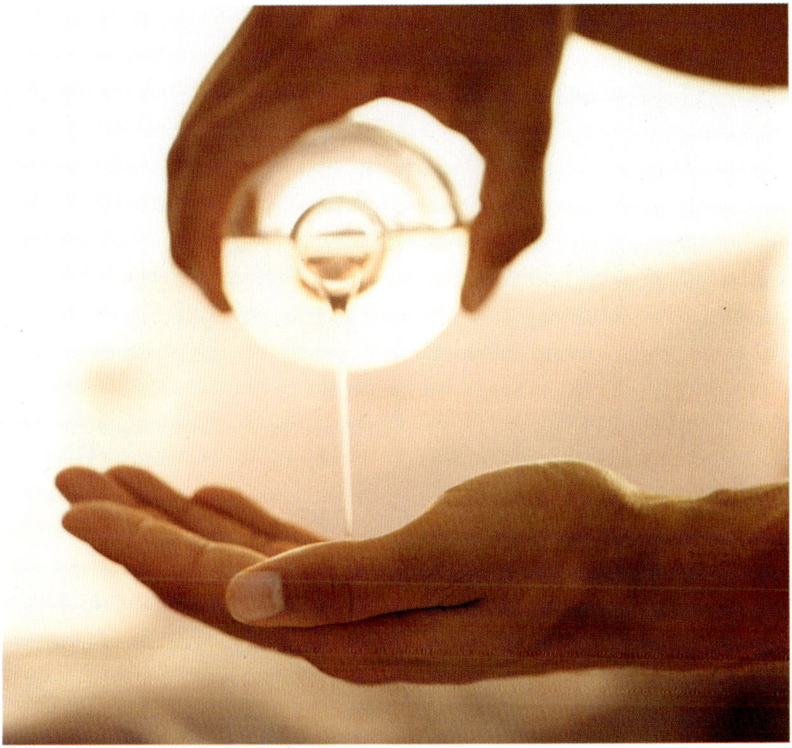

probablement pas la meilleure option. Il est préférable de consulter un praticien ayurvédique ou de se rendre dans une clinique Panchakarma.

Le massage à l'huile chaude aide à reconduire ama *sur la voie interne, afin qu'il soit éliminé.*

Chapitre 9 : Techniques de diagnostic ayurvédique

Avant d'entamer un traitement, on doit être certain de la constitution de base (*prakruti*) et du déséquilibre existant des *doshas* (*vikruti*) (voir page 96), à l'origine des symptômes ou de la maladie (*roga*) à soigner.

Mieux vaut évaluer la constitution en gardant à l'esprit l'idée de prévention, au lieu d'attendre que la personne se sente réellement mal. Un bon diagnostic est essentiel, car il permet de mettre en place des mesures préventives et curatives appropriées, rendant le traitement aussi efficace que possible.

Les textes ayurvédiques anciens, comme ceux de Charaka et Sushruta (voir page 15), donnent une foule d'informations sur les techniques de diagnostic. Les praticiens de l'ayurvéda s'en servent de concert avec les outils de diagnostic en changement constant, car la tradition ayurvédique suit les développements modernes et enrichit son savoir quant au diagnostic de la maladie. Autrement dit, les méthodes de diagnostic varient de praticien à praticien, tout en suivant en général les mêmes grandes lignes.

Le bon diagnostic est important, afin que les mesures appropriées soient mises en place en vue de corriger les déséquilibres individuels.

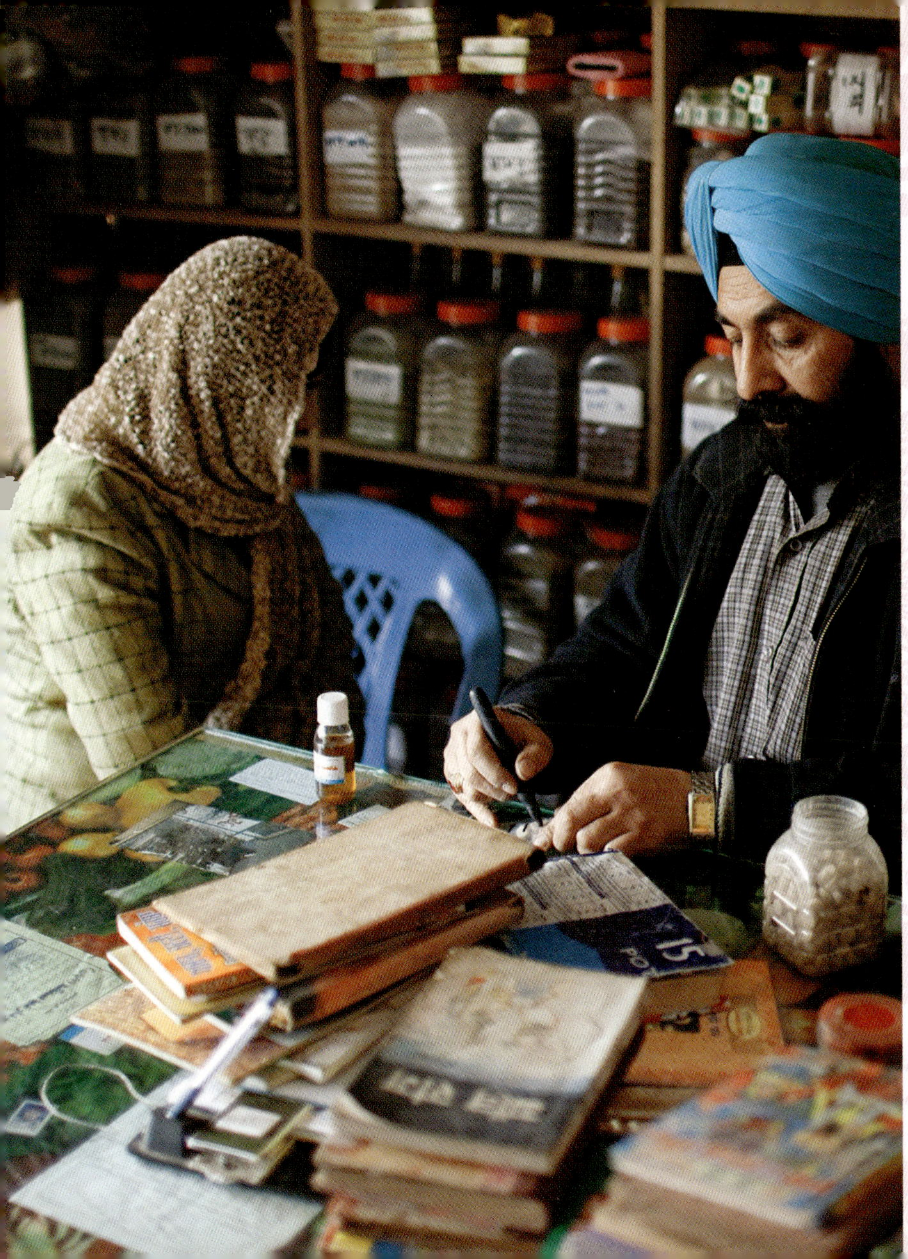

L'art du diagnostic

En se renseignant sur l'histoire d'un cas, le praticien ayurvédique posera beaucoup de questions, en plus d'utiliser l'observation, le toucher, les thérapies et le conseil (prescription d'une forme de traitement faisant appel au régime alimentaire et aux plantes pour équilibrer l'un des *doshas* afin de découvrir ce qui ne va pas). Si les symptômes s'atténuent, le praticien recommandera d'autres traitements selon les mêmes principes ; dans le cas contraire, il modifiera ses suggestions.

En posant des questions, le praticien s'assurera de l'état de la digestion, du régime alimentaire, du mode de vie, des habitudes, de la force ou de la résistance générale du patient. Cela lui donnera une idée du temps qu'il faudra au patient pour se remettre complètement. L'examen physique inclut souvent l'inspection de l'urine, des selles, de la langue, des bruits corporels, des yeux, de la peau et de l'aspect général du patient.

Traditionnellement, l'art du diagnostic ayurvédique est divisé en deux parties : *Rogi-pariksa* (l'examen de la personne), et *Roga-pariksa* (examen de la maladie). Le traité *Madhava Nidana* décrit cinq aspects distincts du diagnostic, nécessaires pour évaluer les symptômes, la nature de la maladie (*roga*), ainsi que ses principales causes, afin que traitement soit plus efficace.

1 Causes du *roga* (*nidana* ou *hetu*)

La cause de la maladie (*vyadi*) est évaluée en termes de nature du déséquilibre des trois *doshas*, perturbant le feu digestif (*agni*) et conduisant à la formation de toxines (*ama*), qui affectent à leur tour la nutrition et la santé des *dhatus* (tissus).

Il est vital de déterminer pourquoi la personne ne se sent pas bien, afin de pouvoir s'attaquer aux causes sous-jacentes en faisant appel aux conseils appropriés quant à l'alimentation, aux plantes et au mode de vie, et d'éviter de traiter uniquement les symptômes. Si les causes ne sont pas comprises, le traitement ne sera assurément pas efficace ou les symptômes réapparaîtront probablement.

2 Signes préliminaires (*purva-rupa*)

L'ayurvéda divise la progression du déséquilibre aboutissant à la maladie en six étapes (voir page 162). Les trois premières étapes sont les étapes préliminaires impliquant des symptômes vagues et mal définis présents souvent au-delà du seuil de la conscience. Si des déséquilibres

Une consultation ayurvédique inclut la prise d'une histoire complète du cas, utilisant des questions et l'observation rapprochée.

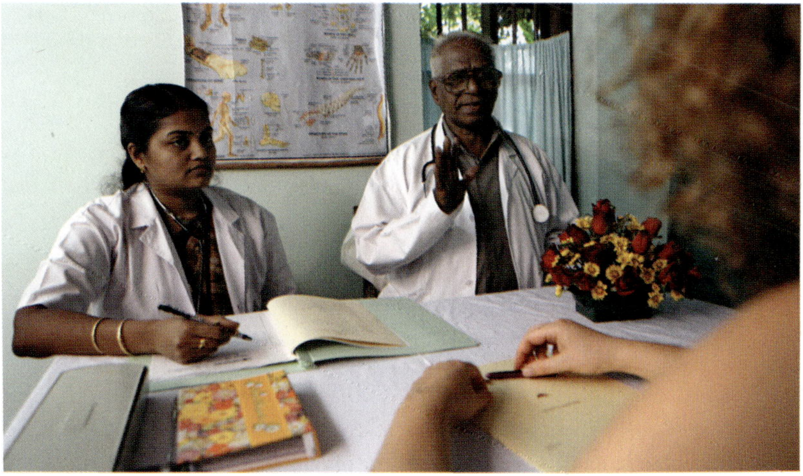

subtils donnant l'alerte sont perçus lors des trois premières étapes, on peut prendre des mesures pour remédier à la situation et prévenir la maladie généralisée.

3 Signes et symptômes présents du *roga* (*rupa*)

Représentant les trois dernières étapes de la maladie, ce sont des symptômes clairs, généralement associés à la maladie.

4 Pathogenèse ou évolution de la maladie (*samprapti*)

L'analyse du déséquilibre des *doshas* et l'évolution qu'ils ont suivie pour susciter la maladie sont appelées *samprapti* ou pathogenèse (voir page 160).

5 Recherche de traitement (*upasaya*)

La thérapie exploratrice est employée sous la forme des changements du régime alimentaire, des plantes et du mode de vie lorsque le diagnostic est peu précis, afin de voir s'ils aident ou aggravent la situation. Par exemple, l'insomnie réagissant à la prise d'ashwagandha dans du lait chaud avant de se mettre au lit ou les articulations douloureuses soulagées par un massage à l'huile chaude indiquent clairement qu'il s'agit d'un déséquilibre *vata* (air-humeur).

Outils de diagnostic

Selon le grand traité classique *Charaka*, trois choses sont essentielles pour le diagnostic :

• **Observation directe** (*pratyaksha*) utilisant les cinq sens du praticien – ouïe, toucher, vue, odorat et goût. Les praticiens modernes préfèrent plutôt le questionnement ! Ils se servent de stéthoscopes, d'auriculoscopes et d'instruments grossissants comme les otoscopes.

• **Autorité du texte** (*shabdha* ou *aptopadesh*), qui est double. D'abord, il y a le corpus de connaissances consignées dans la littérature ayurvédique et les enseignements de médecins ayurvédiques célèbres. Ensuite, il y a les informations de

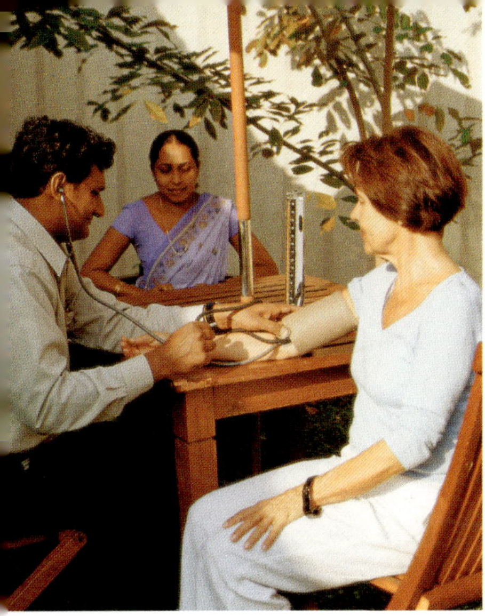

Le diagnostic ayurvédique englobe un mélange de pratiques anciennes et nouvelles, tant traditionnelles que modernes.

l'histoire du cas notées par le praticien, incluant l'histoire médicale et familiale.

• **Déduction** (*anumana*) : Raisonnement reposant sur la déduction, une analyse de toutes les informations connues de par l'expérience et le savoir précédents du praticien, ainsi que par le questionnement du patient, incluant le diagnostic du pouls. Le résultat final est le diagnostic, le pronostic et un plan de traitement.

L'examen octuple

L'observation directe consiste en un « examen octuple », comme suit :

1 Pouls (*nadi pariksha*) : Méthode pratique très développée visant à accroître la perception de la physiologie et de la pathologie du corps et du mental. Il faut des années de pratique pour bien s'en servir. Elle inclut la détermination du rythme, de la profondeur, de la force, de la position et de la qualité du pouls radial sur chaque poignet, en vue d'identifier le *prakruti* et *vikruti* du patient, l'état des sept *dhatus*, la force et la résistance de la personne,

2 Langue (*jibha pariksha*) : La forme, la couleur, l'enduit et les caractéristiques spécifiques, dont marques de dents, fissures, papilles enflées, gonflements, disent beaucoup sur la digestion, les *doshas*, la qualité du sang (*rakta dhatu*) et la présence d'*ama* (toxines).

3 Urine (*mutra pariksha*) : La couleur, l'odeur, le volume, la fréquence et la consistance donnent beaucoup de précisions quant aux *doshas*. Une méthode unique d'analyse, où quelques gouttes d'huile sont ajoutées à l'urine placée dans un bol, est utilisée pour évaluer l'état des *doshas*. L'activité de l'huile montre l'équilibre *doshique*.

4 Matières fécales (*mala pariksha*) : La régularité, l'odeur, la couleur, la forme, la consistance et la flottabilité des selles donnent des informations quant à la digestion et aux *doshas*.

5 Symétrie du corps (*akruti pariksha*) : Évaluation des proportions physiques du corps, de l'aspect saillant des os et des veines, du volume des tissus adipeux permettant de connaître l'équilibre des *doshas*.

6 Yeux (*druck pariksha*) : La couleur, la forme, l'éclat et la clarté des yeux donnent des précisions surtout sur la qualité du tissu nerveux (*majja dhatu*). Les signes *vata* incluent sécheresse et possibles tics nerveux ; *pitta* (feu-humeur) est signalé par la rougeur et l'irritation ; *kapha* (eau-humeur) est signalé par les grands yeux larmoyants.

7 Bruits corporels (*shabdha pariksha*) : La résonance, la hauteur et le volume de la voix, ainsi que les autres bruits corporels, comme celui de la respiration, des mouvements intestinaux et des articulations, donnent des indications complémentaires sur l'équilibre des *doshas*.

8 Peau (*sparsha pariksha*) : Sa température, sa texture, sa sécheresse, sa moiteur, sa fermeté et son aspect donnent des précisions sur la qualité du plasma (*rasa dhatu*).

Pour un diagnostic véritablement complet, le praticien fera aussi appel aux Dix évaluations (*dashavidhya pariksha*).

LES DIX ÉVALUATIONS

1 Évaluation de la constitution (*prakruti*) : analyse de la constitution de base, *vata*, *pitta* ou *kapha*, et de ses combinaisons.

2 États de déséquilibre (*vikruti*) : état des déséquilibres présents des *doshas*.

3 Qualité des tissus (*sara*) : états déficients, excessifs et perturbés des sept *dhatus*.

4 Qualité du corps (*sharira sanhana*) : type de carrure, force, statut nutritionnel, mouvement et fonctionnement général.

5 Type corporel (*sharira pranama*) : grand, petit, corpulent, mince, bien proportionné, symétrique.

6 Mode de vie (*satmya*) : routines quotidiennes et saisonnières, régime alimentaire, climat, comportement, préférences ou aversions.

7 Constitution psychologique (*manas prakruti*) : état du mental et des émotions, dont la capacité d'analyse intellectuelle (*dee*), de mémorisation (*druthi*) et de rappel (*smriti*). Inclut une évaluation des *gunas* (qualités) : *sattva* (clarté et harmonie), *rajas* (énergie et action) et *tamas* (délabrement et inertie)

8 Feu digestif (*sama agni*) : erratique, fort, faible/lent ou équilibré

9 Niveaux d'énergie (*viyayam shakti*) : capacité à faire de l'exercice, force et endurance

10 Âge (*vyas*) : jeune, âge mûr ou vieillesse, pouvant servir à la comparaison du niveau actuel de santé.

Diagnostic du pouls (*nadi pariksha*)

Le pouls incarne la circulation rythmique du sang, pompé par le cœur dans le système vasculaire du corps. Ses battements et son rythme décrivent la santé du cœur et révèlent beaucoup quant à l'état mental du patient, car le cœur n'est pas une simple pompe, mais représente le siège de la conscience.

Il y a de nombreuses méthodes de prise du pouls. Celui-ci varie notablement selon le moment du jour – le point de vue traditionnel avance que le diagnostic du pouls est une méthode « déductive » (*anumana*) permettant d'obtenir des informations, qui doit être considérée de concert avec les autres méthodes de diagnostic. Comme l'affirme l'*Ayurveda Saukhyam*, « L'examen du pouls doit être effectué avec grand soin. La compétence n'est atteinte que par une pratique constante ».

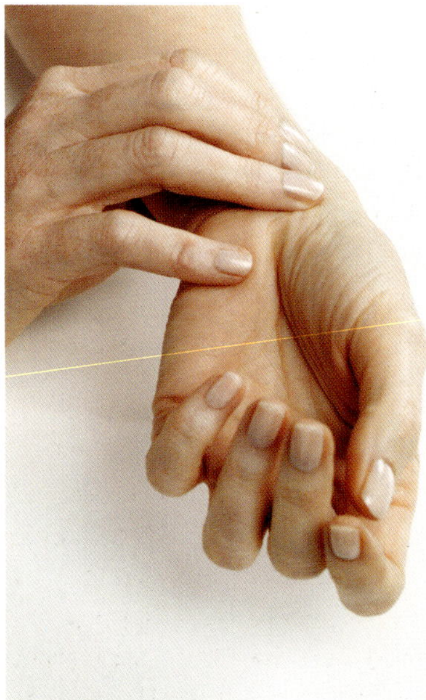

Placez le bout de l'index, du médius et de l'annulaire sur le pouls.

Moment de la mesure

Le moment idéal pour prendre le pouls est le matin, après avoir vidé ses intestins. Il est déconseillé de prendre le pouls immédiatement après l'exercice, le repas, la consommation d'une boisson chaude, une douche, un bain chaud ou quand on se sent stressé, car dans ces cas il est difficile de se reposer uniquement sur ce diagnostic.

Position

Pour prendre le pouls, placez délicatement le bout de l'index, du médius et de l'annulaire sur l'artère radiale au niveau du poignet, et appliquez simultanément une pression égale de ces trois doigts. Placez l'index en position distale (la plus éloignée du cœur) juste au-dessus de l'os du poignet, laissant de petits espaces entre les doigts.

On peut prendre le pouls sur un poignet à la fois ou, dans l'idéal (en prenant le pouls d'une autre personne), sur les deux poignets en même temps. Chez la femme, le pouls sur le côté gauche indique la constitution. Chez l'homme, le pouls sur le côté droit indique la constitution.

Allure (*gati*)

L'allure du pouls a traditionnellement été comparée à celle de divers animaux :

• **Un pouls *vata*** est censé être pareil au mouvement d'un serpent : mince, faible, filiforme, remuant, s'estompant sous la pression, ce qui le rend difficile à détecter. Il peut être rapide et/ou irrégulier ; la peau du patient peut être froide et sèche au toucher.

• **Un pouls *pitta*** est censé sautiller comme une grenouille ou un corbeau. Il est perçu sous le médius, fort, bondissant, régulier et puissant, avec un volume plénier. On a l'impression qu'il bondit avec force vers les doigts. La peau est chaude au toucher et l'artère est généralement souple.

• **Un pouls *kapha*** glisse comme un cygne sur l'eau ou comme un éléphant se promenant dans la jungle. Il est profond, lent, doux, régulier et glissant, parfois difficile à percevoir, car il est profond et assez faible, sans parler du tissu adipeux recouvrant l'artère. La peau semble froide, épaisse et douce au toucher, l'artère, douce et épaisse.

Fréquence (*vega*)

• ***Vata*: Rapide.** Pour le *vata* équilibré, le rythme est de 80 pulsations par minute. Quand il est aggravé, signe de peur ou d'anxiété, il est de 80 à 90. Épuisé, le pouls peut être aussi bas que 60, car le *prana* (force vitale) est faible.

Le pouls révèle beaucoup sur le patient, pas seulement sur le plan physique, mais aussi sur les plans mental et émotionnel.

• ***Pitta*: Moyen.** Équilibré, le rythme est de 75 à 85 pulsations par minute. Aggravé, signalant la fièvre ou l'inflammation, dépasse 85.

• ***Kapha*: Lent.** Équilibré, le rythme est de 60 à 70. Aggravé, signalant la léthargie, un métabolisme lent et la congestion, il descend à moins de 60.

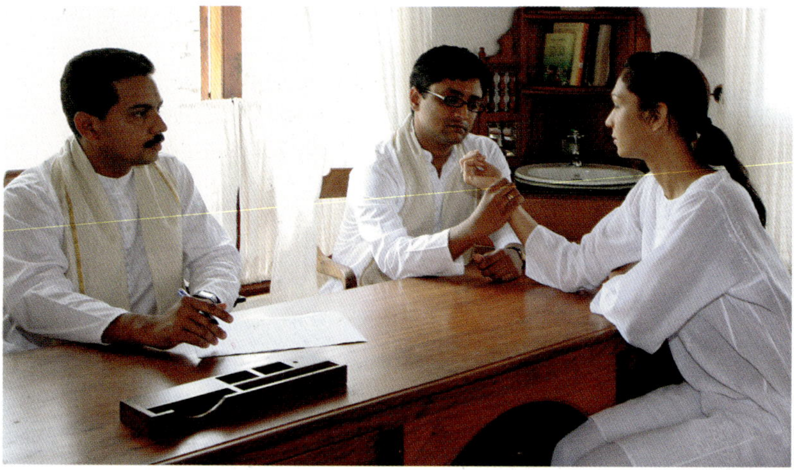

Certaines personnes en parfaite forme physique montrent un rythme cardiaque lent. En termes ayurvédiques, ce fait est dû à l'affaiblissement de leur *rasa dhatu* (plasma), qui affaiblit à son tour le cœur, se manifestant sous la forme d'un pouls lent.

Rythme (*tala*)

Le rythme du pouls doit être en permanence régulier et enchaîné.

- **Régulier** : *vata* est équilibré.

- **Irrégulier** : *vata* est aggravé.

- **Constamment irrégulier** : *vata* et *kapha* sont déséquilibrés, car des pulsations sont constamment perdues, par exemple une sur cinq. *Kapha* confère une certaine stabilité à la nature *vata* irrégulières. Autrement dit, un excès de *kapha* bloque le mouvement du *vata*.

- **Irrégulier par intermittence** : *vata* et *pitta* sont déséquilibrés. Autrement dit, *vata* et *pitta* composent la qualité mobile et mouvante l'un de l'autre ou obstruent la circulation du *vata*. C'est le cas pour la fibrillation auriculaire.

Niveau

Le pouls décrit la qualité et le volume du *prana*. Lorsque le patient est en bonne santé, sa force doit être égale à tous les niveaux. Le pouls « profond » dénote la qualité et le volume d'*ojas* (force) et reflète la nutrition plus profonde des tissus. Le pouls « moyen » se rapporte à la nutrition centrale dans les organes. Le pouls « superficiel » se rapporte à la vitalité des tissus et reflète l'état de l'*agni*.

- Si le pouls est faible au niveau superficiel mais fort au niveau profond, *agni* est faible soit de par l'excès de *vata*, soit de par la stagnation du *kapha* et la montée insuffisante du *prana* à la surface du pouls.

- Si le pouls est superficiellement fort et rapide, il signale un *pitta* et un *agni* élevés dans *rasa dhatu*, avec des signes de fièvre ou d'infection.

• Quand le pouls est superficiellement faible, on est en présence d'une déficience de *vata* et de *pitta*, et d'un épuisement de l'*agni*, de l'*ojas* et du *prana*.

• Lorsque le pouls est faible dans les trois positions, *agni*, *ojas* et *prana* sont faibles, alors que *vata*, *pitta* et *kapha* sont épuisés ou bloqués.

Déterminer *prakruti* et *vikruti*

Prakruti est perçu à un niveau profond, *vikruti*, a un niveau superficiel. Si les pouls sont identiques tant au niveau profond qu'en surface, la personne est en bonne santé, *vikruti* était le même que *prakruti*. S'il y a une différence entre les pouls profond et superficiel, les *doshas* sont déséquilibrés. On évalue le niveau profond en appuyant fermement sur le pouls jusqu'à ne plus le percevoir. Lorsqu'on retire lentement les doigts, le pouls revenant peu à peu révèle *prakruti*. En continuant à retirer les doigts, le pouls perçu juste avant de s'estomper entièrement est le pouls superficiel.

Force (*bala*)

Bala est la « force » du pouls perçu sous les doigts à différents niveaux. Le pouls a trois forces de base : fort, modéré et faible.

• Un pouls fort reflète tout excès ou perturbation de l'*agni* et signale un *pitta* élevé.

• Un pouls modéré indique un *agni* et un *ojas* équilibrés et est généralement présent pour un *kapha* équilibré.

• Un pouls faible reflète un *agni* et un *ojas* épuisés et signale un *vata* élevé.

Volume (*akruti*)

Le volume sanguin du pouls est perçu en tant qu'onde montant sous les doigts, pression systolique du sang poussé par les battements du cœur dans les artères. Il décrit la qualité de *prana vata* et *ranjaka pitta*.

• Faible volume : *vata*
• Volume moyen : *pitta*
• Volume élevé : *kapha*

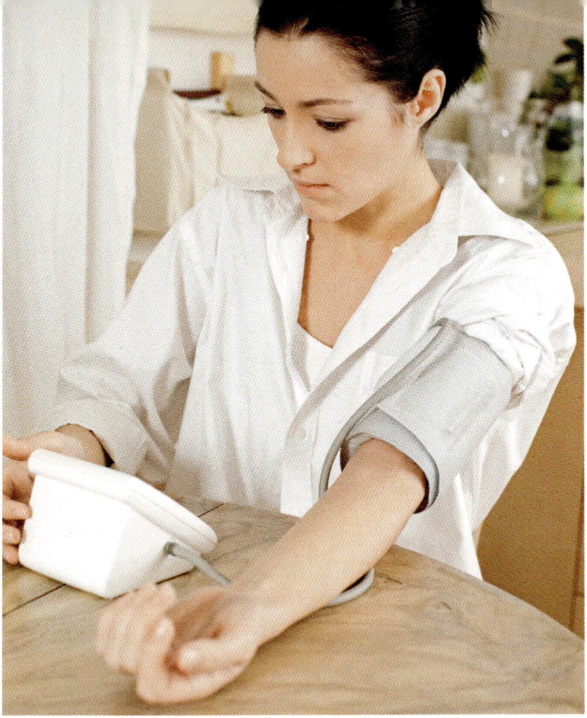

Le volume sanguin du pouls se rapporte à la pression systolique du sang.

Toxines (*ama*)

Généralement parlant, la présence d'*ama* est signalée par un pouls paresseux et fuyant, qui peut de plus être dur, lourd et tendu. Autrement dit, il semble dur au toucher, mais si on exerce davantage de pression échappe aux doigts. Il sera lent, profond et paresseux dans le cas de *sama kapha* ; rapide, bondissant, puissant et tendu dans le cas de *sama pitta* ; très rapide ou très lent, accompagné de tension et de faiblesse dans le cas de *sama vata* – qui sont respectivement les états *kapha*, *pitta* et *vata* de l'*ama*.

Diagnostic de la langue (*jibha pariksha*)

Mettez-vous devant un miroir bien éclairé, ouvrez la bouche et tirez la langue – pas au maximum, juste au point où cela reste confortable. Une langue normale a une taille moyenne (par rapport à la taille globale du corps) et une couleur rosée fraîche. Elle est recouverte d'un enduit mince, moite, exempt de toute marque.

Forme

• ***Vata*** **:** Une langue *vata* reflète les qualités sèche, rugueuse, mobile, légère et déficiente du *vata*. Elle peut être petite, mince, sèche, fissurée, déviée et frémissante. Elle sera probablement pâle, en raison d'un *agni* faible, présentera des indentations ou des bords érodés, secs, signalant la mauvaise absorption des nutriments. Sa couleur bleuâtre est due à la stagnation de la circulation du *vyana vayu* (voir page 56) en raison du froid. Des décolorations sombres ou noires peuvent être visibles. Une dépression sur l'arrière de la langue signale un *ojas* faible, les fissures sur le devant indiquent la sécheresse pulmonaire. Les personnes au *vata* prédominant s'inquiètent souvent de tirer la langue et ont du mal à le faire entièrement. Une langue extrêmement courte est un signe d'*ojas* faible.

• ***Pitta*** **:** Une langue *pitta* reflète les propriétés pénétrantes, liquides, chaudes, du *pitta*. Elle est typiquement longue, étroite, pointue. On peut la tirer à fond. En raison de la chaleur du corps, elle sera probablement rouge ou présentera des taches rouges, des papilles gustatives rougies et saillantes, des bords enflés et rouges ou un bout rouge. La rougeur de la langue signale un *pitta* élevé dans le *rasa dhatu* ou le *rakta dhatu* (voir page 66). Si elle semble orangée, c'est un signe de *pitta* élevé dans le *rakta dhatu*, si elle est rouge pourpre, le *pitta* élevé condense *rasa dhatu* et *rakta dhatu*, aboutissant à une circulation entravée et paresseuse.

• ***Kapha* :** Une langue *kapha* reflète les qualités onctueuse, fluide, douce, visqueuse, lisse et froide de *kapha*. Elle tend à être large, grosse, enflée, épaisse, douce, moite ou recouverte de salive. Le feu digestif faible est signalé par une langue pâle et moite, aux bords érodés. Le bout enflé signale la congestion cardiaque. Une enflure au centre signale la congestion pulmonaire. La langue peut aussi être pâle en raison d'une mauvaise circulation ou bleu pâle en raison

Une langue en bonne santé a une couleur rose fraîche et un mince enduit moite.

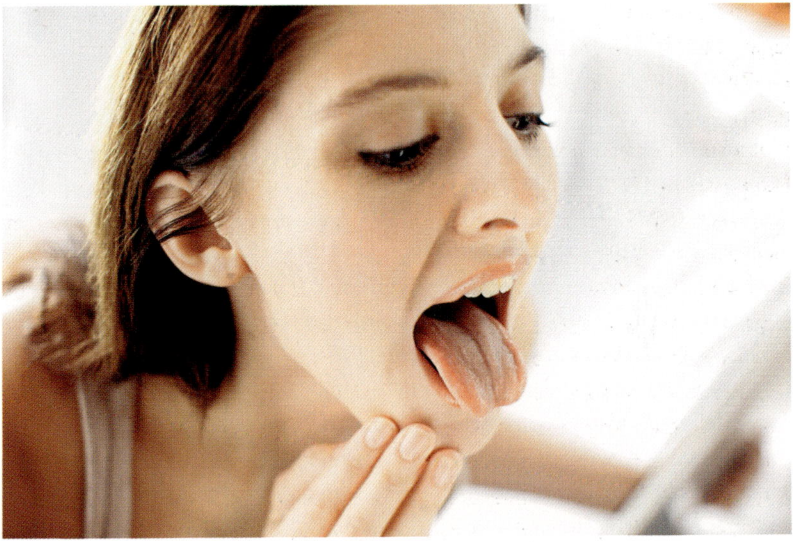

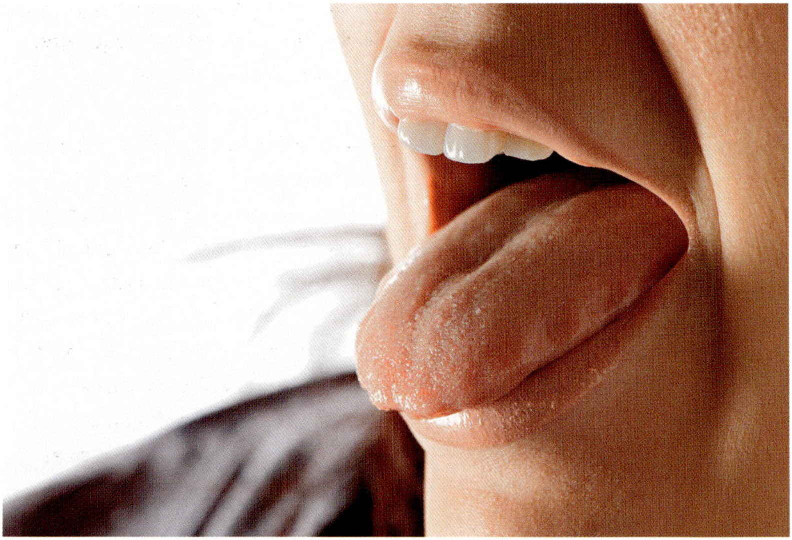

Les marques de dents autour des bords de cette langue signalent une mauvaise absorption des nutriments.

d'une insuffisance cardiaque congestive causée par un *avalambaka kapha* aggravé (voir page 62). La langue *kapha* peut être si grande et si enflée qu'elle a l'air d'avoir du mal à entrer dans la bouche !

Certaines substances comme le café, le tabac, les boissons aromatisées et les sucreries colorées peuvent provoquer une décoloration de l'enduit de la langue. La consommation de boissons chaudes et de repas épicés peut rendre la langue plus rouge. Les antibiotiques épaississent l'enduit de la langue ou lui confèrent un aspect luisant.

Enduit

L'enduit de la langue peut présenter diverses couleurs, épaisseurs et textures, chacune véhiculant un message différent quant à l'état interne du corps. Il peut être blanc, jaune, même noir, selon le type et l'emplacement de l'*ama* dans le corps. Les changements de l'enduit de la langue permettent facilement de savoir si le traitement suivi a un effet bénéfique et si les toxines sont éliminées.

• ***Vata :*** Un enduit sec, mince et blanc, généralement dans la zone *vata* de l'arrière de la langue, qui représente le côlon.

• ***Pitta :*** Jaune. S'il est aussi graisseux, il signale un mélange de *pitta* et d'*ama* élevés. Si l'enduit est jaune et sec, il signale un mélange de *pitta* et de *vata*. Une langue rouge, luisante, sans aucun enduit, est due à la chaleur intense qui « brûle » celui-ci, signe d'un excès de *pitta*, indiquant un état faible et déficient causé par la métabolisation ultra-rapide des nutriments. L'enduit sera davantage présent au milieu de la langue, et sera associé à l'estomac et à l'intestin grêle. Les bords de la langue se rapportent au foie. La plupart des déséquilibres *pitta* sont aussi visibles ici.

• ***Kapha :*** Enduit blanc, épais, moite. S'il est épais, blanc et graisseux, il indique un mélange de *kapha* et d'*ama*. S'il est jaune pâle, il signale un mélange de *kapha* et de *pitta*. L'enduit est probablement le plus clair de part et d'autre de la ligne de milieu de la langue, dans la zone associée aux poumons, à la poitrine et au cœur. En présence de beaucoup de *kapha* et d'*ama*, un enduit épais et graisseux recouvrira toute la langue.

Sillon central

Un sillon au centre de la langue reflète la circulation du *prana* à travers le cœur ou la colonne vertébrale. Si le sillon va jusqu'au bout de la langue, il peut indiquer une faiblesse congénitale du cœur. Un sillon dévié signale des problèmes du dos. Un sillon peut aussi apparaître en raison d'un excès de *kapha* faisant enfler les deux côtés de la langue.

Chapitre 10 : Les principes du traitement ayurvédique (*chikitsa*)

L'ayurvéda est un système tellement détaillé qu'en suivant ses directives on peut atteindre un état vibrant de santé, base des quatre buts de la vie (voir page 25) – y compris le but ultime, *moksha*, la libération.

Indices de bonne santé

Pour l'ayurvéda, les signes d'une bonne santé sont :

- ***Samadosha*** : les *doshas* doivent être en équilibre.
- ***Samagnischa*** : *agni* (feu digestif) doit être équilibré pour prévenir l'accumulation des toxines.
- ***Samadhatumala*** : les sept *dhatus* (tissus) et *malas* (déchets) doivent fonctionner correctement pour assurer l'élimination d'*ama* (toxines) de l'organisme.
- **Équilibre** : les organes sensoriels, les organes du mouvement, le mental et *Atman* doivent être dans un état équilibré.

Cet état de choses est reflété par les indices de bonne santé suivants :

- Un bon appétit et un désir équilibré de nourriture, exempt d'envies irrépressibles
- Appréciation de la saveur des aliments ; un sentiment de satiété après les repas
- Bonne digestion sans aucun signe d'embarras
- Voix claire
- Absence de toute douleur ou gêne
- Teint clair
- Sommeil d'une durée et qualité appropriées : de six à huit heures pas nuit
- Élimination régulière des selles, de l'urine et de la sueur

Un bon appétit dépourvu d'envies irrépressibles est un signe de bonne santé.

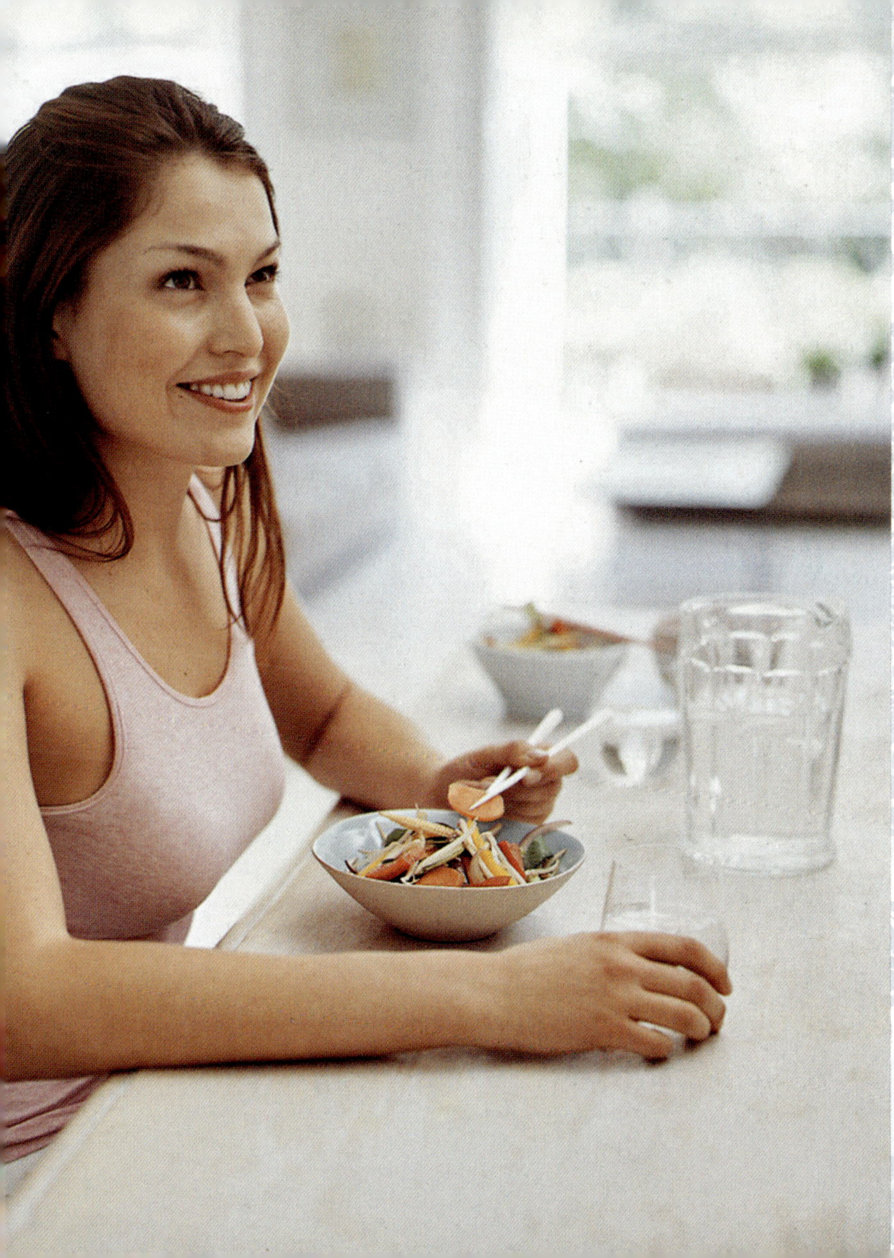

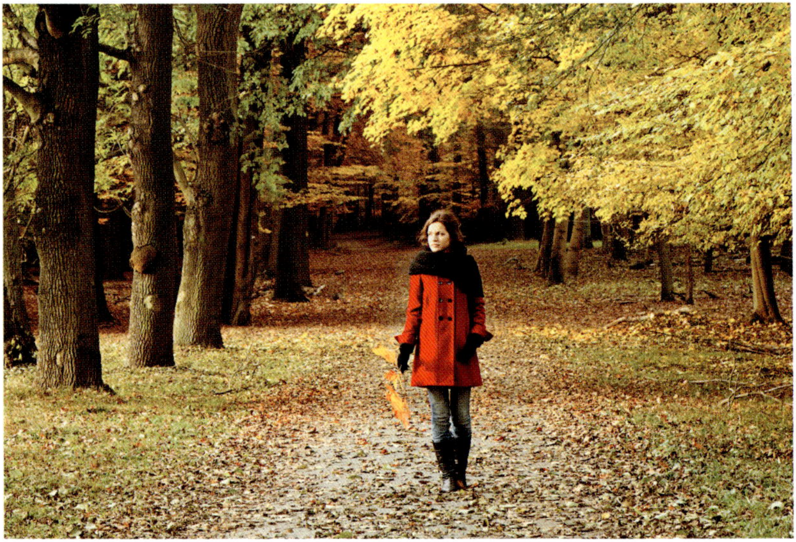

Une bonne énergie et vigueur sont d'autres indices de bonne santé.

- Énergie constante avec bonne vigueur et capacité à faire de l'exercice
- Enthousiasme pour la vie
- Émotions équilibrées : ni excessivement content de la réussite ni trop malheureux à des moments difficiles
- Compassion, générosité et calme.

Le but du traitement ayurvédique (*chikitsa*) est d'équilibrer les *doshas*, les *dhatus* et les *malas*. Pour ce faire, il est important d'assurer un feu digestif sain, d'éliminer toute toxine, de purifier les obstructions des *srotas* (canaux) et d'équilibrer *prana* (force vitale), *teja* (énergie rayonnante) et *ojas* (force) (voir page 266). Une thérapie de rajeunissement (*rasayana*, voir chapitre 18) permet ensuite de fortifier constamment la santé et la vitalité.

S'attaquer aux sources de la maladie

La sagesse de l'ayurvéda souligne qu'il est important de cibler les sources de la maladie au lieu de s'attaquer aux milliers de symptômes que celle-ci suscite. Cette approche simple sans être simpliste peut être saisie par tous ceux désireux de maximiser leur potentiel curatif en se comprenant eux-mêmes ainsi que le monde qui les entoure.

On doit d'abord évaluer *prakruti* et *vikruti* – autrement dit, la constitution essentielle et le déséquilibre *doshique* actuel. La santé et le bien-être parfaits sont possibles seulement quand les *doshas* travaillent de concert en harmonie. Chaque personne a une combinaison différente des trois *doshas*. Si on comprend sa propre constitution, on connaît ses faiblesses et ses tendances héritées. On peut alors adopter le régime alimentaire et le mode de vie appropriés, susceptibles de maintenir la meilleure santé possible. C'est la manière idéale de prévenir la dégradation de sa santé et de sa force et l'apparition de problèmes de santé.

Lors de la consultation, le praticien notera l'histoire détaillée du cas et examinera son patient, prêtant attention à la carrure, au type de peau et de cheveux, à la température du corps, à la digestion, aux mouvements péristaltiques, au tempérament – tous apportant des précisions quant aux aspects plus profonds de l'affection concernée Le diagnostic de la langue et du pouls est un outil précieux des praticiens ayurvédiques. Une fois que l'équilibre *doshique* a été déterminé, que l'état des *dhatus* et des *malas* a été diagnostiqué et les causes de tout déséquilibre établies, les conseils quant au régime alimentaire et au mode de vie sont relativement simples à suivre. Des plantes sont aussi prescrites.

Traitements ayurvédiques

Le traitement utilisable à la maison, et dont se servent la plupart des praticiens ayurvédiques occidentaux, est une thérapie d'équilibration (*shamana*) – le contraire de *panchakarma*, thérapie d'élimination (appelée *shodana*), pratiquée dans des cliniques spécialisées.

Shamana utilise traditionnellement six techniques principales pour équilibrer les *dosha*s, les *dhatu*s et les *mala*s, élever *agni* et éliminer *ama* :

1 Thérapie de réduction (*langhana*), éliminant les excès de l'*ama/doshas*.

2 Tonification (*brimhana*), servant en cas de déficience, utilisant des toniques sucrés et nourrissants (*rasayanas*) sous forme d'aliments et de plantes.

3 Dessèchement (*rukshana*), éliminant l'excès de fluides grâce à des plantes diurétiques et astringentes.

4 Application d'huile (*snehana*), atténuant la sécheresse et employant des huiles de massage et des plantes apaisantes.

5 Fomentation ou sudation thérapeutique (*swedana*), dissipant la froideur, la raideur et la chaleur accumulées dans le corps, en utilisant la vapeur et des plantes diaphorétiques (voir page 192).

6 Plantes astringentes (*stambhana*), contractant les vaisseaux et diminuant la circulation excessive des fluides, comme la diarrhée ou les saignements.

Vagbhata, célèbre médecin ayurvédique du VIIe siècle, avait conçu deux grandes catégories de traitement : *langhana*, « réduction », et *brimhana*, « tonification ».

1 *Langhana*

Diminue, décompose et détoxifie, en purifiant le corps des accumulations excessives, des toxines et des *doshas* perturbés. Cette technique est divisée à son tour en *langhana* proprement dit ou purification (tant *shamana* que *shodhana*, voir détox, page 206), *rukshana*, assèchement, et *swedana*, sudation. *Shamana* comporte la plupart des pratiques de purification quotidienne qu'on peut effectuer régulièrement chez soi. Ce traitement peut aussi être utilisé en préparation à *shodhana* ou *panchakarma*. Il est divisé en plusieurs étapes :

• ***Dipana*** : attisement du feu digestif en utilisant des plantes piquantes, chaudes, desséchantes, afin de stimuler *agni*.

• ***Pachana*** : élimination des toxines (*ama)* et des résidus d'aliments non digérés (voir détox, page 206).

• ***Vrat*** ou ***kshud nigraha*** : jeûne (voir détox, page 206).

• ***Trsna*** ou ***trn nigraha*** : abstention de la prise de liquides ou leur diminution (particulièrement conseillé pour l'excès de *kapha*, à effectuer uniquement sur le conseil d'un praticien).

• ***Vyayama*** : exercice et yoga.

• ***Atapa*** : allégement, desséchement et diminution des *doshas* en restant assis au soleil et accélérant le métabolisme.

• ***Maruta*** : allégement et desséchement du corps en restant assis dans le vent et en pratiquant les exercices de respiration (voir *pranayama*, page 278).

2 *Brimhana*

Utilisé pour nourrir, fortifier, enrichir et consolider le corps, généralement après *langhana*. Implique l'utilisation d'aliments nourrissants et rajeunissants et de plantes toniques. Il est sous-divisé en *brimhana* (régime alimentaire et plantes), *snehana* (application d'huile) et *stambhana* (nature astringente). Le régime alimentaire et les plantes *brimhana* sont censés accroître le poids et la force et intensifier *kapha* chez les

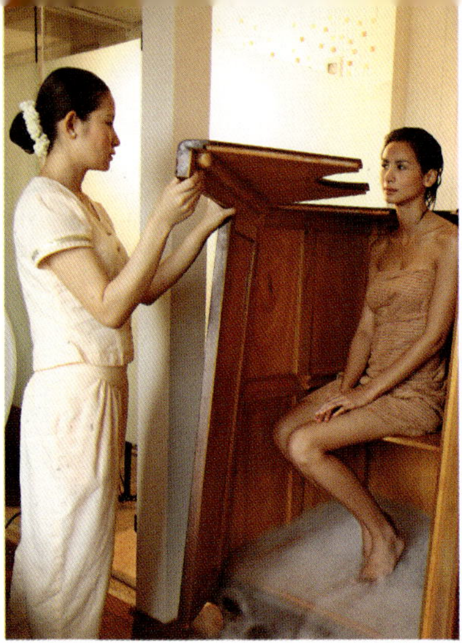

Un sauna portatif est utilisé après le massage à l'huile. Très bon pour diminuer vata.

personnes épuisées et fragilisées. Particulièrement utiles durant la convalescence, pour les personnes trop minces, faibles et diminuées par l'excès de *vata*.

3 *Rukshana*

Prise d'aliments et de plantes aux propriétés diurétiques, en vue d'éliminer du corps l'excès d'eau, de concert avec le massage sec aux plantes en poudre. Particulièrement utile pour l'excès de *kapha* se manifestant lors des affections telles que le diabète et l'obésité.

4 *Snehana*

Utilisation d'huiles et de graisses sous forme de beurre clarifié (ghee), tant par voie interne qu'externe, afin d'accroître la lubrification et la nutrition. Cette technique a un effet calmant, ancrant et stabilisant, physiquement et mentalement. Particulièrement conseillée pour les perturbations du *vata* et, dans une moindre mesure, du *pitta*.

5 *Swedana*

Diverses thérapies accroissent la chaleur du corps et induisent la transpiration, dont l'application externe de chaleur sèche ou de vapeur et la prise de plantes échauffantes comme gingembre, cannelle ou Trikatu, particulièrement bonnes pour l'excès de *vata*. Ces plantes conviennent aussi pour *kapha*.

6 *Stambhana*

Plus rarement utilisé, implique l'emploi de plantes desséchantes et contractantes en vue de réduire le volume du sang, de la lymphe et d'autres fluides en excès dans le corps. Particulièrement utile pour les troubles de la coagulation et la diarrhée de type *pitta*.

S'attaquer aux déséquilibres

Il y a une diversité de manières de remédier aux déséquilibres des *doshas* et des *dhatus*, toutes impliquant la consolidation de la relation avec le monde environnant. L'ayurvéda se sert de remèdes végétaux et d'aliments complets, et se penche sur tous les aspects de la vie quotidienne.

Les plantes, le régime alimentaire et le mode de vie conseillés pour chaque patient varient en fonction de leurs effets sur les trois *doshas* et les sept *dhatus*.

STRATÉGIES DE TRAITEMENT

Les stratégies de traitement sont généralement les suivantes :

- **Traitement des *doshas* (voir page 224)**
- **Traitement d'*agni* (voir page 198)**
- **Traitement des *dhatus* (voir page 250)**
- **Traitement d'une maladie spécifique (*vyadhi*)**
- **Détoxication et élimination de l'*ama* avec *ama pachana* (voir chapitre 11) ou *panchakarma* ; pacification de la maladie et élimination de l'*ama* avec *shamana* (voir détox, page 206)**
- **Traitement des *gunas* (trois qualités) en accroissant *sattva* (clarté et harmonie) et en réduisant *rajas* (énergie et action) et *tamas* (délabrement et inertie) (voir page 227)**
- **Rajeunissement par la prise de toniques (voir *rasayana*, page 373)**

Équilibrer l'excès et la déficience

L'ayurvéda classe les états des *doshas*, des *dhatus*, des *malas* et de l'*agni* selon qu'ils impliquent l'excès, la déficience ou la viciation (aggravation).

• **Excès (*vridhi*).** Peut signifier trop de chaleur, de froid, de sécheresse, de gaz, de mucus, d'*ama* (toxines), de *mala* (excès des *doshas* et des *dhatus*) ; par exemple, *pitta* est accru par temps chaud et ensoleillée, causant éruptions et irritations sudorales.

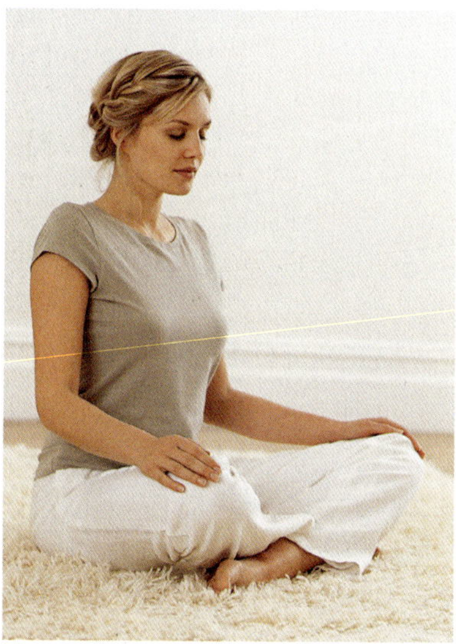

• **Déficience (*kshaya*).** Peut indiquer une carence en chaleur, moiteur, force physique, énergie digestive, résistance mentale ou des états déficients des *doshas* et des *dhatus* ; par exemple, la déficience des os (*asthi dhatu*) peut se manifester en tant qu'ostéoporose.

• **Viciation ou aggravation (*prakopa*).** Peut signifier que les *doshas*, les *dhatus* et l'*agni* sont perturbés ; par exemple, *vata* est souvent perturbé par la tempête, ce qui suscite l'insomnie, alors que *pitta* perturbé cause une intense jalousie ou dépression.

Les facteurs de nature similaire incluant le yoga et la méditation fortifient la santé.

« Les semblables s'intensifient », les contraires s'attirent

L'un des principes du traitement ayurvédique est qu'il fortifie la santé en développant les facteurs dont la nature est similaire à la sienne (*samanya*) et en diminuant les facteurs dont la nature est opposée (*vishesha*). Les premiers, comme le repos, l'alimentation correcte ou la méditation, fortifient la santé. Les seconds, comme l'excès de travail, l'alcool, le mauvais régime alimentaire ou le stress, affaiblissent la santé.

L'idée que les déséquilibres de la santé sont corrigés par leurs contraires est aussi présente : un état de chaleur excessive est corrigé en utilisant des aliments rafraîchissants comme le lait de noix de coco et des plantes telles que l'andrographis et le neem. Un état froid et sec des articulations est soulagé par l'application d'huiles chaudes, comme l'huile de gingembre.

Les pathologies d'excès sont traitées avec des substances aux qualités opposées à la maladie, les pathologies de déficience, par des plantes aux mêmes propriétés.

Composer une formule ayurvédique de plantes

Pour composer une formule à base de plantes, il est conseillé de suivre l'ordre dans lequel la maladie doit être traitée, en employant une ou deux plantes pour chaque aspect du traitement :

- Plantes pour *agni*
- Plantes pour éliminer *ama*
- Plantes pour équilibrer les *doshas*
- Plantes pour équilibrer les *dhatus*
- Plantes pour une maladie spécifique.

On peut aussi utiliser des plantes pour accroître *sattwa* et équilibrer les *gunas* (voir chapitre 15 pour la description des plantes).

Par exemple, pour traiter l'arthrite accompagnée de *vata* aggravé des os, de faible feu digestif et *ama*, on utilise les plantes suivantes :

- Pour *agni* : gingembre, cardamome
- Pour *ama* : ase fétide, triphala
- Pour *dosha* : ashwagandha, bala
- Pour *dhatu* : oliban, guggulu
- Pour la maladie : curcuma, gotu kola.

Chapitre 11 : Détoxication

Dans la tradition ayurvédique, la détoxication et le rajeunissement (*rasayana*) représentent les principales approches de l'entretien de la santé du mental et du corps. Des détoxications régulières aident à se protéger d'une diversité de problèmes de santé et à les traiter, à accroître l'énergie et la vitalité et à favoriser le sentiment de bien-être.

Le processus de détoxication

Le processus de détoxication ayurvédique implique en premier lieu l'élimination d'*ama* (toxines), puis l'équilibration des *doshas* perturbés et pour finir la nutrition des tissus endommagés de par la toxicité et la maladie résultante (*rasayana*).

Les toxines sont des substances potentiellement nuisibles pour le corps : elles affaiblissent ses défenses, prédisposant à une mauvaise santé et accélérant le vieillissement. Suite à l'accumulation de toxines dans le corps, des radicaux libres (molécules endommageant les tissus) se développent. Les recherches ont mis en évidence le rôle que ces radicaux libres jouent quant au développement de nombreuses maladies dégénératives et de troubles immunitaires comme le cancer. Les toxines mêmes sont un produit du mode de vie, de la digestion, du régime alimentaire, de l'environnement et des modèles émotionnels.

Pour la détoxication, il est conseillé de boire de la tisane de gingembre avant toute autre chose le matin.

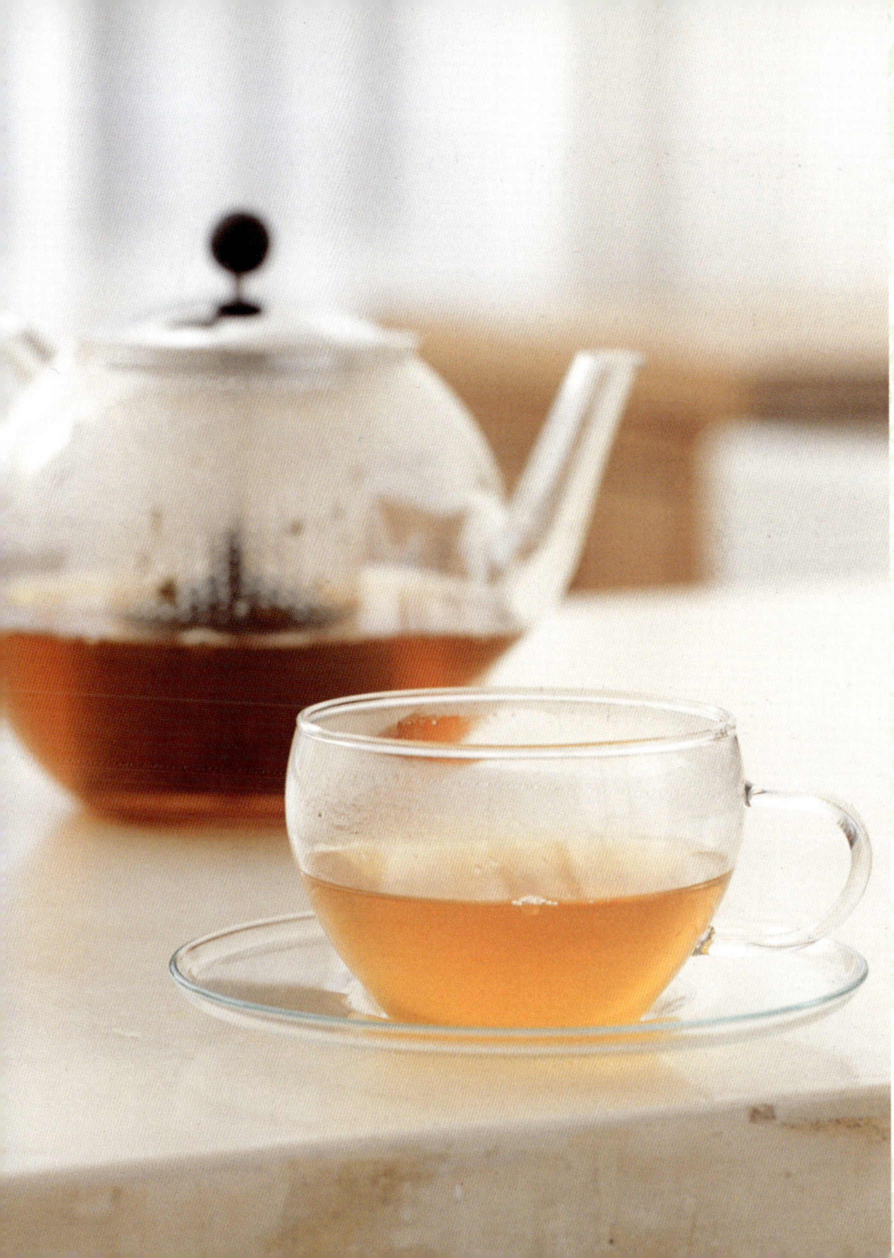

Agni et *ama*

L'un des plus notables principes de l'ayurvéda est l'importance de la bonne digestion pour une santé optimale. Une digestion incomplète ou erratique contribue grandement au développement de la maladie.

Lorsque *agni* (feu digestif) est fort, les aliments sont digérés et décomposés dans les cinq éléments (voir page 28), à leur tour absorbés pour nourrir les cellules et les tissus (voir *dhatus*, page 64). Lorsqu'on est en bonne santé, tous les aliments digérés qui ne sont pas utiles au corps sont éliminés via trois voies (*malas*) : urine, matières fécales et sueur (voir page 75).

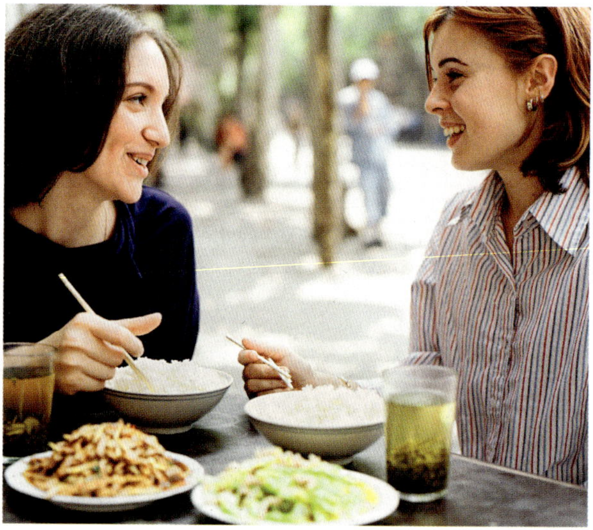

*Lorsque l'*agni *d'une personne est bon, les aliments sont digérés et assimilés pour nourrir les cellules et les tissus.*

L'environnement interne est gouverné par les trois *doshas* (voir page 32), réagissant en permanence à l'environnement externe. Le mauvais régime alimentaire et mode de vie pour une saison ou un *dosha* donné, les combinaisons incompatibles d'aliments (comme lait et poisson, melon et céréales, yaourt et viande ou miel cuit), les émotions refoulées et le stress sont tous susceptibles de changer l'équilibre des *doshas* et d'affecter *agni*. Les aliments mal digérés fermentent et produisent des toxines (*ama*), qui pénètrent dans le courant sanguin et circulent dans tout le corps, encrassant les vaisseaux. *Ama* est accru par l'excès de nourriture, le stress, la prise d'un repas avant que le précédent ait été digéré, le sommeil alors que l'estomac est plein, la consommation de restes, d'aliments traités, périmés ou fermentés. Si la toxicité accumulée n'est pas éliminée, elle affectera peu à peu *prana* (énergie vitale), *ojas* (force et immunité) et *tejas* (énergie métabolique cellulaire) et débouchera sur la maladie. Les symptômes qui en résultent incarnent l'effort du corps de se débarrasser des toxines. *Ama* est la première cause de toute maladie.

On peut montrer des déséquilibres *vata*, *pitta* ou *kapha* accompagnés ou non d'*ama*. Lorsque *ama* est associé à l'un des trois *doshas*, il devient *sama* et ses symptômes varient selon le *dosha* impliqué :

- ***Sama kapha*** est indiqué par l'indigestion et la congestion du mucus.

- ***Sama pitta*** est indiqué par l'indigestion, l'hyperacidité, la diarrhée, la fièvre ou les troubles cutanés.

- ***Sama vata*** est suscité par la fatigue, le ballonnement abdominal, les gaz et la constipation.

Si la toxicité est présente, tant qu'elle n'a pas été éliminée le corps ne pourra pas utiliser correctement les plantes et les aliments appropriés et les *doshas* seront difficiles à équilibrer. Des mesures plus spécifiques visant à équilibrer les *doshas* et à nourrir les cellules et les tissus seront ensuite efficaces. Donc, la première étape du traitement ayurvédique implique habituellement une certaine détoxication.

Les canaux de circulation (*srotas*)

Le corps renferme d'innombrables canaux ou vaisseaux par lesquels circulent les nutriments, les éléments basiques des tissus, les *doshas* et les *malas* (déchets) (voir les *srotas*, page 78). Si *ama* est produit pendant longtemps, il risque de quitter l'appareil digestif, de passer dans une autre zone faible du corps et de s'y installer. Là, il suscitera des blocages dans les *srotas* et perturbera la circulation des nutriments vers les cellules et les tissus, en plus de gêner l'excrétion des déchets via les voies d'élimination. Le métabolisme des tissus est atteint ensuite, prédisposant à l'installation de la maladie dans la partie affectée. Tout comme *ama*, l'excès des *doshas* et des *malas* peut être déplacé par *vata* et s'accumuler dans les *srotas*. Pour l'ayurvéda, leur blocage est la principale cause de maladie.

De plus, les toxines accumulées dans les intestins gênent le fonctionnement d'*agni*, compromettant la digestion, l'absorption et l'assimilation des nutriments, suscitant fatigue et épuisement et diminuant l'apport de nutriments à tous les tissus.

Types de toxines

Trois types distincts de toxines sont susceptibles de perturber le fonctionnement normal des *srotas* : *ama*, *amavisha* et *garvisha*.

Ama

Ama – les déchets de la digestion incomplète – est le type le plus commun de toxine. Il est lourd, épais, froid, collant et malodorant, tandis qu'*agni* est léger, clair, chaud et pur. Les aliments incomplètement digérés fermentent et font naître un environnement interne favorisant le développement de bactéries, de levures et de parasites pathogènes. Les endotoxines (toxines présentes dans

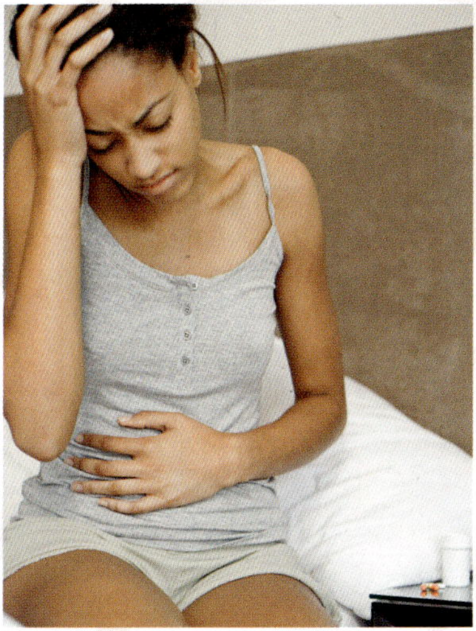

Les toxines présentes dans les intestins mettent le chaos dans le système immunitaire et prédisposent aux allergies alimentaires et aux maladies auto-immunes.

les intestins) irritent la muqueuse intestinale, forant de petits trous dans les parois des intestins (« syndrome de l'intestin perméable »), qui laissent passer les molécules d'aliments non digérés et partiellement digérés, ainsi que les toxines. Celles-ci perturbent fortement le système immunitaire et prédisposent aux allergies alimentaires et aux maladies auto-immunes.

Les blocages des *srotas* par ce type d'*ama* sont relativement faciles à éliminer grâce à des techniques simples de détox praticables à la maison. En fortifiant *agni* par des modifications du régime alimentaire et la prise de plantes ayurvédiques, le système digestif arrivera à brûler cet *ama* et à l'éliminer du corps (pour des détails, voir page 214).

Amavisha

Amavisha est une forme plus réactive de toxicité apparaissant lorsque *ama* s'installe durant longtemps dans une partie du corps et se mélange là avec aux *doshas*, *dhatus* ou *malas* secondaires. *Amavisha* fait durcir les *srotas* et les dessèche en raison de la présence des toxines, qui les endommageront ainsi.

Un mélange toxique d'*ama*, d'*amavisha* et de *shleshaka kapha* (*dosha* secondaire du *kapha*, concerné par le maintien d'un équilibre correct des fluides et de la lubrification du corps) se forme, suscitant humidité excessive et accélérant à son tour l'effet desséchant de *vyana vata* (*dosha* secondaire du *vata*, concerné par la circulation), faisant adhérer ce dépôt toxique, collant aux parois des *srotas*. Les canaux deviennent secs, raides, puis se rétrécissent, risquant de se bloquer. C'est là l'explication ayurvédique du développement de l'athérosclérose et de ses affections cardiaques associées.

Éliminer ce type de toxicité plus profonde et chronique est un problème plus complexe, qui nécessite certains traitements préparatoires avant la détoxication, afin de lubrifier et de déloger les toxines et de faciliter leur expulsion. Cette préparation préviendra l'endommagement des *srotas* par une détox trop rigoureuse.

Le traitement interne et externe à l'huile délogeant les toxines est donc conseillé avant d'éliminer *ama*. Il est aussi conseillé de prendre du beurre clarifié et de pratiquer un massage à l'huile de sésame tiède (voir page 246).

Garvisha

Ce troisième type d'*ama*, qui endommage davantage les *srotas*, est le plus problématique. Le corps absorbe de l'environnement des toxines genre produits chimiques, conservateurs, poisons, polluants de l'air et de l'eau, métaux lourds tels que le plomb, amiante, substances synthétiques et chimiques présentes les vêtements, médicaments synthétiques, produits chimiques ménagers, aliments génétiquement modifiés. *Garvisha* inclut aussi les toxines provenant d'aliments avariés. La majeure partie des toxines environnementales actuelles s'accumule dans les tissus adipeux du corps et sont impliquées dans une série de problèmes de santé, dont troubles hormonaux, déficience immunitaire, allergies, maladies du foie et de la peau, différents types de cancer, troubles neurologiques, problèmes de reproduction.

Lorsque la combinaison nuisible de *shleshaka kapha*, *vyana vata*, *amavisha* et *ama* est augmentée par *garvisha*, elle se manifestera par des maladies

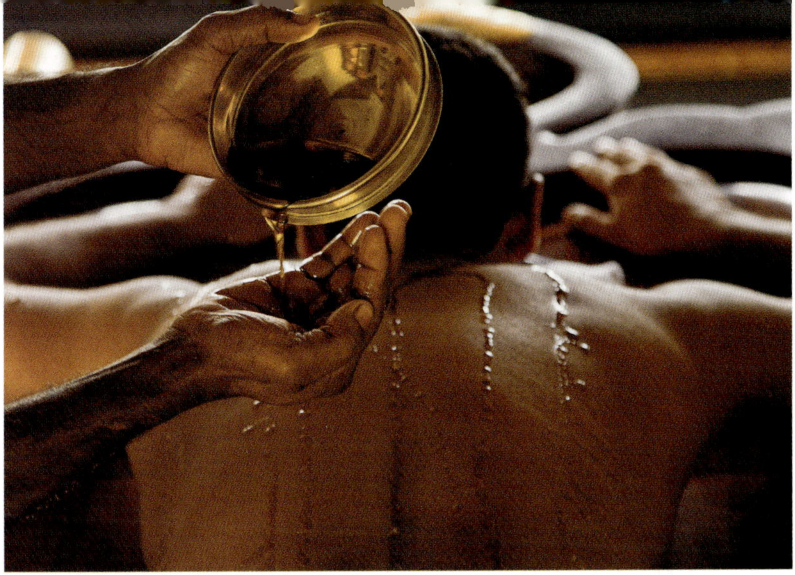

comme colite ulcérante, sclérose en plaques et diverses maladies auto-immunes. À cette étape, une détox plus profonde est nécessaire, sous la forme du *panchakarma* (voir chapitre 17).

Mesures préventives

La prévention est la clé de la santé. Il faut suivre le régime alimentaire et le mode de vie appropriés pour son *dosha*, faire tous les jours de l'exercice pour améliorer la digestion et l'élimination, pratiquer un massage à l'huile chaude

Le traitement interne et externe à l'huile délogeant les toxines est recommandé avant une élimination de la toxicité chronique.

(*Abhyanga*) pour éliminer les toxines à travers la peau, boire des tisanes convenant à ses déséquilibres et méditer afin d'éliminer le stress. En termes de changements de mode de vie, il faut éviter toutes les activités *prajnaya paradha* (« crimes contre la sagesse ») au cours d'une période de purification. Cela inclut le tabac, les euphorisants, le café, l'alcool et le sucre blanc.

Moments saisonniers pour la détox

Les routines ayurvédiques saisonnières et les directives diétaires jouent elles aussi un rôle important quant à la prévention de la maladie (voir chapitre 7). En respectant des directives simples, vous pouvez réduire le volume des toxines qui s'accumulent en raison des changements saisonniers.

Une brève période de détoxication au moins une fois par an est conseillée pour tous, à l'exception des femmes enceintes, de celles qui allaitent, des enfants et des personnes souffrant de maladies dégénératives chroniques, de cancer ou de tuberculose. Si la santé est généralement bonne et si la personne présente éventuellement un déséquilibre de l'un des *dosha* et un *ama* simple, une bonne détox suivant les méthodes de *shamana* (voir ci-dessous) est conseillée.

En cas de problèmes de santé plus chroniques, un certain degré d'*amavisha* ou de *garvisha* sera présent. Dans ce cas, mieux vaut consulter un praticien ayurvédique pour des conseils spécifiques.

En hiver, les *srotas* se contractent, inhibant la libre circulation des

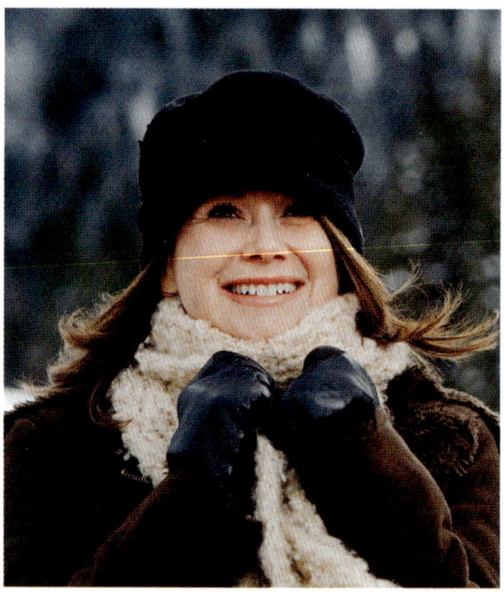

L'hiver, quand les srotas *se contractent, n'est pas le meilleur moment pour pratiquer une détox.*

LES MEILLEURS MOMENTS POUR LA DÉTOX

Les moments idéaux pour effectuer une purification en douceur et restaurer l'équilibre du corps sont :

- ***Vata* : à la fin de l'été, avant que l'automne s'installe – l'époque de transition juste avant que *vata* soit aggravé.**
- ***Pitta* : à la fin du printemps, juste avant l'été, quand *pitta* est aggravé.**
- ***Kapha* : à la fin de l'hiver, avant le début du printemps.**

nutriments et des déchets et rendant plus difficile l'élimination des toxines du corps. Durant la transition entre les saisons, *agni* varie, ce qui peut provoquer une accumulation d'*ama*, même si on fait attention à son régime alimentaire et à sa routine. Il est bon d'effectuer une détox, *panchakarma*, à chaque changement de saison, particulièrement au printemps, époque où le corps se détoxifie naturellement. Le changement des saisons prédispose aussi aux accumulations de *doshas* spécifiques, si bien qu'une purification à cette époque peut s'avérer utile en diminuant l'accumulation de *vata*, *pitta* ou *kapha*.

Il y a un certain consensus entre Orient et Occident en ce qui concerne l'élimination des toxines au printemps, en prenant par exemple des pissenlits et des orties, car en cette saison les toxines accumulées en hiver émergent. C'est le meilleur moment de s'en débarrasser afin d'éviter la maladie en été. Une fois purifié, le corps peut guérir même sans traitement. Si un médicament est administré, il a une meilleure chance d'atteindre les sites ciblés et d'avoir une plus grande efficacité, avec moins d'effets secondaires.

Méthodes de détoxication

Comme on l'a vu, il y a deux niveaux de traitement de détoxication. Le premier est *shamana*, la thérapie d'équilibration, impliquant la fortification de la digestion et de l'élimination, le second est la thérapie d'élimination plus forte, *shodana*.

Shamana est une méthode lente et douce de détoxication, plus appropriée pour un traitement chez soi. Elle peut être employée dans le cadre d'une détox modérée par les personnes qui n'ont pas besoin d'une purification plus profonde ou ne peuvent pas la supporter. Effectuée de temps à autre ou sur une période de temps, cette thérapie est aussi efficace que *shodana*. Elle comporte trois étapes : préparation, détoxication et entretien.

Shodana ou *panchakarma* (voir chapitre 17) agit plus profondément et doit être pratiqué dans des centres *panchakarma* spécialisés, assez rares en Occident. Sinon, ce traitement n'est d'habitude disponible qu'en Inde et au Sri Lanka.

1 Préparation

La préparation est une partie vitale du programme de détox ayurvédique. Afin de décider de la meilleure procédure de détox et de déterminer si *shamana* est suffisant ou si *panchakarma* serait meilleur pour un individu, il est important de prendre en compte l'équilibre des *doshas* (*vikruti*), l'état des *srotas* et d'*agni* (feu digestif) – élevé, faible, irrégulier ou équilibré –, le type de toxines présentes.

Pour préparer le corps, il faut équilibrer d'abord *agni*. Si celui-ci est extrêmement élevé, on doit prendre des plantes ou des aliments le réduisant. S'il est faible, des aliments et des plantes intensifiant *agni* sont conseillés Si *vata* a perturbé *agni* et l'a rendu irrégulier, il faut l'équilibrer.

Tant que l'équilibre *doshique* est concerné, si la personne a plus de *kapha* et est en surpoids, elle a besoin d'un régime alimentaire apaisant *kapha* et de davantage de plantes échauffantes. Si un déséquilibre *pitta* est présent, un régime alimentaire apaisant *pitta* et des plantes éliminant la chaleur et purifiant le foie sont nécessaires. Pour une personne mince au *vata* aggravé, une alimentation et des plantes nourrissantes et

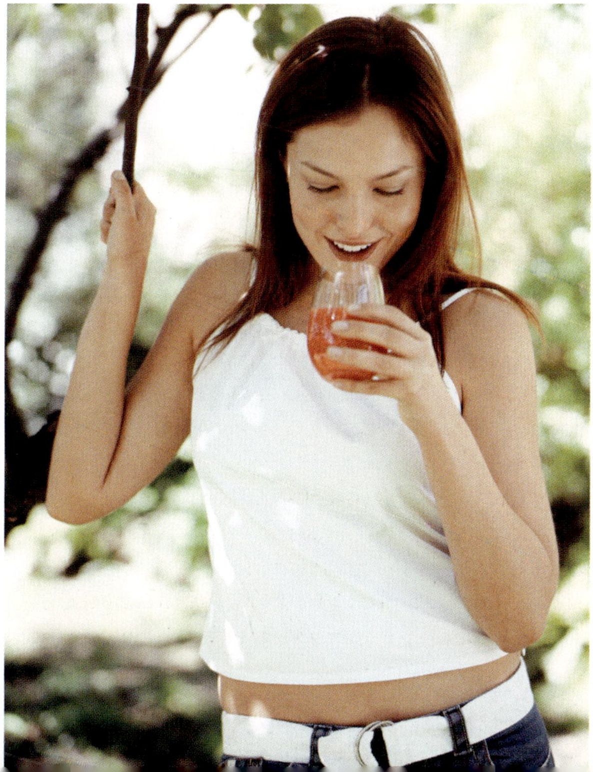

Les jus de fruits frais font partie du régime alimentaire de la détox.

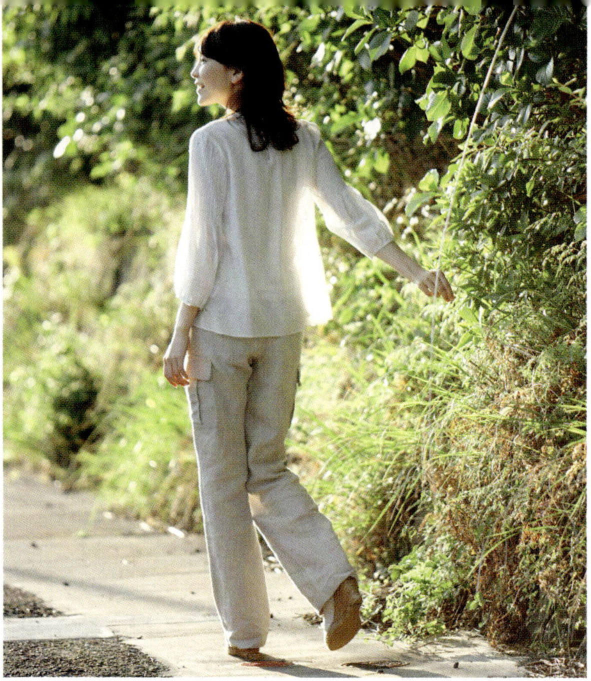

Il est recommandé de se promener de bonne heure le matin, quand l'atmosphère est sattvique.

lubrifiantes sont nécessaires, car les toxines adhèrent probablement aux parois des *srotas* devenus secs. Le *Charaka Samhita* explique que chez la personne maigre, les *malas* (déchets) conférant une certaine force et soutien aux *srotas* ; la lubrification et la nourriture sont importantes avant la détoxication, pour qu'on puisse tolérer le processus sans risquer l'épuisement, la fatigue ou les troubles mentaux. (Pour des détails sur l'équilibration des *doshas*, voir page 226.)

En général, la préparation dure de 14 à 30 jours, pouvant aller même jusqu'à deux mois. Durant cette période, il est important de :

- **Se reposer** : Assurez-vous de vous reposer suffisamment, de dormir à des heures régulières, dans l'idéal de 22 h à 6 h. Rester tard la nuit et dormir tard le matin risque d'accroître la stagnation des toxines dans les *srotas*.

- **Atténuer le stress** : La pratique régulière de la méditation et du *pranayama* (exercices de respiration) aidera à diminuer le stress et fortifiera le processus d'élimination, surtout de l'*ama* mental et émotionnel.

- **Faire de l'exercice en douceur** : Le yoga et la marche améliorent la digestion et l'élimination et aident à extraire les toxines du corps. Une promenade quotidienne de 20 à 30 minutes en respirant à fond, purifie le système respiratoire, l'oxygène et apporte un *prana* (force vitale) purifiant aux cellules et aux tissus, tout comme le fait le *pranayama*. La marche de bon matin quand l'atmosphère est *sattvique* (claire et inspirante) est spécialement conseillée.

- **Pratiquer un massage à l'huile chaude** (*abhyanga*) : Essentiel pour la détoxication ayurvédique. Il est préférable de masser l'ensemble du corps à l'huile tous les jours, soit au lever, soit le soir avant de se mettre au lit. Laissez agir l'huile de 10 à 15 minutes avant de prendre une douche ou un bain chaud. *Abhyanga* déloge les toxines, les poussant dans l'appareil digestif, d'où elles sont facilement éliminées via les intestins. Le massage est très relaxant, aide à augmenter la résistance au stress et intensifie la circulation. Les huiles sont choisies en fonction du type *doshique*. L'huile de sésame est la plus utilisée – les plantes ou les huiles essentielles qui lui sont ajoutées l'aideront à pénétrer dans la peau et à atteindre ses couches plus profondes, purifiant et nourrissant les *srotas* qu'elle renferme. Pour extirper les toxines, on peut aussi verser dans le bain un mélange d'huiles essentielles de niaouli, de santal et d'eucalyptus et d'huile de sésame (deux gouttes d'huile essentielle pour 5 ml d'huile de sésame).

- **Prendre soin de sa digestion** : Au fil de l'année, et spécialement lors de la détox, il est important de prendre soin du feu digestif et de ne pas s'alimenter d'une manière risquant d'accroître l'accumulation d'*ama* (voir page 122).

2 Détoxication

Le régime alimentaire sain est l'un des plus importants outils pour prévenir et réduire l'accumulation d'*ama*. Avant d'effecteur une détox chez soi, mieux vaut suivre pendant quelques semaines un régime alimentaire réduisant *ama*. Je conseille généralement trois à quatre semaines deux fois par an.

Régime alimentaire réduisant *ama*

Ce régime alimentaire implique la consommation de :

- Aliments fraîchement préparés, nourrissants et appétissants.
- Aliments légers, faciles à digérer, comme le riz, le bouillon de légumes, les lentilles, les pains plats frais, des céréales genre orge et riz basmati, accompagnées de beaucoup de légumes bio fraîchement cuits à la vapeur ou légèrement sautés, ou de jus frais de fruits.

- Bouillon de haricots mung, qui apaise les trois *doshas* et est nourrissant, et digeste.

- Aliments chauds et cuits, plus faciles à digérer que les aliments crus et durs ; des graines en petite quantité.

- Viande blanche, dinde, poulet et poisson, de préférence à la viande rouge.

Certains aliments sont très utiles durant la purification :

- **Légumes** : Beaucoup de légumes à feuilles vertes cuits, accompagnés d'épices douces. Parmi les meilleurs aliments détoxifiants, on trouve : betteraves, radis, artichauts, choux, brocolis, spiruline, chlorelle, algues.

- **Épices** : Le gingembre, le curcuma, le

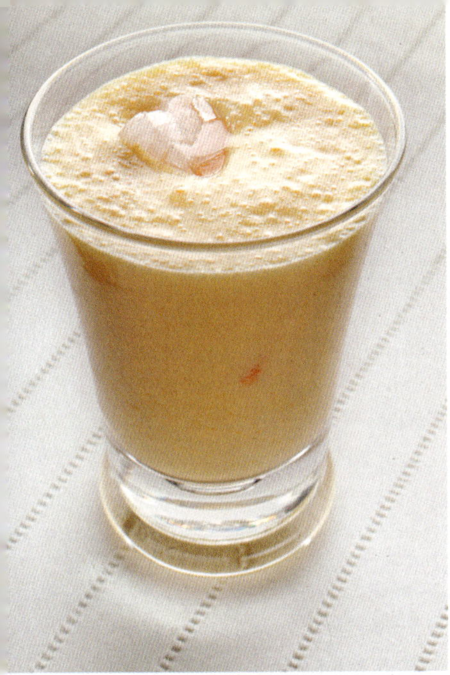

Le lassi est un mélange de yaourt et d'eau avec des épices facilitant sa digestion.

cumin, la coriandre, le fenouil et le fenugrec ouvrent les *srotas* et aident à éliminer les toxines via la peau, l'appareil urinaire, le côlon et le foie.

- **Céréales** : Les céréales complètes comme quinoa, orge, amarante, petites portions de riz sont conseillées. Le kanji, préparé à base de riz bouilli avec beaucoup d'eau, est excellent pour éliminer les toxines à travers l'urine.

- **Lassi** : Ce mélange de yaourt frais avec de l'eau et des épices digestes est une excellente boisson pour le déjeuner.

- **Kéfir** : Cette boisson lactée est préparée en mettant un mélange de levures et de bactéries dans le lait, qui le font aigrir légèrement, lui donnant la consistance d'un yaourt liquide. Si on préfère ne pas utiliser du lait animal, on peut préparer le kéfir à partir de laits végétaux, comme le lait de noix de coco ou d'amande. Les types bénéfiques de levure du kéfir aident à éliminer les bactéries pathogènes des intestins en pénétrant la muqueuse où celles-ci résident. Les textes ayurvédiques anciens mentionnent souvent l'utilisation du lait fermenté – toujours dilué d'eau – pour le soin des troubles digestifs.

- **Eau chaude ou tisanes** : Buvez dans la journée des tisanes de fenouil, de citronnelle ou de menthe pour éliminer les toxines du corps via l'urine. La tisane de gingembre permet d'intensifier *agni* et d'éliminer *ama*. Mieux vaut la boire le matin avant le petit déjeuner et de nouveau avant le déjeuner. La tisane de gingembre peut aussi être bue dans la journée. L'eau chaude avec quelques gouttes de citron est une bonne alternative que certains préfèrent.

Pour aider à réguler le feu digestif (*agni*), choisissez les aliments en fonction du type corporel ou des déséquilibres (voir chapitre 12).

Minimisez les aliments accroissant *ama* (*amagéniques*) :

- Aliments en conserve, dévitalisés, surgelés, sans valeur nutritive ou restes avariés
- Produits lactés
- Hydrates de carbone raffinés, comme farine blanche et sucre blanc
- Pains au levain et crackers
- Aliments et boissons fermentés, dont vinaigre, chutneys et légumes marinées au vinaigre
- Aliments et boissons froids
- Aliments indigestes : fromage, viande rouge, desserts lourds, aliments crus comme les noix
- Aliments gras, frits, lourds et salés
- Aliments non bio, génétiquement modifiés, cultivés à l'aide de produits chimiques, de pesticides et de fertilisants renfermant des additifs chimiques

Essayez d'éviter les médicaments, qui risquent de supprimer les symptômes de l'accumulation d'*ama*, tout en augmentant la charge de travail du foie et des intestins et en favorisant en même temps cette accumulation. Il est aussi important de diminuer ou d'éviter l'alcool, la caféiné, les drogues et le tabac, et de minimiser l'exposition aux produits chimiques ménagers et aux produits à base de pétrole.

Jeûne ayurvédique (*kshud nigraha*)

Le jeûne repose la digestion et permet d'attiser efficacement le feu digestif et de brûler les toxines accumulées dans le corps et le mental. Il profite aussi aux intestins, élimine les gaz, nettoie la langue, rafraîchit l'haleine, rend le corps léger, améliore la clarté mentale et la santé globale. Un bref jeûne régulier est préférable aux jeûnes longs plus rares, qui peuvent épuiser et plomber le déséquilibre *doshique*.

Lorsqu'on décide de la durée et du type approprié d'un jeûne rapide, il est important de prendre en compte la constitution, la force digestive, le niveau d'*ama* et la vitalité globale. Le jeûne privant complètement de nourriture est déconseillé pour les enfants, les femmes enceintes, les personnes épuisées, minces, mal nourries, âgées ou chroniquement malades, bien qu'une diminution de la prise d'aliments lorsqu'on se sent mal soit très naturelle. Dans ce cas, une perte d'appétit pour la nourriture

Buvez de la tisane de fenouil, de menthe, de citronnelle ou de gingembre pour aider l'élimination des toxines.

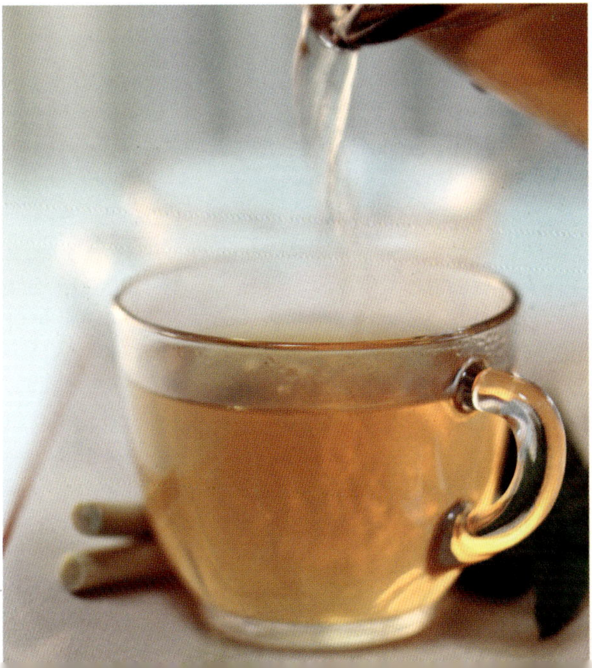

solide est habituelle. Les personnes au *vata* prédominant peuvent jeûner en ne prenant que des bouillons chauds, celles au *pitta* prédominant, en ne consommant que des jus de fruits comme raisin/grenade ou des jus de légumes, celles au *kapha* prédominant, seulement de l'eau ou des tisanes.

Les principaux types de jeûne de l'ayurvéda incluent :

- Consommation uniquement d'aliments légers, comme *kichari* (riz basmati et haricots mung / lentilles rouges) et *kanjee* (eau d'orge et riz)

- Consommation uniquement de fruits, de légumes ou de jus

- Abandon des aliments solides et prise uniquement d'eau ou de tisanes.

Durant le jeûne, il est important de se reposer beaucoup et d'éviter le stress. Après le jeûne, recommencez peu à peu à manger normalement, revenant lentement aux aliments solides. Au cours d'une détox, mieux vaut éviter l'exercice vigoureux et le surmenage du corps.

Tout au long de l'année, les personnes à la constitution *pitta* doivent éviter les aliments solides un jour par semaine ; celles *kapha*, quelques jours par mois. Les personnes au *vata* élevé seront probablement assez épuisées et feront mieux de jeûner avec modération en mangeant du *kichari*.

Intensifier le feu digestif (*agni deepana*)

Agni est intensifié par les goûts piquant, acide et salé et un peu de goût amer. En intensifiant le feu digestif avec des plantes échauffantes et piquantes, *ama* est « brûlé », processus appelé *agni deepana* (intensifier le feu digestif) et *ama pachana* (éliminer *ama*).

Les meilleures plantes piquantes intensifient le feu digestif incluent gingembre, cannelle, poivre noir, poivre long, ase fétide, poivre de Cayenne et moutarde, idéales pour *sama kapha* (états *ama* du *kapha*). Il

JEÛNE AU *KICHARI*

Un jeûne au kichari pendant deux à quatre semaine est une manière agréable et savoureuse de suivre un régime alimentaire purifiant. Le kichari peut être mangé au moins deux fois par jour, au déjeuner et au dîner. En l'accompagnant de légumes différents et en variant les épices ajoutées, ce sera moins monotone que cela en a l'air !

5 tasses de haricots mung (ou lentilles rouges)

1 tasse de riz basmati – deux fois autant de riz que de haricots mung / lentilles rouges

un peu de ghee (beurre clarifié)

épices au choix

sel

légumes au choix

Lavez soigneusement les haricots mung/lentilles rouges et le riz.

Faites fondre un peu de ghee dans une grande casserole et ajoutez des épices comme gingembre frais, curcuma, graines de cumin noir, fenouil fraîchement moulu, cumin et coriandre.

Ajoutez le riz et les haricots mung et 6 tasses d'eau, puis portez à ébullition. Laissez mijoter ensuite pendant 45 minutes ou jusqu'à ce que les haricots/lentilles sont tendres. Salez selon le goût.

Ajoutez les légumes de votre choix, soit durant la cuisson, soit à la fin, séparément.

faut faire attention avec les plantes très piquantes, qui aggravent l'excès de *pitta* et *vata*. Les plantes échauffantes et les épices, comme cardamome, curcuma, coriandre, cumin, basilic et fenouil, ont les mêmes qualités qu'*agni* : chaud, sec, léger et fragrant. Elles aident à équilibrer *agni* et *ama*, et peuvent être utilisées plus généralement pour les trois *doshas*.

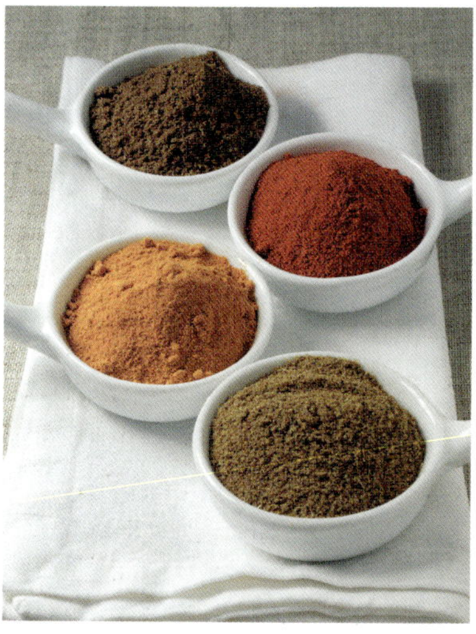

Parmi les épices élevant le feu digestif, on trouve le poivre noir, le poivre de Cayenne, le curcuma et la coriandre.

Parmi les formules connues (voir chapitre 16) pour *agni deepana*, on trouve :

- **Trikatu** : Spécifiquement pour *agni* faible et *ama* élevés. Diminue *sama kapha* et *sama vata* et accroît *pitta*. Il peut être utile pour les états *sama pitta*. En combinaison avec des principes amers évite l'aggravation du *pitta* de par sa nature chaude. Prenez de 1 à 3 g deux à trois fois par jour dans de l'eau chaude.

- **Trikulu** (clous de girofle, cannelle, cardamome) : Bonne formule digestive et purifiante pour *vata* et *kapha*.

- **Hingwashtaka** : L'un des meilleurs remèdes pour *vata*. Prenez de 1/2 à 1 cuillère à café dans de l'eau chaude avant les repas.

- **Lavanbhaskar** : Bon laxatif pour *vata*.

- **Talisadi** : Accroît *agni* dans les états *vata* et *kapha*. Prenez-le avec du jus de citron ou du miel.

- **Sitopaladi** : Expectorant au goût agréable, diminue *kapha* et *vata*. Prenez de 1 à 4 g deux à quatre fois par jour, dans une cuillère à café de miel liquide ou de beurre clarifié.

- **Trisugandhi** (cannelle, feuille de cannelle, cardamome) : Formule diaphorétique et stimulante, conseillée pour l'indigestion, le mauvais appétit, les gaz, le ballonnement, l'amélioration de la digestion et l'attisement d'*agni*.

- **Lavangadi** : Diminue *vata* et *kapha*, accroît *agni* et *pitta*.

Élimination des toxines (*ama pachana*)

Des six goûts (voir page 124), ceux piquants et amers sont les meilleurs pour éliminer de l'*ama* de l'appareil digestif. Les goûts sucré, salé et acide nourrissant les toxines accroissent *ama*. Le goût astringent a un effet neutre : bien qu'il puisse dessécher *ama*, il le garde dans le corps par son action contractante.

Les plantes amères « grattent » les toxines des tissus et les éliminent efficacement du foie, du sang, des glandes sudoripares et des intestins. Elles sont excellentes pour *rakta shodana*, la purification du foie, principal organe de détoxication du corps. Le foie identifie les toxines dans le fluide nutritif et les emmagasine, les empêchant ainsi de pénétrer dans le sang. Si le foie est surchargé de substances chimiques, d'additifs ou de conservateurs provenant des aliments, de l'alcool ou des médicaments, il n'arrivera plus à bien travailler. Fortifier le fonctionnement du foie est une partie essentielle de la détoxication.

De par leur effet rafraîchissant, les plantes amères peuvent aussi être utilisées pour soulager la fièvre ou les infections associées à la toxicité. Excellentes en cas de chaleur, de toxines, d'inflammation et de fermentation dans le sang, ainsi que pour tout état *ama* se rapportant à la consommation excessive d'aliments sucrés ou gras. Elles conviennent mieux pour les états *sama pitta* et *sama kapha* et peuvent être utilisées en petite quantité pour les états *sama vata* de longue durée.

Parmi les plantes ayurvédiques amères les plus connues, on trouve chirette verte, neem, aloe vera, curcuma, guduchi, sariva et manjishta. Parmi les plantes amères occidentales, on trouve : pissenlit (racine), bardane, chardon-Marie, gentiane et patience (racine). Les formules au goût amer comme Tikta (combinaison de plantes amères), Sudashan ou Mahasudarshan sont excellentes pour éliminer les toxines. Sudarshan contient du guduchi, de la chirette verte, du poivre noir, de la réglisse et de l'amalaki. Il est l'un des meilleurs purifiants du sang, excellent pour les infections aiguës et les fièvres s'il est pris dès leur apparition, ainsi que pour les allergies, l'acné, l'eczéma, les furoncles et les autres états liés au *rakta dhatu* (sang). Prenez le matin sur l'estomac vide une demi-cuillère à café de poudre mélangée avec du miel qui sera son véhicule (*anupana*). Les personnes qui ont du mal à avaler une plante aussi amère peuvent prendre

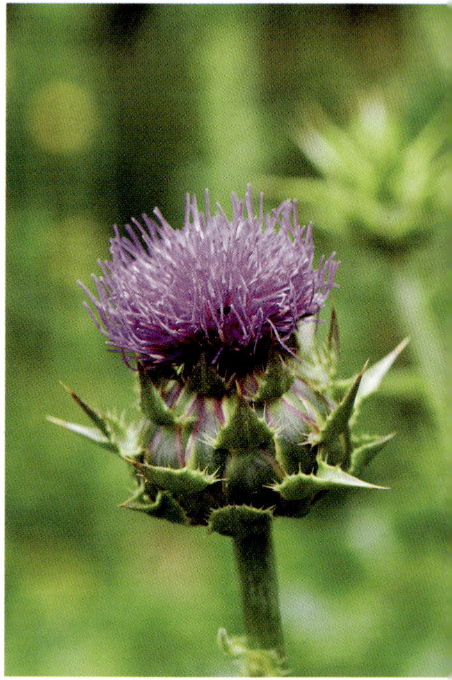

Le chardon-Marie est l'un des meilleurs remèdes pour le foie, contribuant à sa protection et à la guérison des dommages provoqués par les drogues et l'alcool.

Sudarshan ou Mahasudarshan en cachets ou en capsules.

Pour une détoxication optimale, il est important d'être conscient de

l'évacuation des toxines via toutes les voies d'élimination. Les plantes amères énumérées ici aident à éliminer les toxines du foie. Les plantes rafraîchissantes et purifiantes comme sariva, santal rouge, vétiver, neem (feuille), fenouil, curcuma, fenugrec, cumin et manjishta peuvent être prises régulièrement en tisane pour aider à éliminer les toxines via les glandes sudoripares et la peau. Les tisanes de plantes et des épices (dont coriandre, cumin, fenouil) intensifient l'élimination via l'appareil urinaire, d'autres favorisent l'élimination via les intestins. Le massage et l'exercice contribuent à l'amélioration de la circulation du sang et de la lymphe.

Purifiants des intestins

L'élimination des toxines via les intestins fortifie la digestion, l'immunité, l'énergie et la positivité. La constipation ou les mouvements péristaltiques irréguliers provoquent la réabsorption des déchets dans le corps, engendrant des toxines dans le *rasa dhatu* (plasma), le *rakta dhatu* (sang), et de là dans les autres *dhatus* (tissus). Un mouvement péristaltique régulier est vital pour une détoxication quotidienne correcte.

Si les selles sont très sèches ou très ralenties, ajoutez plus d'huile ou de beurre clarifié à l'alimentation et buvez beaucoup de liquides, y compris de l'eau tiède et des tisanes de réglisse ou de fenouil. Ajoutez à vos plats des épices comme curcuma, gingembre, coriandre et cumin pour intensifier la digestion et le fonctionnement du foie. Consommez des aliments riches en fibres, comme avoine, légumes verts à feuilles, figues et pruneaux cuits ou trempés. Évitez l'alimentation aggravant *vata* et celle desséchante, comme crackers, céréales sèches et aliments crus.

Les laxatifs légers peuvent servir contre la constipation ou les selles irrégulières, spécialement si celles-ci sombrent au lieu de flotter, ce qui indique la présence d'*ama*. Les laxatifs végétaux purifient l'intestin grêle et le gros intestin et peuvent être pris le premier jour d'un jeûne, puis de nouveau une fois tous les trois à sept jours du jeûne en cas de présence avérée d'*ama*, dont témoigne l'enduit de la langue. Les plantes laxatives sont contre-indiquées en cas de diarrhée, de faiblesse ou de maigreur, même si la langue est chargée ou s'il y a d'autres signes d'*ama*. Il existe d'autres plantes et formules purifiant les intestins sans effet laxatif.

Les purgatifs amers comme la rhubarbe, l'huile de ricin et l'aloe sont conseillés, de concert avec les épices échauffantes telles que le gingembre pour protéger le feu digestif et brûler *ama*. Les laxatifs apaisants, comme les graines de lin et le psyllium, sont déconseillés lors des états *ama*, car ils risquent d'obstruer encore plus.

La meilleure formule ayurvédique pour purifier les intestins est de loin Triphala, mélange d'amalaki, d'haritaki et de bibhitaki. En plus d'éliminer *ama*, elle intensifie le feu digestif, améliore le métabolisme et nourrit les tissus les plus profonds. Idéale pour tous les *doshas*. Une demi-heure avant le coucher, prenez une demi-cuillère à café dans de l'eau chaude.

Le gel d'aloe vera est un autre excellent purifiant intestinal, mieux pris avec des épices échauffantes comme le gingembre, le poivre noir et le curcuma. Apaisant, fortifie l'immunité et combat la dysbiose (les micro-organismes pathogènes des intestins). Il convient particulièrement bien pour *sama pitta* et *sama kapha*. Prenez 25 ml deux fois par jour.

Le neem, l'ail, le gingembre, le guggulu, le Triphala, l'andrographis et le curcuma sont excellents contre la

REMÈDES
POUR ÉLIMINER LES TOXINES EN FONCTION DES *DOSHAS* :

- **Pour *vata* : Haritaki, Hingwastaka, Lavanbhaskar**
- **Pour *pitta* : Guduchi et gingembre, coriandre, amalaki**
- **Pour *kapha* : Triphala Guggulu, Trikatu**

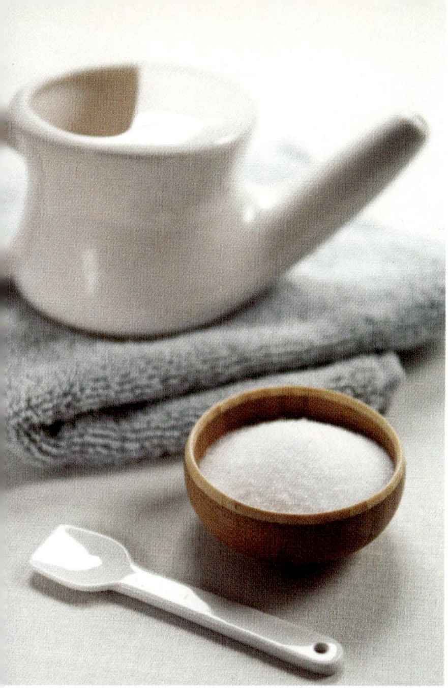

Utiliser de l'eau salée tous les jours dans un pot neti *contribuera à protéger des infections respiratoires.*

dysbiose. L'aneth, la cannelle, le guduchi, le fenouil, le tulsi et l'amalaki agissent similairement.

Lavements (*Basti*)

Les lavements sont une excellente manière de nettoyer efficacement le côlon et conviennent spécialement aux personnes à la constitution *vata*. Ils sont l'une des plus faciles manières de nettoyer le côlon et de rétablir le mouvement péristaltique régulier (voir chapitre 17). Comme le disait Hippocrate, « le lavement est meilleur que tout remède purgatif/laxatif ».

Irrigation nasale (*jalaneti*)

Se servir tous les jours d'eau salée dans un pot *neti* est excellent pour la prévention des infections respiratoires, ainsi que pour le traitement de la sinusite et des allergies chroniques genre rhume des foins et asthme.

L'eau à la température de la pièce, contenant un peu de sel marin, est versée du pot *neti* dans une narine puis laissée s'écouler par l'autre, en faisant attention à ne pas pencher la tête en arrière pour éviter que l'eau passe dans la gorge. Tout reste d'eau sera éliminé par quelques expirations brèves partant du diaphragme, procédé appelé *kapalabhati* (nettoyage des sinus).

Santé des dents et des gencives

Il est important de prendre des mesures pour prévenir les affections dentaires et gingivales, qui font passer les toxines de la bouche directement dans le sang. La gingivite et la pyorrhée font saigner, reculer et s'infecter les gencives et délabrent les dents. L'utilisation quotidienne de plantes antimicrobiennes décourage l'infection. Le neem est une puissante plante antimicrobienne, excellente pour la santé buccale, combattant efficacement les bactéries provoquant des caries et prévenant le saignement des gencives et l'accumulation de tartre et de plaque ; utilisez une huile de neem à 10 % pour masser les gencives. L'huile de clous de girofle, excellent analgésique antiseptique, est souvent utilisée par les dentistes pour engourdir les gencives avant une piqûre. Pour prévenir l'accumulation des bactéries dans la bouche, massez les gencives avec un mélange d'huiles essentielles de clous de girofle, d'eucalyptus et de menthe verte et d'huile de sésame (deux gouttes d'huile essentielle pour 5 ml d'huile de sésame). La tisane de gingembre est un excellent lavage antimicrobien, alors que le jus de citron dilué est un bon agent blanchissant pour les dents.

Nettoyage de la langue

La surface de la langue est un terrain de culture pour les bactéries susceptibles de causer infections dentaires et gingivales, souvent responsables de la mauvaise haleine. Le nettoyage quotidien de la langue après le brossage des dents est une pratique ayurvédique et yogique traditionnelle, qui réduit la mauvaise haleine et la présence des bactéries jusqu'à 75 %. Les meilleurs gratte-langue sont faits en cuivre.

3 Après-détoxication

La troisième étape, l'après-détox, est le moment optimal pour la prise des *rasayanas* – élixirs ayurvédiques faisant rajeunir le corps et aidant à stopper le vieillissement (voir chapitre 18) – comme Chayawanprash et ashwagandha. Une fois les toxines

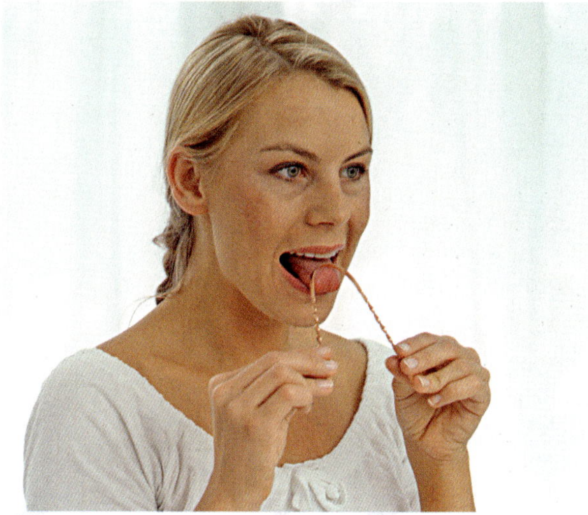

Le nettoyage de la langue atténue la mauvaise haleine et réduit jusqu'à 75 % la présence des bactéries.

éliminées des tissus et des *srotas*, le corps peut mieux profiter des bienfaits des *rasayanas*.

Après avoir passé de 15 à 30 jours à se préparer à la purification et de trois à quatre semaines à effectuer la détox, on se sent bien plus léger – on perdra normalement de 3 à 6 kg, plus énergique, plus éclatant et plus heureux. On revient progressivement à une alimentation plus conséquente, mais pas forcément au même régime alimentaire qu'avant la détox, si celui-ci accroissait *ama*. Quelques changements peuvent être intégrés de façon permanence dans le régime alimentaire. Les quelques jours suivant une détox, il faut se reposer beaucoup et suivre la routine ayurvédique normale et le régime alimentaire conseillé pour son type *dosha* ou *prakruti*.

Chapitre 12 : Traitement des *doshas*

L'équilibre correct des *doshas* est fondamental pour le bien-être, car ils influencent tous les aspects de la vie, en plus de déterminer le type physique et les attributs de l'individu et de gouverner toutes les facettes physiologiques et psychologiques de l'être. Afin d'entretenir la santé ou de traiter les troubles *doshiques* lors de leur apparition, on doit procéder en premier lieu à une évaluation de l'équilibre ou du déséquilibre des *doshas*.

Si un déséquilibre est présent, cela signifie que les *doshas* ont changé depuis la constitution existant à la naissance (*prakruti*), arrivant à l'état *doshique* actuel (*vikruti*). Rééquilibrer les *doshas* grâce à un régime alimentaire, à des plantes et à un mode de vie appropriés est au centre de la prévention des maladies. Toute perturbation des *doshas* finira par aboutir à une mauvaise santé. Leur équilibre est essentiel pour le traitement des maladies.

L'équilibre des doshas est essentiel pour le bien-être.

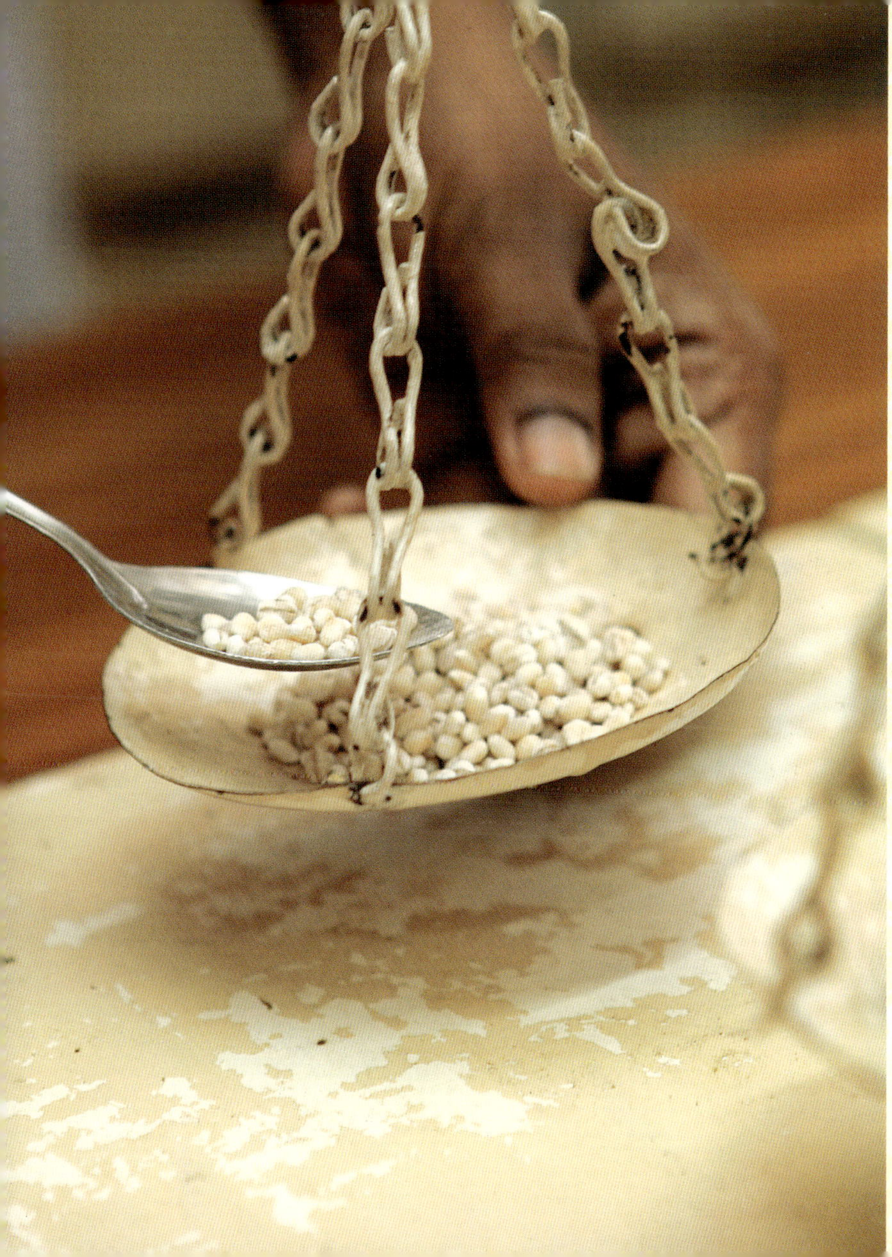

Équilibrer les *doshas*

Une fois *prakruti* et *vikruti* déterminés en utilisant les diverses méthodes de diagnostic mentionnées lors de la prise de l'histoire du cas, le traitement visant à équilibrer les *doshas* peut commencer. Le but n'est d'équilibrer les *doshas* en tant que tels, mais de revenir à l'équilibre de *prakruti*.

Généralement parlant, si un *dosha* est déséquilibré, le traitement doit être relativement simple. Si deux *doshas* sont déséquilibrés, il sera plus complexe. Lorsque les trois *doshas* sont déséquilibrés, le traitement doit être plus équilibrant que curatif.

Quand plus d'un *dosha* est perturbé, le traitement vise à équilibrer le *dosha* suscitant les symptômes les plus significatifs. Toutefois, il faut aussi connaître le rôle du *vata* quant au développement des symptômes. *Vata* est celui qui bouge et change facilement ; sans *vata*, les deux autres *doshas* ne risquent pas le déséquilibre. Pour cette raison, même en cas de problème *pitta* ou *kapha* il est toujours important de tenir compte du rétablissement de l'équilibre du *vata* en choisissant les aliments et les plantes à consommer.

Une diversité de manières de remédier aux déséquilibres des *doshas* existe, toutes impliquant la fortification de la relation de l'individu avec le monde environnant. L'ayurvéda se sert de remèdes de plantes et d'aliments complets et s'occupe de chaque aspect de la vie quotidienne. Les plantes, le régime alimentaire et le mode de vie conseillé varient en fonction de leur effet sur les trois *doshas* et le *vikruti* de l'individu traité.

LES QUALITÉS *DOSHA*

- ***Vata*** **: froid, léger, sec, subtil, mobile, pénétrant, dur, brut, clair**
- ***Pitta*** **: chaud, un peu humide, léger, subtil, fluide, mobile, pénétrant, doux, lisse, clair**
- ***Kapha*** **: froid, humide, lourd, brut, dense, statique, terne, doux, lisse, trouble**

Qualités (*gunas*)

Le choix d'un aliment et d'un remède de plantes dépend de sa « qualité » ou « énergie », que l'ayurvéda détermine en fonction de vingt attributs (voir page 76), comme chaud, froid, humide, sec, lourd ou léger, émergeant des trois *gunas*. Le chapitre 15 décrivant la qualité de chaque plante servira lors du choix des plantes pour équilibrer les *doshas*. Il faut sélectionner des plantes ayant la qualité opposée à celle du *dosha* déséquilibré. Par exemple, dans le cas d'un excès de *kapha*, qui est froid et moite, il faut des plantes échauffantes et sèches.

Goût

Le choix du régime alimentaire et des plantes pour rééquilibrer les *doshas* peut être guidé également par leur saveur (voir page 129). Comprendre les effets de chaque goût sur le mental et le corps et la manière dont ils se rapportent à l'équilibre des *doshas* permet de choisir des aliments et des plantes se rapportant plus spécifiquement aux besoins de la personne traitée, ce qui en fait des outils plus efficaces quant à la prévention et au traitement du déséquilibre et de la maladie. En général, les goûts se rapportent aux *doshas* comme suit :

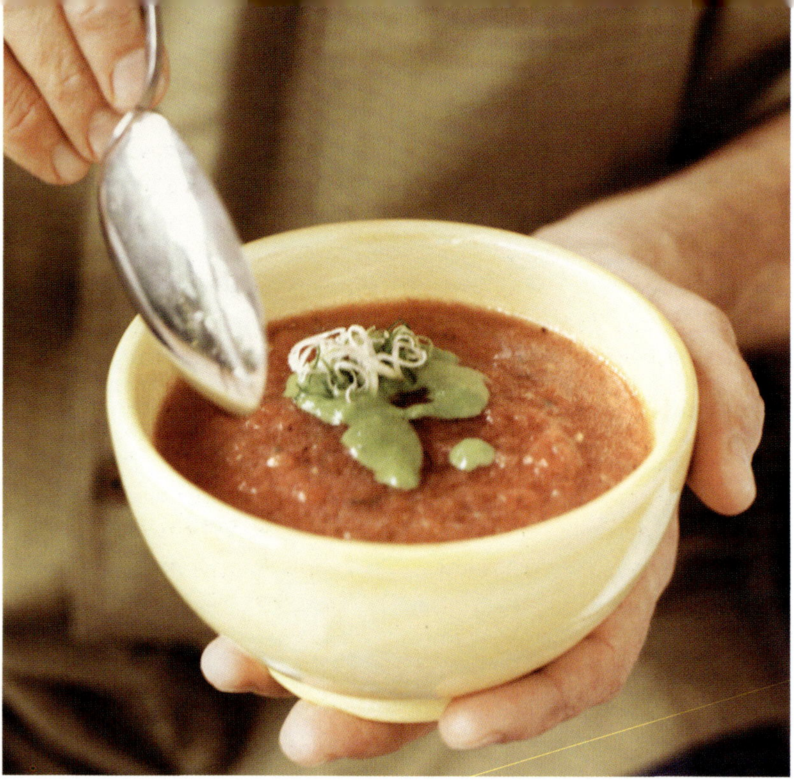

Les lentilles rouges ont un goût astringent qui accroît vata *et diminue* pitta *et* kapha.

- Les substances sucrées, acides et salées accroissent *kapha* et diminuent *vata*.
- Les goûts sucré, amer et astringent diminuent *pitta*.
- Les goûts piquant, amer et astringent diminuent *kapha* et accroissent *vata*.
- Les goûts piquant, acide et salé accroissent *pitta*.

Développement des signes et des symptômes

Pour comprendre le développement des symptômes causés par une perturbation des *doshas*, il est utile de connaître les principaux sites de chaque *dosha* (voir chapitre 2) et de revenir à la discussion de leurs cinq sous-types (voir page 54). Les symptômes commencent à se développer sur le principal site d'un *dosha* et, à mesure de leur expansion, ils se manifestent surtout sur les autres sites associés au *dosha* concerné.

Le principal site du *vata* est *apana vata*, situé dans la partie inférieure de l'abdomen et le côlon, responsable de tous les mouvements descendants de l'élimination, dont défécation, miction, menstruation, accouchement, éjaculation et gaz. Lorsque *apana vata* est perturbé, il affecte ces mouvements et cause d'abord des troubles intestinaux comme gaz, constipation, diarrhée et syndrome du côlon irritable. Il gouverne par ailleurs l'absorption de l'eau dans le gros intestin et permet d'assimiler complètement les nutriments résultats de la digestion des aliments. L'étape finale de la digestion prend place dans le gros intestin. Puisque *apana vata* soutient et contrôle toutes les autres formes de *vata*, sa perturbation est à la base de la plupart de ses troubles. Le traitement d'*apana vata* sera donc la première considération lors du traitement de tous les problèmes *vata,* permettant aux divers autres *vatas* de revenir à un fonctionnement normal.

Équilibrer les *vatas*

Les troubles *vata* sont à la base de la plupart des maladies. Ils accompagnent toujours les troubles *pitta* et *kapha*. Pour cette raison, il faut toujours tenir compte d'*apana vata* lors du traitement de toute maladie se rapportant aux trois *doshas*. La clé de l'entretien de la santé est de garder en équilibre les cinq *vatas* et de maintenir leur fonctionnement correct. Si le traitement d'*apana vata* est négligé, les symptômes se propageront en suivant les six étapes de la maladie (voir page 162) et se manifesteront sur un autre site *vata*, comme la tête, le mental ou la poitrine (*prana vata*), la gorge (*udana vata*), l'estomac et l'intestin grêle (*samana vata*) ou la circulation (*yyana vata*).

Traitement du *vata*

Les personnes *vata* sont inconstantes et distraites. Très enthousiastes au début du traitement, elles oublient facilement ensuite de suivre leur régime alimentaire et de prendre les plantes conseillées. Il est donc important de ne pas les surcharger dès le départ et de passer fréquemment en revue la situation.

Afin de garder *vata* en équilibre ou l'apaiser lorsqu'il est déséquilibré, il est utile de comprendre ce qui le perturbe réellement.

LES PRINCIPAUX SITES DU *VATA*

- **Partie inférieure de l'abdomen, incluant le gros intestin et l'appareil génito-urinaire**
- **Hanches et cuisses**
- **Os et articulations**
- **Tissu nerveux, mental**
- **Oreilles**
- **Peau**

Causes de l'aggravation du *vata*

- Mode de vie irrégulier, erratique, repas pris irrégulièrement ou sautés
- Stress, chagrin, anxiété, peur, choc, solitude
- Changement, tel que déménagement, nouvel emploi, climat, pays, nouvelle école, relation
- Voyages, changement de fuseau horaire, aliments inédits, etc.
- Changement de saison, spécialement automne
- Aube et crépuscule, 2h à 6 h, 14 h à 18 h
- Trop de mouvement, exercice, course
- Suppression des besoins naturels, comme nourriture, élimination, repos en cas de fatigue, sommeil, etc.

Écouter de la musique apaisante aide les types vata *anxieux.*

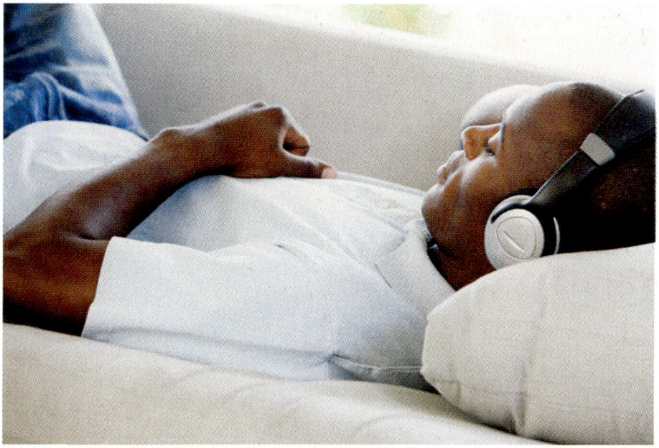

- Exposition au froid et au vent sec
- Personnes âgées de plus de 50 ans
- Manque de sommeil, épuisement
- Excès d'aliments amers, piquants et astringents
- Excès d'aliments secs, légers, acides, froids
- Trop de bavardage
- Bruits forts, surstimulation, activité excessive, effort dépassant ses ressources

Signes d'aggravation du *vata*

- Constipation, gaz, coliques, ballonnement, diarrhée brutale (aggravée par l'anxiété)
- Douleur sourde dans les os, articulations crépitantes, arthrite, mal du bas du dos
- Fatigue, résistance affaiblie aux infections, perte de poids
- Acouphènes, picotements et engourdissement
- Sensation de froid, mauvaise circulation
- Peau et cheveux secs, ongles cassants
- Douleur (coupante ou migrante), faible coordination, insomnie, sommeil agité, tension, anxiété, insécurité, agitation mentale, dépression, nervosité

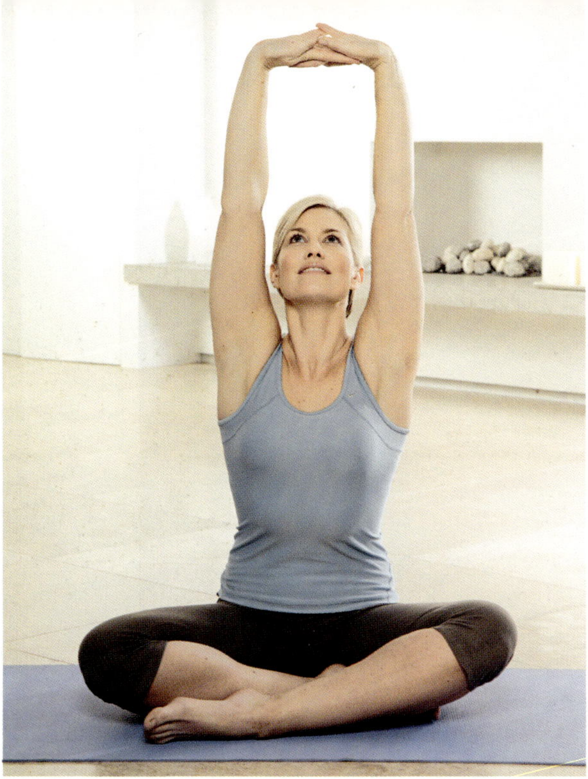

Le yoga, le pranayama *et la méditation aident à diminuer* vata.

- Problèmes neurologiques, tremblements, désorientation et étourdissement

Les symptômes sont pires à l'aube ou au crépuscule, entre 2 h et 6 h et entre 14 h et 18 h. Ils sont aggravés par le temps froid et venteux, et s'atténuent quand le temps est plus chaud.

Traitement des problèmes *vata* (*vata shamana*)

- Beaucoup de relaxation, de repos et de sommeil ; évitez la surstimulation et l'activité excessive
- Pratique du yoga, du *pranayama* (exercices de respiration) et de la méditation en marchant pour atténuer l'anxiété

Célèbre pour ses propriétés rajeunissantes et adaptogènes, ashwagandha est l'une des plantes les plus importantes équilibrant vata.

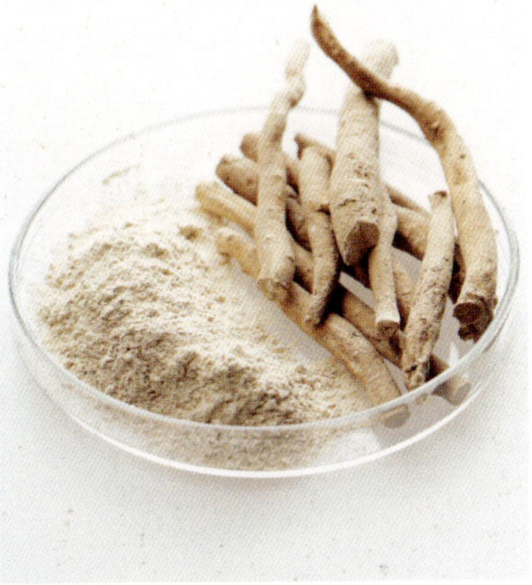

- Routine régulière, repas pris à l'heure et exercice en douceur régulier
- Massage et utilisation interne et externe des huiles, particulièrement de l'huile de sésame, suivis par une application de chaleur ou une douche ou un bain tiède. Parmi les huiles utilisées par voie externe, on trouve celles de nilyadi, sésame, narayan, mahanaryan et ricin ; le beurre clarifié est à intégrer à l'alimentation
- Légère purgation utilisant Triphala
- Administration nasale d'huile (*nasya*), comme l'huile de mahanaryan, souvent pour les problèmes psychologiques
- *Shirodhara* (eau, lait ou huiles végétales renfermant un principe actif, versés en filet continu sur le front pendant 30 à 45 minutes)
- Régime alimentaire léger, comportant des aliments chauds, doux, et évitant les aliments durs, crus, secs et indigestes
- Épices douces, comme gingembre frais, cumin, cardamome, fenouil, coriandre
- Augmentation des aliments sucrés, acides et salés et réduction au minimum des aliments piquants, amers et astringents

Plantes

- Visant particulièrement l'équilibre

RÉGIME ALIMENTAIRE DIMINUANT *VATA*

	DIMINUE	ACCROÎT
FRUITS	Fruits secs, fruits crus, kakis, pastèques, pommes crues, poires, grenades, canneberges	Fruits sucrés, avocats, baies, agrumes, prunes, melons (sucrés), dattes (fraîches), papayes, abricots, bananes (mûres), cerises, figues (fraîches), raisins, mangues, pêches, pruneaux (trempés), ananas
LÉGUMES	Légumes crus, germes, choux-fleurs, pommes de terre, tomates, céleri, aubergines, oignons (crus), melon amer, brocolis, salades, choux de Bruxelles, épinards, poivrons, kohlrabi, champignons, persil, choux (cru)	Légumes cuits, betteraves, concombres, courgettes, légumes verts à feuilles, haricots verts, oignons (cuits), radis, courges musquées, petits pois (cuits), asperges, carottes, ail, fenouil, okra (cuit), patates douces, poireaux, panais, potirons
CÉRÉALES	Pain au levain, sarrasin, millet, riz (brun), maïs, avoine (sèche), seigle, müesli, crackers secs	Orge, riz (blanc et basmati), blé, avoine (cuite), amarante, quinoa
ALIMENTS D'ORIGINE ANIMALE	Agneau, lapin, porc, gibier	Bœuf, œufs, saumon, poisson blanc, poulet, canard, dinde, fruits de mer, sardine, ton

RÉGIME ALIMENTAIRE DIMINUANT *VATA*	
	CONSEILS GÉNÉRAUX
LÉGUMES	Pas de légumes, sauf haricots mung, tofu, urad dhal, lentilles rouges
NOIX	Toutes les noix conviennent avec modération, spécialement en poudre
GRAINES	Toutes les graines conviennent avec modération, spécialement en poudre
ÉDULCORANTS	Tous les édulcorants conviennent, sauf le sucre blanc
CONDIMENTS	Toutes les épices conviennent, sauf celles fortes, comme les piments, le gingembre sec, le raifort
PRODUITS LACTÉS	Tous les produits lactés conviennent avec modération, sauf le fromage
HUILES	Toutes les huiles conviennent, et particulièrement l'huile de sésame, l'huile d'olive et le beurre clarifié

d'*apana vata* : ashwagandha, shatavari, ase fétide, brahmi, bala, gokshura, guduchi, aneth, graines de céleri, gingembre, poivre long, haritaki, guggulu, réglisse, safran, tulsi, cumin, cannelle, ail, valériane, cardamome, fenugrec, noix de muscade, curcuma, coriandre, oliban, clous de girofle

- Formules : Triphala Guggulu, Talisadi, Hingwashtaka, Trikatu, Trikulu
- *Rasayanas* (toniques) : ashwagandha, shatavari, bala, gotu kola, gokshura, bacopa, kapikachu, vidari khanda, Chayawanprash en tant que tonique général ; *rasayana* pour la digestion : Trikatu

Tisanes

- Les plantes peuvent être prises seules ou associées dans des tisanes : gingembre frais, cardamome, tulsi, clous de girofle, fenouil, citronnelle, menthe poivrée, cannelle

Véhicules des remèdes (*anupana*)

- Eau ou lait chauds, beurre clarifié.

Mieux vaut les prendre avant les repas.

Traitement du *pitta*

Les types *pitta* sont des perfectionnistes ; une fois qu'ils décident de s'engager dans les soins de leur santé, ils font preuve de la discipline nécessaire pour adhérer à un régime alimentaire et prendre leurs remèdes à l'heure ! Ils auront probablement dressé une liste d'aliments qu'ils ne peuvent pas manger et acheté les récipients appropriés pour leurs plantes, ce qui leur permet de profiter au mieux d'un traitement.

Afin de garder *pitta* en équilibre ou de l'apaiser lorsqu'il est déséquilibré, il est utile de comprendre ce qui le perturbe.

LES PRINCIPAUX SITES DU *PITTA*

- **Estomac et intestin grêle**
- **Foie et vésicule biliaire**
- **Sang**
- **Peau et glandes sébacées et sudoripares**
- **Cœur et mental**
- **Yeux**

Causes de l'aggravation du *pitta*

- Temps chaud, échauffement excessif
- Soleil éclatant, brûlant
- Fin du printemps et été
- Situations incendiaires, colère, jalousie, disputes, irritation, frustration
- Perfectionnisme, ambition excessive
- Midi et minuit, 22 h à 2 h, 10 h à 14 h
- Repas sautés
- Suppression des émotions
- Personnes âgées de 18 à 50 ans
- Surcharge de travail, engagement excessif, environnement trop compétitif

- Aliments piquants, acides, salés, frits
- Caféine, épices fortes, alcool et médicaments
- Coucher tardif
- Lecture prolongée le soir

Signes d'aggravation du *pitta*

- Inflammation, débutant souvent dans l'estomac et les intestins, causant brûlures d'estomac, acidité, gastrite, ulcère peptique, appendicite
- Problèmes cutanés inflammatoires, comme eczéma, urticaire, herpès et furoncles
- Amygdalite, bronchite
- Affections hématologiques, anémie, hypertension
- Tendance hémorragique, tels que saignements du nez, cycles menstruels abondants
- Problèmes oculaires, tels que conjonctivite, orgelets, blépharite
- Symptômes chauds et brûlants, fièvres, sueur abondante
- Soif, appétit accru, hypoglycémie, étourdissement, diarrhée
- Affections hépatiques et biliaires, hépatite

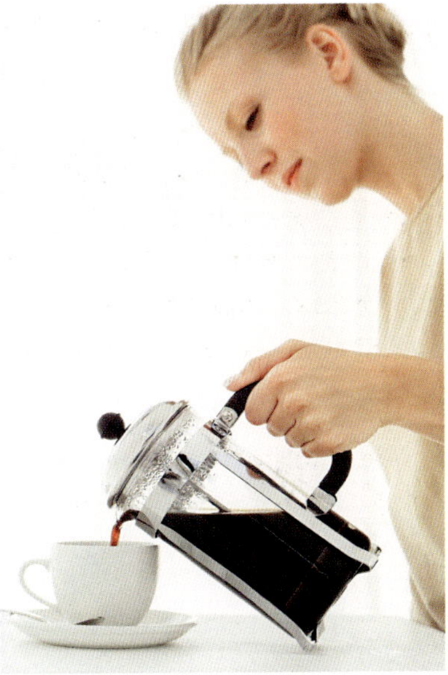

Le café stimulant, piquant et échauffant aggrave pitta.

- Décoloration jaune des yeux, de la peau, des ongles, des dents et de l'urine
- Cystite, brûlure à la miction, infections de l'appareil urinaire
- Maux de tête et migraine
- Problèmes hormonaux, syndrome prémenstruel

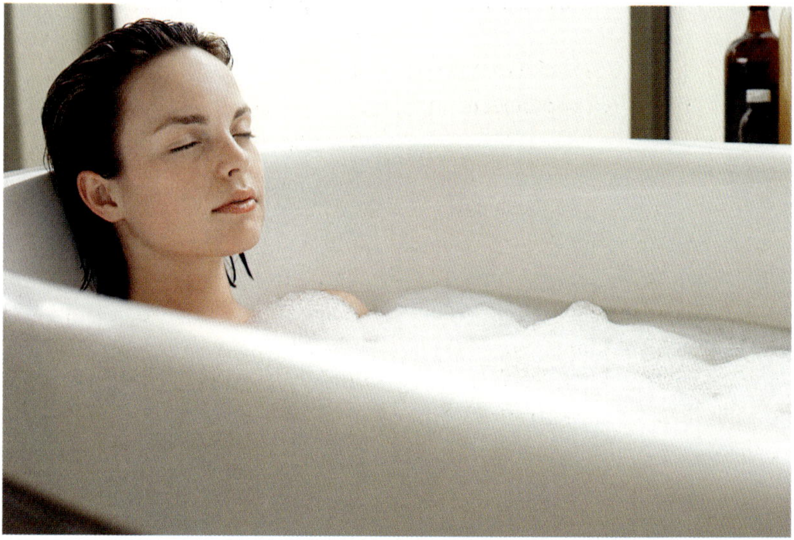

Beaucoup de repos, de relaxation et de bains frais atténuent la chaleur du pitta.

- Irritabilité, intolérance, colère, agressivité, perfectionnisme, arrogance, obsessions, compétitivité excessive, anorexie, addictions, alcoolisme, insomnie

Les symptômes empirent par temps chaud, entre 22 h et 2 h et entre 10 h et 14 h, et s'atténuent quand le temps devient plus frais.

Traitement des problèmes *pitta* (*pitta shamana*)

- Relaxation et repos, coucher de bonne heure, dans l'idéal à 22 h
- Éviter la surcharge de travail, ne pas brûler la chandelle par les deux bouts
- Éviter l'exercice excessif, spécialement quand il fait chaud
- Éviter les situations incendiaires, les personnes et les situations stressantes

- Beaucoup d'eau fraîche, de jus d'aloe vera
- Se détendre dans des endroits frais, près de l'eau, nager, se promener au bord de la mer
- Prendre des bains frais avec des plantes ou des huiles essentielles rafraîchissantes, dont camomille, lavande, santal, géranium, jasmin, citronnelle ou rose
- Pratique du *pranayama,* comme la respiration alternée par les narines
- Laxatifs doux, tels que la racine de pissenlit ou Triphala, diminuant l'excès de *pachaka pitta*
- Massage avec des huiles de noix de coco, tournesol, aloe vera, bringaraj, nilyadi ou brahmi
- Conseils, discussion, méditation permettant de libérer les émotions/colère refoulées
- Paroles gentilles/musique douce, activités n'impliquant pas la compétition
- Beaucoup de plantes et d'aliments sucrés, amers et astringents
- Diminution des aliments piquants, épicés, frits, acides et salés
- Éviter l'alcool, le tabac et les euphorisants

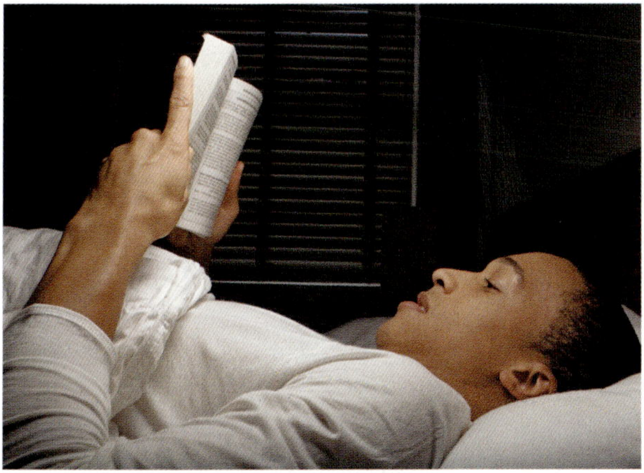

Lire jusqu'aux petites heures du matin aggrave pitta.

RÉGIME ALIMENTAIRE DIMINUANT *PITTA*

	DIMINUE	ACCROÎT
FRUITS	Fruits acides, baies, cerises, pamplemousse, citrons, prunes (acides), pêches, kakis, abricots, bananes, canneberges, raisins (verts), oranges (acides), papayes, ananas (acide)	Fruits sucrés, avocats, figues, mangues, oranges (sucrées), ananas (sucré), grenades, raisins, pommes, raisins (noirs), melons, poires, pruneaux (sucrés), prunes
LÉGUMES	Légumes piquants, carottes, piments (forts), épinards, betteraves, aubergines, oignons et ail crus, radis, tomates	Légumes doux-amers, brocolis, choux, choux-fleurs, haricots verts, laitue, okra, persil, pommes de terre, courgettes, asperges, choux de Bruxelles, concombres, céleri, légumes verts à feuilles, champignons, petits pois, poivrons (verts), germes
GRAINS	Sarrasin, millet, riz (brun), maïs, avoine (sec), seigle	Orge, riz (basmati), blé, avoine (cuite), riz (blanc)
ALIMENTS D'ORIGINE ANIMALE	Bœuf, agneau, fruits de mer, œufs (jaune), porc	Poulet ou dinde (viande blanche), lapin, gibier, œufs (blanc), crevettes roses (petite quantité), poisson blanc
PRODUITS LACTÉS	Babeurre, crème fermentée, fromage, yaourt	Beurre (non salé), beurre clarifié, fromage cottage, lait
HUILES	Amandes douces, carthame, maïs, sésame	Noix de coco, tournesol, olive, soja

RÉGIME ALIMENTAIRE DIMINUANT *PITTA*	
	CONSEILS GÉNÉRAUX
LÉGUMES	Tous les légumes conviennent, sauf les lentilles
NOIX	Aucune noix, sauf des noix de coco
GRAINES	Aucune graine, sauf les graines de tournesol et de potirons
ÉDULCORANTS	Tous les édulcorants conviennent, sauf la mélasse et le miel
CONDIMENTS	Aucune épice, sauf coriandre, cannelle, cardamome, fenouil, gingembre frais, curcuma, poivre long et un peu de poivre noir

Plantes

- Coriandre, cumin, rose, bacopa, gotu kola, bringaraj, sariva, gokshura, aloe vera, amalaki, curcuma, shatavari, guduchi, punarnava, manjishta, neem, réglisse, safran
- Formules : Mahasudarshan, Pippaliamla (pippali et amla), Nimbadi (neem et guduchi), Pushyanuga (combinaison de nombreuses plantes), Panchatikta ghrita
- *Rasayanas* : amalaki, rose, sariva, shatavari, bringaraj, jus d'aloe vera, guduchi. *Rasayana* pour le cerveau : bacopa, gota kola et beurre clarifié.

Tisanes

- Buvez beaucoup de tisanes, tièdes ou froides
- Camomille, hibiscus, réglisse, cumin, coriandre, fenouil, rose, brahmi, menthe, citronnelle

Véhicules des remèdes (*anupana*)

- Jus d'aloe vera, beurre clarifié, eau fraîche. Les remèdes préparés dans du beurre clarifié sont de bons toniques nerveux pour *pitta*. Le beurre clarifié se combine bien avec les plantes amères, les fortifiant par ses propriétés diminuant *pitta*. Après l'avoir pris, on boit d'habitude du lait.

Traitement du *kapha*

Les types *kapha* généralement forts et résistants tombent rarement malades. Dans ce cas, les symptômes seront probablement légers et pas très graves. Ces personnes ne chercheront assurément pas un traitement avant que les symptômes aient progressé. Une fois qu'elles débutent le traitement, elles le suivent correctement, mais les symptômes ne changeront que lentement.

Afin de garder *kapha* équilibré ou de l'apaiser lorsqu'il est déséquilibré, il est utile de comprendre ce qui l'accroît réellement.

LES PRINCIPAUX SITES DU *KAPHA*

- **Estomac, bouche, langue**
- **Système respiratoire, gorge, muqueuses**
- **Tête**
- **Pancréas**
- **Lymphe**
- **Tissu adipeux**

Causes d'aggravation du *kapha*

- Sommeil dans la journée, sommeil excessif, réveil tardif
- Manque d'exercice, paresse
- Temps froid, moite, hivernal
- Matin et soir, de 6 h à 10 h et de 18 h à 22 h
- Repas irréguliers, boulimie
- Excès d'aliments sucrés, acides et salés
- Excès d'aliments lourds, froids et moites

Signes d'aggravation du *kapha*

- Rhume, catarrhe, toux, congestion bronchique, rhume des foins, asthme

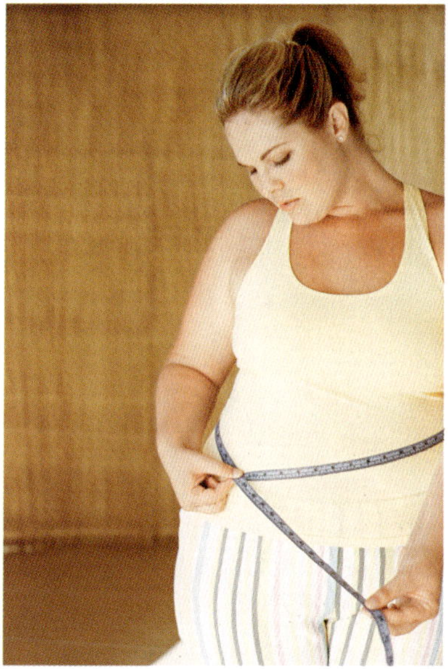

L'excès de kapha *se rapporte au métabolisme lent induisant la prise de poids.*

- *Agni* (feu digestif) faible, digestion et métabolisme lents, salivation excessive, nausée et lourdeur après les repas, constipation
- Surpoids, obésité, syndrome métabolique, diabète de type 2
- Rétention de fluide, congestion lymphatique
- Léthargie, paresse, faible motivation, confusion mentale
- Mauvaise circulation
- Possessivité, goût de la propriété, cupidité, entêtement, aversion du changement, refoulement des émotions
- Fonctionnement faible de la thyroïde, hypercholestérolémie

Les symptômes empirent par temps froid et moite, entre 6 h et 10 h et entre 18 h et 22 h.

Traitement des problèmes *kapha* (*kapha shamana*)

- Plus d'exercice, activité vigoureuse, entreprises différentes, tentative d'ouverture d'esprit
- Réduction de la durée du sommeil, lever bien avant 8 h (de préférence à 6 h !)
- Inhalation d'huile/vapeur, application de chaleur
- Abandon des aliments sucrés, acides et salés
- Augmentation des aliments piquants, amers et astringents
- Régime alimentaire léger comportant

RÉGIME ALIMENTAIRE DIMINUANT *KAPHA*

	DIMINUE	ACCROÎT
FRUITS	Fruits sucrés et acides, bananes, figues (fraîches), raisins, melons, ananas, avocats, pamplemousses, citrons, oranges, papayes, prunes	Pommes, baies, canneberges, mangues, poires, grenades, raisins, abricots, cerises, figues (sèches), pêches, kakis, prunes
LÉGUMES	Légumes sucrés et juteux, patates douces, courgettes, concombres, tomates	Légumes piquants amers, betteraves, choux de Bruxelles, carottes, céleri, ail, laitues, okra, persil, poivrons, radis, germes, brocolis, choux, choux-fleurs, aubergines, légumes verts à feuilles, champignons, oignons, petits pois, pommes de terre (blanches), épinards
CÉRÉALES	Sarrasin, millet, riz (brun), maïs, avoine (sec), seigle	Orge, riz (basmati), blé, avoine (cuite), riz (blanc)
ALIMENTS D'ORIGINE ANIMALE	Bœuf, porc, agneau, fruits de mer	Poulet ou dinde (viande foncée), lapin, gibier, crevettes roses

	CONSEILS GÉNÉRAUX
LÉGUMES	Tous les légumes, sauf haricots rouges et mung, germes de soja, lentilles noires
NOIX	Aucune noix
GRAINES	Aucune graine, sauf graines de tournesol et de potirons
ÉDULCORANTS	Aucun édulcorant, sauf miel cru
CONDIMENTS	Toutes les épices conviennent, sauf sel
PRODUITS LACTÉS	Aucun produit lacté, sauf beurre clarifié et lait de chèvre
HUILES	Aucune huile, sauf de petites quantités d'huile d'amandes douces, de maïs ou de tournesol

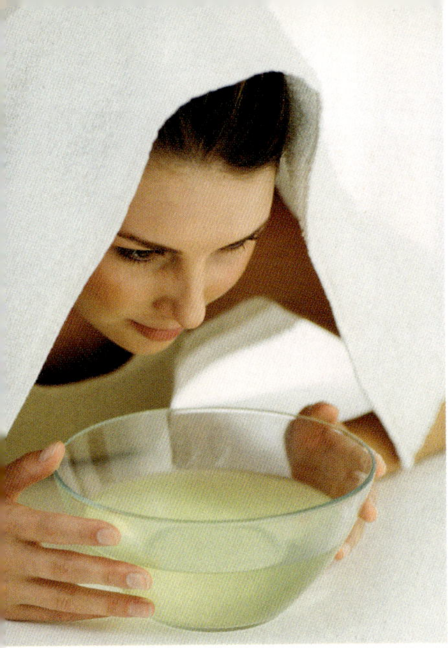

Les inhalations de plantes stimulantes et décongestionnantes éliminent l'excès de kapha.

aliments chauds et repas réguliers
- Beaucoup de boissons échauffantes
- Épices fortes ajoutées aux plats cuisinés
- Administration nasale d'huiles (*nasya*), dont eucalyptus, nilyadi et vacha

Plantes

- Punarnava, curcuma, gingembre, pippali, fenugrec, ase fétide, poivre de Cayenne, tulsi, bibhitaki, haritaki, cannelle, clous de girofle, poivre noir, fenouil, jus d'aloe vera, cardamome, guduchi, gurmar, guggulu, kanchanara
- Formules : Trikatu, Triphala, Triphala Guggulu, Talisadi avec du jus de citron vert
- *Rasayanas* : pour la digestion : Trikatu, Hingwastaka ; pour les problèmes thyroïdiens : Kanchanar Guggulu, Triphala guggulu

Tisanes

- Gingembre, eau chaude et jus de citron vert, graines de céleri, cannelle, tulsi, cardamome, chai, menthe poivrée, fenouil, thym, cumin

Véhicules des remèdes (*anupana*)

- Miel, eau chaude. Les remèdes agissent mieux pris après le repas.
- Huiles pour *nasya* ou inhalation.

Massage à l'huile chaude (*abhyanga*)

Pour l'ayurvéda, l'utilisation des huiles par voie interne et externe (*snehana*) est surtout un prélude à la détoxication. L'application sur le corps d'huile de sésame chaude est relaxante et rajeunissante ; elle intensifie la circulation de l'énergie, améliore la digestion et aide l'élimination du stress, des émotions refoulées et des toxines.

Le massage à l'huile a un effet détoxifiant considérable. En stimulant les tissus sous-cutanés, il prévient l'accumulation des toxines dans l'organisme et aide leur déplacement vers les intestins pour être éliminées. Le rajeunissement et la détoxication deviennent une expérience totalement extatique !

Préparation de l'huile

Pour un usage externe, l'huile de sésame est chauffée d'abord avec une ou deux gouttes d'eau au bain-marie, jusqu'à l'évaporation de l'eau. Le chauffage de l'huile accroît son effet antioxydant. Prise par voie interne, l'huile de sésame pressée à froid est utilisée pour hydrater les muqueuses et les tissus secs *vata* et pour assouplir et déloger les toxines sèches durcies. Il est préférable de prendre une à deux cuillères à soupe d'huile crue par jour.

AVERTISSEMENT

Évitez *abhyanga* immédiatement après l'administration de lavements, émétiques ou purgatifs, durant les premières étapes de la fièvre ou en cas d'indigestion.

HUILES POUR LES DOSHAS

- **Huiles pour *vata* : Sésame, amandes douces, ricin, mahanaryan, ashwagandha, bala**
- **Huiles pour *pitta* : Noix de coco, olive, tournesol, brahmi, bringaraj ; beurre clarifié par voie interne**
- **Huiles pour *kapha* : Vacha, moutarde, graines de lin**

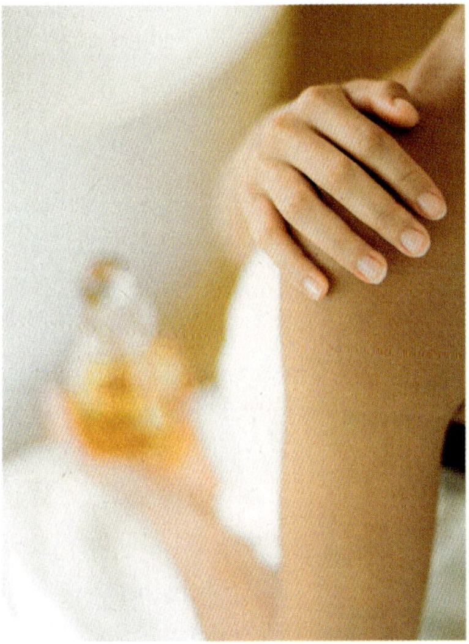

Massez l'huile dans la peau et laissez-la pénétrer de 5 à 15 minutes avant de prendre une douche ou un bain chaud.

Comment pratiquer *abhyanga*

Au quotidien, le matin est préférable pour le massage. Enduisez l'huile sur tout le corps et laissez-la pénétrer de 5 à 15 minutes avant de prendre une douche ou un bain chaud. Ainsi absorbée, l'huile nourrit et détoxifie les couches dermiques. La douche ou le bain chaud ouvre les pores, lui permettant de pénétrer encore plus profondément dans le corps.

Pour atténuer la tension et soulager l'insomnie, mieux vaut appliquer l'huile, y compris sur la plante des pieds, le soir avant le coucher. L'huile est la température de la pièce en été, mais doit être réchauffée en hiver. Des huiles végétales ou essentielles

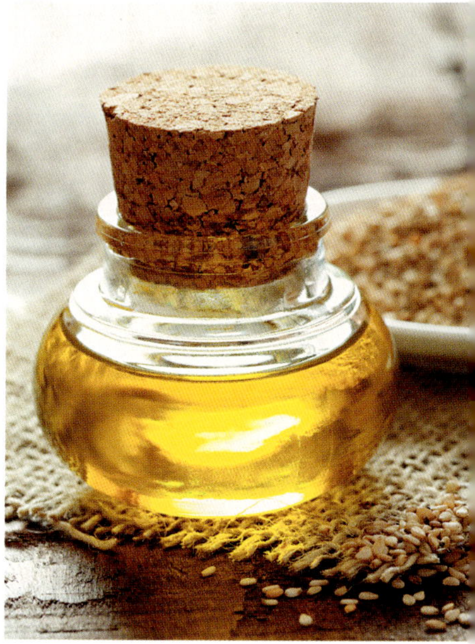

L'huile pressée des graines de sésame est riche en antioxydants.

peuvent être ajoutées pour intensifier des effets particuliers, comme l'huile de lavande pour le stress et la tension, d'oliban pour la douleur arthritique, ou de gingembre pour intensifier la circulation.

La valeur thérapeutique de l'huile de sésame

L'huile de sésame est l'un des plus importants outils de la médecine ayurvédique. Elle est l'un des meilleurs remèdes pour équilibrer *vata* et, comme la perturbation de celui-ci sous-tend les déséquilibres des deux autres *doshas*, cette huile est très appréciée. Pressée des graines de sésame, presque inodore, elle est stable et contient des antioxydants l'empêchant de devenir rance (si elle est bien gardée), ce qui en fait une huile de cuisine populaire en Inde et en Chine. Très nourrissante, elle est riche en vitamines A, B et E, ainsi qu'en fer, calcium, magnésium, cuivre, acide silicique et phosphore. Elle renferme des antioxydants, des acides linoléique et alpha-linoléique et de la lécithine, ce qui explique ses effets bénéfiques sur le cerveau et le système nerveux. Comme l'huile d'olive, l'huile de sésame est censée abaisser le taux de mauvais cholestérol. Les graines blanches donnent le plus d'huile, mais en Inde on considère que la meilleure huile curative est celle extraite des graines noires de sésame.

En Inde, l'utilisation d'huile de sésame pour *abhyanga,* aspect important de l'ayurvéda, fait partie de la vie quotidienne. Sa structure chimique lui confère la capacité unique de pénétrer dans la peau, de nourrir et de détoxifier même les couches dermiques les plus profondes, ce qui en fait l'huile préférée pour le massage. Elle est censée bénéficier aux sept tissus (*dhatus*). La meilleure pour équilibrer *vata*, cette huile peut aussi être utilisée avec parcimonie pour *pitta* et *kapha*.

Employée régulièrement, l'huile de sésame atténue le stress et la tension, nourrit le système nerveux, prévient les troubles nerveux, soulage la fatigue et l'insomnie, favorise la force et la vitalité. Les personnes qui s'en servent tous les jours se sentent plus fortes, résistent mieux au stress, ont plus d'énergie et sont moins vulnérables à l'infection. Ses qualités rajeunissantes atténuent la douleur et les spasmes musculaires tels que la sciatique, les crampes menstruelles, les coliques, le mal de dos et la douleur articulaire. Les antioxydants expliquent sa réputation de ralentir le vieillissement et d'accroître la longévité – son application régulière d'huile sur la peau restaure l'hydratation de celle-ci, la gardant douce, souple et jeune. Prise par voie interne, lubrifie le corps, particulièrement les articulations et les intestins, et atténue les symptômes de sécheresse, comme la toux grattante, le crépitement articulaire et les selles dures.

Les études sur l'effet curatif de l'application de l'huile de sésame confirment ses résultats. Les personnes la pratiquent tous les jours connaissent moins d'infections dermiques bactériennes et de troubles articulaires, car l'acide linoléique aux effets antibactériens et anti-inflammatoires forme 40 % de l'huile de sésame. Cette huile stimule la production d'anticorps, accroît l'immunité, a des propriétés anti-cancérigènes et inhibe le développement des mélanomes.

Chapitre 13 : Traitement des *dhatus*

Lorsque les sept *dhatus* (tissus) fonctionnent de manière optimale, ils sont dans un état *dhatu-sara*, dont le résultat est une santé vibrante.

Qualités *dhatu-sara*

- **Plasma (*rasa-sara*)** : bon teint, peau éclatante, lisse, cheveux lustrés, bonne vigueur, disposition joyeuse qui a du ressort

- **Sang (*rakta-sara*)** : bonne circulation réchauffant les mains et les pieds, lèvres et conjonctive rouges, joues rosées, langue rose, peau tiède, bonne énergie, disposition heureuse

- **Muscle (*mamsa-sara*)** : muscles bien développés et toniques, bonne vigueur, courage, stabilité, corps joliment développé, de belle forme

- ***Tissu adipeux* (*meda-sara*)** : bonne couche adipeuse et lubrification des articulations, des selles, des cheveux, des yeux, etc., chevelure lustrée, voix mélodieuse, forte, véhiculant l'amour, la joie et la compassion

- **Os (*asthi-sara*)** : os et dents solides, grande carrure, cheveux et ongles épais, grosses articulations, patient, stable, bonne endurance

- **Nerfs (*majja-sara*)** : grands yeux clairs, mental vif, sensible, bonne mémoire, résistant à la douleur

- **Organes de reproduction (*shukra-sara*)** : yeux luisants, organes sexuels bien formés, capacité à aimer.

Lorsque les dhatus sont à leur mieux, la peau est éclatante, les cheveux, lustrés, le mental, vif.

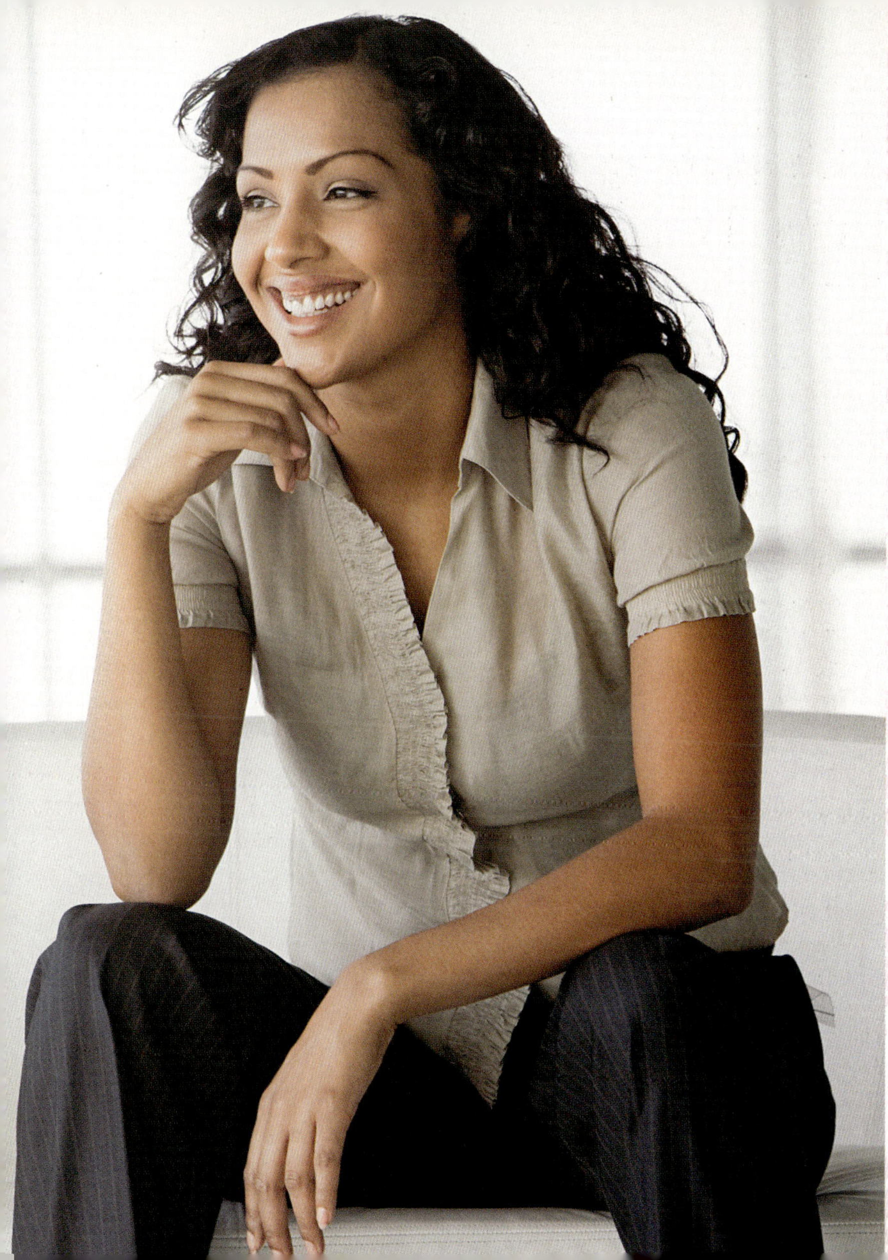

Comment les *doshas* affectent les *dhatus*

Alors que les perturbations des *doshas* sous-tendent les changements physiologiques et psychologiques se produisant dans le mental et le corps, les *dhatus* sont les véritables sites de la maladie. Lorsqu'ils sont affectés par les problèmes des *srotas* (canaux), ils deviennent *dushya*, « ce qui est contaminé ou dénaturé », foyer d'une manifestation pathologiques dans le corps.

Quand un *dosha* s'intensifie et pénètre dans les *dhatus*, il suscite des troubles, particulièrement si une faiblesse inhérente existe dans le *dhatu* concerné. Cela peut être dû aux traumatismes ou blessures du passé ou au *karma* (action), autrement dit peut être hérité. Le *dosha* pénètre d'abord en compagnie d'*agni* (feu digestif) dans le *rasa dhatu* (plasma), puis le *rakta* (sang), et ainsi de suite à travers les sept *dhatus* jusqu'à atteindre *ojas* (énergie et immunité). Mais si *ojas* (force) est épuisé, *vata* (air-humeur) risque de revenir en arrière (*ojas*, *shukra*, *majja*, etc.), ce qui est plus difficile à soigner.

Entrée du *vata* dans les *dhatus*

- ***Rasa*** : Déshydratation, mauvaise circulation, engourdissement, peau sèche, froide ou crevassée, chair de poule, sclérodermie (contraction de la peau), eczéma, psoriasis, toux sèche, prurit dû à la sécheresse, absence de transpiration, sensations de piqûre. **Plantes utiles** : Gingembre frais, tulsi, shatavari

- ***Rakta*** : Goutte, affections cardiaques, hypertension, caillots de sang, varices, artériosclérose, ecchymoses marquant facilement, palpitations, mauvaise circulation, extrémités froides, blessures cicatrisant facilement, anémie **Plantes utiles** : Amalaki, shatavari, réglisse, gotu kola

- ***Mamsa*** : paralysie de Bell, paralysie, myomes (fibromes utérins), faiblesse et atrophie des muscles, crampes, soubresauts musculaires, tics, fatigue, manque de souplesse, douleurs musculaires, tremblements, mauvaise coordination. **Plantes utiles** : Ashwagandha, bala, kapikachu

- ***Medas*** : Diabète, tuberculose, lipome (tumeur du tissu adipeux), dessiccation du tissu adipeux, perte de poids, épuisement, absence de transpiration, yeux enfoncés dans les orbites, os saillants, tumeurs petites et dures, articulations flasques, mal du bas du dos. **Plantes utiles** : Réglisse, vidarikanda, shatavari, ashwagandha

- ***Asthi*** : Ostéoporose, dents sensibles, ongles friables, cheveux secs, perte de cheveux, articulations crépitantes, douleur des os et des articulations,

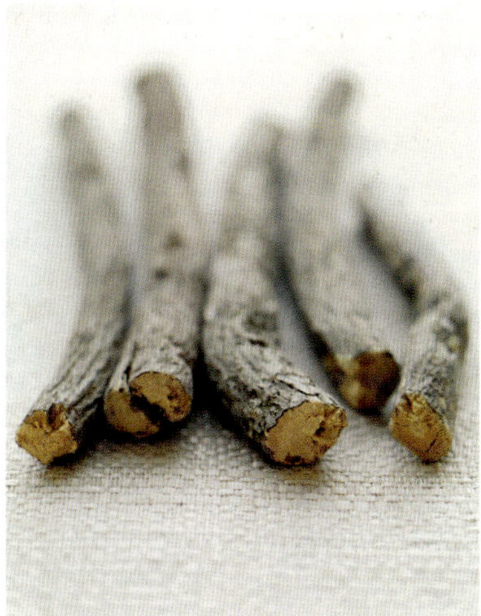

La réglisse apaise vata et pitta *et peut être utilisée en cas de pénétration de* vata *dans* rakta dhatu.

caries dentaires, arthrose. **Plantes utiles** : Guggulu, ashwagandha, oliban, curcuma

- ***Majja*** : Vision floue, anémie, troubles neurologiques et musculaires, sclérose en plaques, épilepsie, sciatique, engourdissement, névralgie, tremblements, étourdissement, acouphènes, paralysie, problèmes

psychologiques, peur et anxiété.
Plantes utiles : Ashwagandha, jatamansi (excellente plante *tridoshique* pour le système nerveux), vacha, brahmi, kapikachu

- ***Shukra*** : Stérilité, impuissance, faible immunité, tuberculose, faible numération des spermatozoïdes, prostatite, oligoménorrhée, menstruation douloureuse, kystes utérins, fibromes, peur, anxiété, sentiment de ne pas être aimé.
Plantes utiles : Ashwagandha, kapikachu, vidarikanda, bala, shatavari

- ***Ojas*** : Immunité affaiblie (infections récurrentes), grande faiblesse.
Plantes utiles : Vidari, ashwagandha, shatavari, amalaki, bala

Entrée du *pitta* dans les *dhatus*

- ***Rasa*** : Peau rouge, enflammée, décoloration jaunâtre, fortes fièvres, ganglions lymphatiques enflés, mal de gorge, éruptions, acné, eczéma, urticaire, ecchymoses marquant

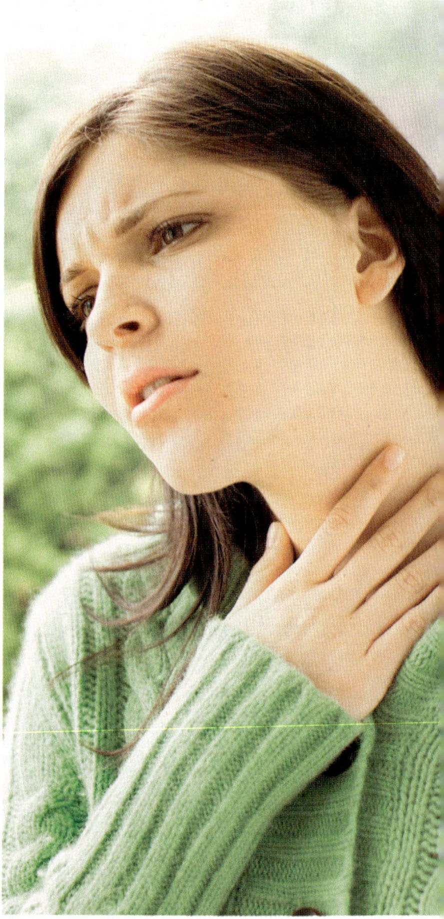

Le mal de gorge et les ganglions lymphatiques enflés sont causés par la pénétration du pitta *dans* rasa dhatu.

facilement. **Plantes utiles** : Neem, aloe vera, menthe poivrée, Mahasudarshan

- ***Rakta*** : Problèmes dermiques inflammatoires, eczéma, psoriasis, infections, furoncles, cholécystite (inflammation de la vésicule biliaire), jaunisse, hépatite, hypertrophie du foie, splénomégalie, anémie, chaleur dans les mains et les pieds, bouffées de chaleur, troubles sanguins. **Plantes utiles** : Neem, manjishta, guduchi, amalaki

- ***Mamsa*** : Gastrite, entérite, colite, ulcères, troubles cardiaques, abcès, gingivite, appendicite, fibromyalgie, infection du tissu musculaire, fièvre chronique, bursite. **Plantes utiles** : Guduchi, Kaishore Guggulu, curcuma

- ***Medas*** : Furoncles, abcès, tumeurs, diabète, infections du tissu adipeux, transpiration excessive, miction excessive, sang dans l'urine, infections de l'appareil urinaire. **Plantes utiles** : Neem, curcuma, manjishta, shankapushpi

- ***Asthi*** : Ostéomyélite, arthrite inflammatoire, douleur à type de brûlure dans les articulations et les os, abcès osseux. **Plantes utiles** : Kaishore Guggulu, gotu kola

- ***Majja*** : Névrite, méningite, sciatique, engourdissement, maux de tête, anémie. **Plantes utiles** : Gotu kola, brahmi, bringaraj, jatamansi

- ***Shukra*** : Menstruations abondantes, douloureuses ou fréquentes, inflammations pelviennes, faible numération des spermatozoïdes, faible fécondité et immunité, faible production de fluides reproducteurs, saignement au milieu du cycle, testicules ou prostate enflés, sang dans le sperme, prostatite, orchite (enflure des testicules), épididymite (enflure de l'épididyme). **Plantes utiles** : Shankapushpi, rose, guduchi, safed musli (plante musclant le corps et aphrodisiaque), ashoka, shatavari

- ***Ojas*** : Hyperthermie (fièvre anormalement élevée), faible immunité. **Plantes utiles** : Amalaki, gotu kola, guduchi, bringaraj

Entrée du *kapha* dans les *dhatus*

- ***Rasa*** : Asthme, bronchite, eczéma suintant, verrues, kystes, infections fongiques de la peau, peau pâle, moite et froide, toux avec expectoration blanche, hypertrophie glandulaire, nausée, congestion lymphatique, œdème, fièvres légères, congestion des sinus. **Plantes utiles** : gingembre sec, kanchanara, Trikatu, pippali, curcuma

- ***Rakta*** : Anémie, congestion biliaire, calculs biliaires, hypertension, hypercholestérolémie, embolie, artériosclérose, leucopénie (numération globulaire basse), caillots de sang, anémie. **Plantes utiles** : Manjishta, kutki (plante rafraîchissante), daruharidra (régulateur hépatique), guggulu

- ***Mamsa*** : Œdème, muscles lourds, épuisés et enflés, troubles cardiaques, insuffisance cardiaque congestive, myomes, œdème kystique sur le tendon, hypertrophie musculaire. **Plantes utiles** : Kanchanar Guggulu, arjuna, curcuma, punarnava

- ***Medas*** : Excès d'adiposité avec surpoids, lourdeur, fatigue, sueurs froides, fibromes, lipomes, diabète, dégénérescence graisseuse du foie. **Plantes utiles** : Kutki, Triphala Guggulu, gurmar

- ***Asthi*** : Bec-de-perroquet, ostéome, articulations arthritiques enflées, pilosité excessive. **Plantes utiles** : Punarnava Guggulu, Gokshuradi Guggulu

- ***Majja*** : Problèmes neurologiques, sclérose en plaques, absence de sensibilité nerveuse, réactions lentes, léthargie, dépression, anémie, tumeurs cérébrales. **Plantes utiles** : Brahmi, vacha, oliban

- ***Shukra*** : Dysfonctionnement sexuel, infécondité, tumeurs utérines, kystes, fibromes, hypertrophie prostatique bénigne, immunité

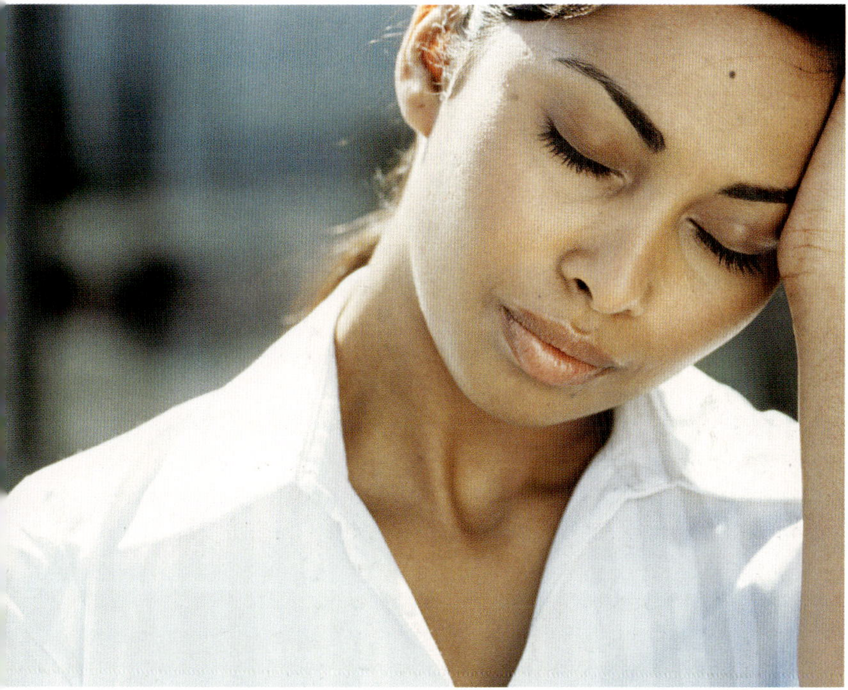

affaiblie, tumeurs bénignes, tumeurs des testicules, diabète, calculs prostatiques. **Plantes utiles** : Kapikachu, gokshura, ashwagandha

- ***Ojas*** : Faible immunité, pneumonies récurrentes. **Plantes utiles** : Pippali, bibhitaki, gokshura, guggulu

L'entrée du kapha *dans* majja dhatu *peut provoquer léthargie et dépression*

Chapitre 14 : L'ayurvéda et le mental

Le mental a été appelé le miroir de la conscience pure, qui fait briller la lumière du moi (*Atman*), le domaine inconditionné au-delà de l'espace et du temps. Le mental peut être éprouvé en tant que conscience, intelligence et sagesse, car la lumière de la conscience pure l'éclaire. Le mental est le véhicule de la conscience, pas la conscience même. Le mental reflète la conscience, qui réside dans le cœur et baigne l'ensemble de l'être. Si on reste dans le mental, on reste dans le monde conditionné, alors que libéré dans la conscience pure on est affranchi.

Si on s'interroge vraiment sur la nature du mental, on entreprend un voyage dans son propre être, devenant tant l'observateur que la personne observée. On découvre ainsi toutes les forces travaillant en soi-même et on voit que chaque individu est un microcosme du macrocosme, une réplique du cosmos, du moi ou de la conscience, ne faisant qu'un avec la conscience pure passive (*Brahma*). *Charaka Samhita* affirme : « Celui qui voit de la même manière tout l'univers en son moi et son moi dans tout l'univers possède le véritable savoir. »

Le mental est un miroir de la conscience pure, qui fait briller la lumière du moi.

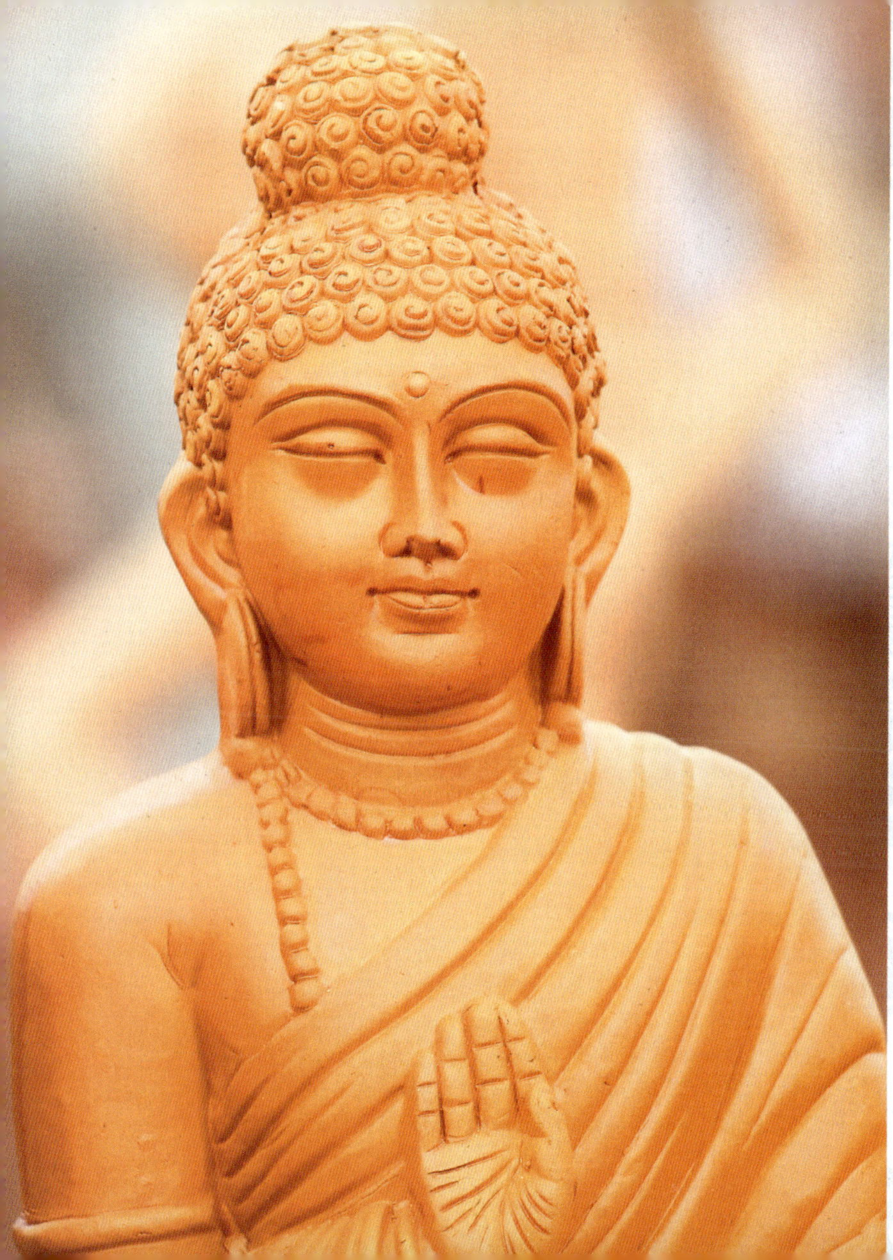

L'anatomie subtile du mental

Les *manovahasrotas* sont les canaux subtils du mental. D'après les textes anciens, l'ensemble du corps, s'ouvrant dans les organes sensoriels est le canal ou *srota* du mental.

Dans ce sens, l'ayurvéda est un véritable système holistique. Pour lui, il n'y a pas de réelle séparation mental-corps, car le corps est censé être la cristallisation du mental. En recourant à la sagesse ayurvédique, on peut atteindre une compréhension plus subtile du mental, incluant le corps physique et le moi immortel.

Mental et cœur

Pour l'ayurvéda, le mental et le cœur sont une même chose. Le mental est censé résider dans le cœur, c'est-à-dire tant dans le cœur physique que dans le cœur de la conscience pure.

Les trois *doshas* y résident aussi. Le cœur est le siège de *prana*, *tejas* et *ojas*, les aspects subtils des *doshas* et des trois *gunas*, *sattva*, *rajas* et *tamas*. Cela signifie que le mental et l'état émotionnel sont influencés par l'équilibre de ces qualités ; à son tour, le mental a le pouvoir d'influencer la santé physique. Chaque pensée et sensation, chaque saute d'humeur, chaque préférence ou aversion a un impact sur les *doshas* et par la suite sur la santé. La santé mentale est un état de bien-être sensoriel, mental, intellectuel et spirituel.

Conscience universelle et cosmique

Selon la philosophie *sankhya* (voir page 18) *purusha* est la conscience universelle qui baigne tout, l'intelligence suprême. *Prakruti* (nature primordiale) est la force de création sous-tendant tout ce qui

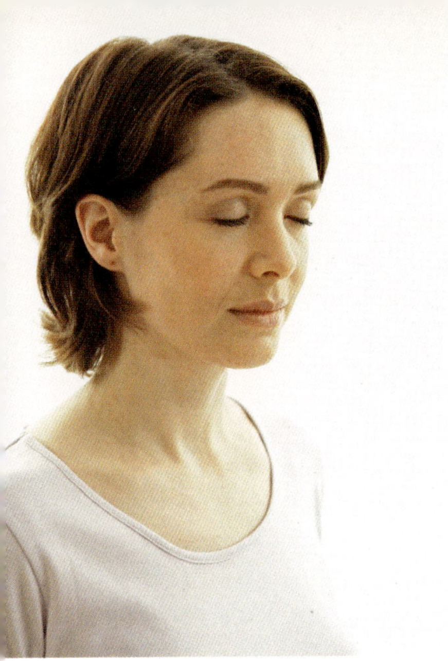

Chaque pensée et sensation a un impact sur les doshas *et par la suite sur la santé.*

existe dans l'univers, brut et subtil, composée de trois qualités principales, les *gunas*: *sattva*, *rajas* et *tamas*. *Atman* est le moi, qui est divin – le Dieu intérieur. La conscience pure devient plus dense et aboutit à la matière donnant naissance au mental, aux sens et aux cinq éléments.

Mahat est l'intelligence cosmique sous-tendant la création et l'ensemble des lois et principes suivis par tout ce qui existe dans le monde manifesté. *Mahat* est universel et individuel ; ce sont les grandes vérités à l'arrière-plan de la vie, depuis le mental universel ou divin jusqu'au plan cellulaire. Chaque cellule a une conscience cellulaire (micro-*mahat*) gouvernant son intelligence, lui permettant de maintenir l'activité métabolique correcte pour son type particulier.

L'aspect interne du mental

L'aspect interne (*antahkarana*) du mental est composé de quatre parties :

- *Buddhi* (intelligence, intellect)
- *Chitta* (expériences)
- *Manas* (esprit)
- *Ahamkara* (égotisme/sens de l'individualité).

Buddhi

Dans l'âme individuelle, *mahat* devient *buddhi*, de la racine *buddh*, qui (comme le nom Bouddha) signifie « devenir conscient », « comprendre » ou « savoir ». C'est l'intelligence de l'âme, grâce à laquelle on peut discerner la vérité, et qui confère un sentiment d'individualité. *Buddhi* est la dimension interne du cœur/mental qui est attirée par Brahma (conscience universelle), la partie de l'homme qui devient éveillée une fois libérée des attaches externes. *Katha Upanishad* (I, 3) le compare au conducteur d'un char tiré par des chevaux : ses rênes représentent l'esprit inférieur (*manas*), les chevaux sont les cinq sens et le char, le corps.

Chitta

C'est l'ensemble des expériences, y compris des *samskaras* – l'influence de toutes les expériences (dont celles des vies antérieures) qui affectent inconsciemment la plupart des traits mentaux et émotionnels. Le mental absorbe les impressions venant des cinq sens et les emmagasine dans *chitta*, dans le cœur, devenu ainsi le réceptacle des pensées, des sensations et des sentiments. Ceux-ci ont un impact direct sur l'expérience de vie, car ils deviennent les verres à travers lesquels on voit le monde et qui influencent à leur tour de manière significative le mental et la santé physique.

Chitta nadi est le canal par lequel les *samskaras* passent dans le monde externe et colorent l'expérience personnelle. Puis, à travers ce même canal, les expériences de ce monde externe des sens arrivent dans le monde interne du cœur, où elles sont emmagasinées. Le courant dirigé vers l'extérieur donne naissance à l'esprit et aux émotions (*manas)*, le courant dirigé vers l'intérieur, à l'intelligence (*buddhi)*.

Manas

L'aspect externe de *chitta* est appelé *manas* – l'esprit général de réflexion concerné par l'organisation des informations reçues du monde externe des cinq sens.

Puisque cet aspect du mental est connecté aux sens, il peut faire à l'infini l'expérience des sensations mentales et émotionnelles, qui impliquent les désirs matériels et l'attachement à la forme extérieure, apportant avec elle turbulence et souffrance.

Manas tire la conscience vers l'incarnation ou la réincarnation dans l'existence matérielle en tant qu'âme individuelle. La sagesse et le discernement de *buddhi* reconduisent l'âme incarnée vers le cœur spirituel, en abandonnant son identification avec le monde matériel et en aidant à laisser aller les désirs matériels – permettant par conséquent la libération (*moksha*).

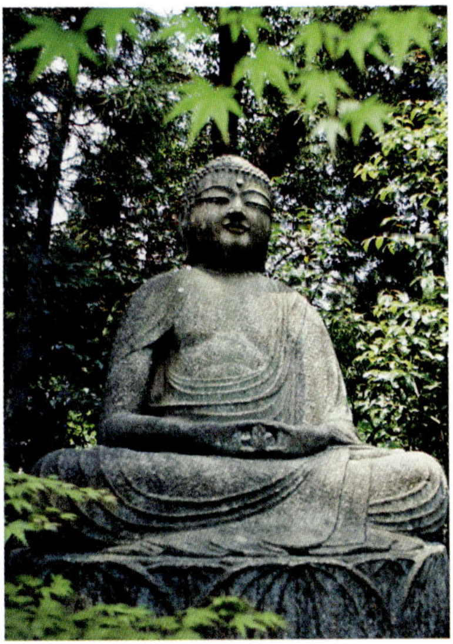

Ahamkara

Ahamkara confère le sentiment d'individualité, synonyme du concept occidental d'ego, créant l'illusion du « moi » et du « mien » – l'idée qu'on est des individus indépendants, avec une conscience propre, plutôt qu'une partie de la conscience universelle ou divine. Ainsi, *ahamkara* génère la dualité et une sensation de séparation des autres. Il est créé par *buddhi* et, en dernière analyse, lui est subordonné.

Lorsque le mental est dans cet état, l'individu peut être identifié inconsciemment à quelque chose qui est habituellement à l'extérieur de lui. Ce peut être une chose matérielle (comme une nouvelle voiture), qui confère une sorte de statut apparent, un concept ou une idée (telle qu'une conviction religieuse) qui, si menacée, est même susceptible de pousser au conflit. Un état de *rajas* (agitation/énergie) prédomine dans *ahamkara*, car en s'identifiant à une petite partie

Buddhi *est l'intelligence de l'âme. Son nom vient du mot « Bouddha », « devenir éveillé ».*

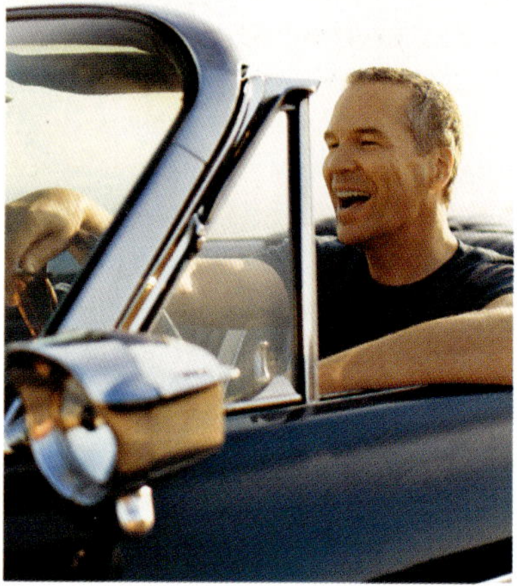

Ahamkara peut inciter à s'identifier à la nouvelle voiture, en s'imaginant qu'elle confère un statut.

de la création et en rejetant tout le reste comme « n'étant pas moi », on devient sujet à la souffrance mentale telle que l'orgueil, la colère, la haine et la jalousie.

La sagesse du *buddhi*

Le cœur fournit un pont entre le mental individuel (*buddhi*) et la conscience et le mental universels (*mahat*). Sans l'identification à *ahamkara* ou la séparation de celui-ci, le mental individuel fait l'expérience de sa véritable nature de mental universel. La cause ultime de la maladie est l'ignorance, l'illusion que l'individualité est réelle. Le remède à toutes les maladies se trouve donc dans la sagesse avertie du *buddhi*, capable de disperser cette illusion. La véritable santé est la libération du cycle de réincarnation et de souffrance et la réalisation qu'on est *purusha*, conscience pure.

Les formes mentales des *doshas*

Prana, *tejas* et *ojas* sont les formes les plus subtiles des trois *doshas*, qui exercent leur influence sur le mental. Ils remplissent des fonctions similaires à celles de leurs trois formes présentes dans le cerveau (*prana vata*, *sadhaka pitta* et *tarpaka kapha*), mais sur un plan plus subtil. Ils sont par ailleurs perturbés par les mêmes choses qui perturbent habituellement les *doshas* (voir chapitre 12).

Prana

La forme mentale du *vata* est *prana*, la force vitale et le souffle de la vie. À un niveau cellulaire, c'est le flux de l'intelligence, la communication entre les cellules maintenant la cohésion de l'organisme. *Prana* confère inspiration et positivité, volonté de vivre, de se développer et de se guérir soi-même, et connecte avec le moi. Lorsque *prana* est inactif, il devient conscience extatique pure.

Trop de *prana* cause une disparition du contrôle mental, car la force vitale perd sa connexion avec le cerveau et le corps, conduisant à une perte de coordination sensorielle et motrice et prédisposant aux problèmes de l'apprentissage et du comportement, comme le trouble déficitaire de l'attention. On se sent dépourvu d'ancrage, stressé et détaché, le sentiment d'identité s'affaiblissant.

La déficience en *prana* cause un manque d'énergie mentale, d'enthousiasme et de curiosité. La force vitale et l'énergie curative sont basses, la réceptivité et la créativité, inhibées. Le mental et les sens deviennent mornes et lourds, la motivation risque de disparaître, les attitudes susceptibles de devenir conventionnelles et rigides.

Tejas

Tejas est la forme mentale du *pitta* ; c'est le feu du mental, l'intelligence cellulaire. *Tejas* favorise l'intelligence, la raison, la passion d'apprendre, la concentration, l'auto-discipline, la perception et la clarté mentale. L'individu à la possibilité d'éprouver l'extase pure. Trop de *tejas* aboutit à un mental excessivement critique et averti, au doute, à l'irritabilité, à la colère et à l'inimitié. Les personnes présentant un excès de *tejas* sont difficiles à contenter et enclines à des accès de colère. La déficience en *tejas* risque de susciter incapacité à faire preuve de discernement, acceptation sans réserve des choses et perte de la faculté d'apprendre de l'expérience. Cela incite à se montrer passif et impressionnable, se laissant trop influencer par les autres, si bien que l'objectif et la direction s'estompent.

Ojas

Sous une forme subtile, *ojas*, le fluide vital essentiel du corps, est la forme mentale du *kapha*. *Ojas* favorise la force mentale, la stabilité, l'endurance, la patience, le calme, la mémoire, la concentration soutenue, le bonheur, l'extase, le contentement. Il connecte et étaye le bien-être physique, mental, spirituel. *Ojas* est essentiellement la paix mentale, régénérée à travers la méditation. Son excès cause lourdeur et affaiblissement du mental, ainsi que contentement de soi et manque absolu d'envie de changer ou de grandir.

Actions équilibrantes

Généralement, un *ojas* élevé pose bien moins de problèmes que le *prana* ou le *tejas* en excès, qui sont les principaux facteurs suscitant des troubles mentaux. Un *prana* élevé dessèche *ojas*, un *tejas* élevé le brûle. L'excès de *prana* et de *tejas* va alors de concert avec un *ojas* faible. Selon Charaka, « quand *ojas* est faible, la personne est craintive, faible, inquiète, ses sens sont troublés, elle a mauvais teint, un mental faible, est brusque et mince ». Elle manquera de confiance en soi, aura du mal à se concentrer ou à se souvenir et manquera de foi. Un épuisement nerveux ou des problèmes mentaux peuvent apparaître.

Prana, *tejas* et *ojas* contrôlent *vata*, *pitta* et *kapha* dans le corps. Les facteurs qui les équilibrent incluent la méditation, l'étude personnelle, la prière, le sommeil profond, la relaxation, la bonne utilisation des couleurs, des arômes et des gemmes. *Prana* est fortifié en particulier par le temps passé dans la nature et par la communion avec les « forces cosmiques ». Les vertus comme la foi, l'amour, la réceptivité, la compassion et la compréhension sont aussi importantes. Les facteurs causant des déséquilibres du *prana*, du *tejas* et d'*ojas* incluent la prise de médicaments et d'euphorisants, l'exposition excessive aux influences des communications de masse, de la télévision ou des ordinateurs, les sensations excessivement puissantes,

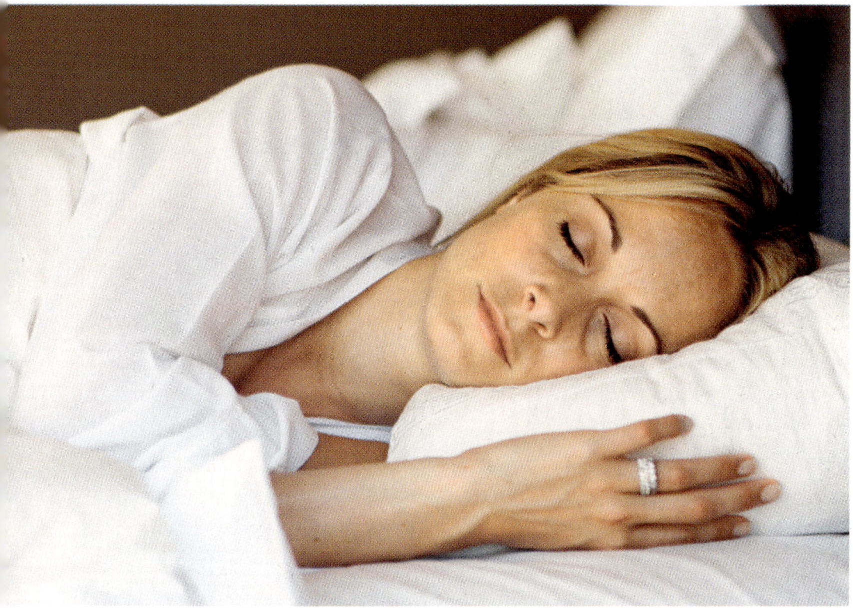

comme couleurs très criardes, bruits forts, stress, émotions démesurées ou feintes, pratiques incorrectes de méditation. Les exercices de respiration (*pranayama*) pratiqués à l'excès aggravent *prana*.

Le sommeil profond aide à garder en équilibre prana, tejas *et* ojas.

Les *doshas* et le mental

Les perturbations mentales et émotionnelles dont on fait habituellement l'expérience permettent d'observer l'effet que le dérèglement des trois *doshas* a sur *prana*, *tejas* et *ojas*. Les trois principaux sous-types de *doshas* se rapportant en particulier à l'état mental et à l'état émotionnel sont décrits ci-après.

Prana vata

Connecté aux fonctions cérébrales supérieures, *prana vata* gouverne le mouvement du mental, des pensées et des sensations et peut être mis en corrélation avec l'activité neuroélectrique du cerveau. Il favorise l'enthousiasme, l'adaptabilité mentale, l'inspiration, la capacité de communiquer et de coordonner les idées. Perturbé, donne naissance à l'agitation, à l'anxiété, à l'insécurité, à la peur, à l'insomnie, à des cauchemars et à des problèmes neurologiques tels que palpitations, tremblements, épilepsie et démence. *Prana vata*, considéré comme étant le plus important aspect du *vata*, dirige les quatre autres sous-*doshas* de celui-ci. Puisque *vata* dirige le corps dans son ensemble, le maintien de l'équilibre du *prana vata* influence considérablement la santé globale.

Sadhaka pitta

La santé mentale et émotionnelle est fortement affectée par *sadhaka pitta* – le *pitta* présent dans le cœur et le mental. Il régit les substances biochimiques (neurotransmetteurs genre dopamine et sérotonine) sécrétées dans le cerveau et est responsable de la circulation du sang dans le cœur et des émotions lui étant associées. C'est l'aspect du *pitta* qui digère et métabolise les expériences et détermine les réactions que celles-ci suscitent.

Lorsqu'il est équilibré, *sadhaka pitta* favorise les émotions harmonieuses, la confiance en soi, les désirs sains, l'énergie, la motivation, la passion et le sentiment d'accomplissement. Déséquilibré, il induit des émotions négatives, dont l'autocritique, la faible estime de soi, les sautes d'humeur, les accès de colère, l'analyse excessive, la réprobation démesurée, l'agressivité, l'excès d'ambition, la jalousie, la brusquerie. Les types *pitta* deviennent probablement plus pénibles à des époques de tension, comme avant les examens, les entretiens et les compétitions, car ils sont très compétitifs et craignent l'échec. Ils ont tendance à refouler leurs émotions jusqu'à ce que leur colère explose. Pleurer et s'exprimer est important, aidant les types *pitta* à relâcher la

Les larmes sont importantes pour les types pitta, *les aidant à libérer leurs émotions.*

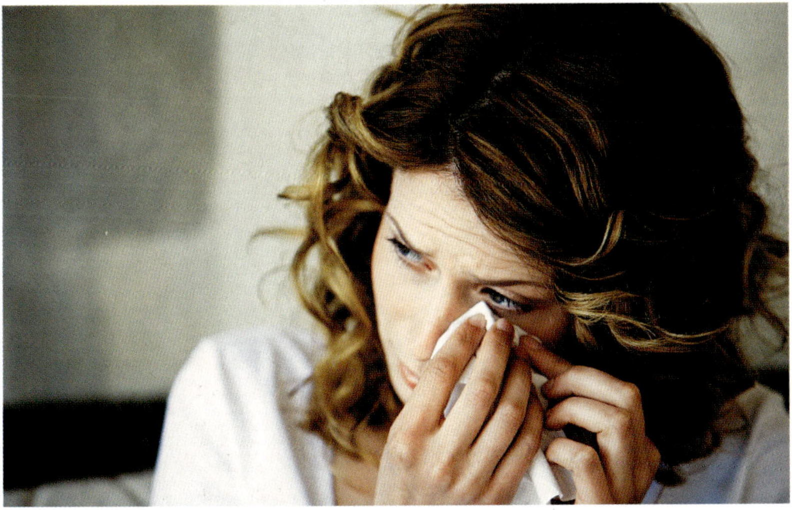

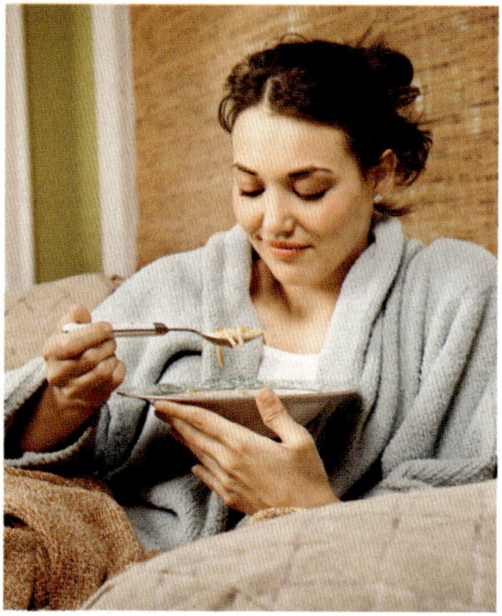

Un excès de tarpaka kapha *peut causer une sensation de lourdeur et de léthargie et pousser à manger pour se rassurer.*

tension. Les larmes peuvent susciter maux de tête, sensations de brûlure dans la tête et les yeux et palpitations. L'insomnie, symptôme de *sadhaka pitta* perturbé, est différente de l'insomnie *vata*. Les personnes *pitta* restent éveillées entre 22 h et 2 h, réfléchissant à leur surcharge de responsabilités et faisant leur autocritique. Facilement blessées, se sentent impuissantes et ont le sentiment d'avoir échoué, ce qui peut les conduire à la dépression.

La dépression de type *pitta* n'est pas à prendre à la légère. Elle risque d'être grave et durer longtemps. Si elle n'est pas traitée, peut aboutir à des troubles bipolaires, à des tendances suicidaires, à un comportement autodestructeur genre abus de drogues et d'alcool, qui ne fait qu'exacerber le problème. Elle peut aussi déboucher sur un déséquilibre du *tarpaka kapha*, responsable de la coordination du cœur et de l'esprit, suscitant d'autres problèmes dans le mental (*prana vata*), dans quel cas les trois *doshas* seront perturbés.

Tarpaka kapha

Situé dans le cerveau, le cœur et le liquide céphalo-rachidien, *tarpaka kapha* fournit nutrition, force, protection et lubrification aux nerfs. *Tarpaka* signifie « contentement ». Son mouvement vers l'intérieur permet d'éprouver la joie d'être soi-même. Équilibré, *tarpaka kapha* confère de l'éclat aux yeux et à la peau, du courage, de la force d'âme, de la stabilité mentale et émotionnelle, de la résistance au stress, de la lucidité mentale et de la joie de vivre. Les personnes *kapha* sont généralement plus placides et endurantes, plus lentes à réagir émotionnellement. Soumises au stress, elles tendent à devenir léthargiques, se renfermer et perdre leur motivation. Elles peuvent se montrer possessives, trop attachées aux gens et aux choses, avec une possible tendance à la suralimentation par compensation. Prenant facilement du poids, ces personnes font de l'exercice à contrecœur. Elles peuvent rester assises des heures à ne pas faire grand-chose, peut-être en regardant la télévision. La déficience du *tarpaka kapha* peut causer mécontentement, malaise, nervosité et insomnie, ainsi que des symptômes d'excès du *prana vata*. La méditation favorise sa sécrétion.

Équilibrer les *doshas*

Le mental est un merveilleux outil exploitable pour obtenir des informations du monde environnant en passant par les cinq sens. L'individu a la capacité d'utiliser son mental de manière productive, mais risque aussi d'être à la merci de ses façons turbulentes, accumuler l'*ama* (toxines) mental à partir des expériences non digérées et de s'accrocher aux pensées irrésolues et aux émotions nuisibles.

De manière générale, équilibrer les *doshas* aide à remédier aux dérèglements de leurs aspects se rapportant spécifiquement au mental et au cœur (voir chapitre 12). En voici quelques directives.

Prana vata

- Promenez-vous au grand air à l'aube et respirez profondément. Cela aide à ouvrir les canaux, stimule la digestion et l'élimination, évacuant tout *ama* de la journée précédente.
- Ne refoulez pas les besoins naturels, ce qui risque de déséquilibrer *vata* et contribue à l'anxiété et au trouble émotionnel.
- Administrez-vous tous les jours un *abhyanga* (massage à l'huile chaude). Le sens du toucher associé aux émotions aide à équilibrer *vata* et à

apaiser l'anxiété et le stress. Faites-le suivre d'un bain chaud pour éliminer les toxines extirpées des cellules durant le massage.

- Pratiquez des *asanas*, postures yogiques, pour intensifier la digestion, faire sortir des canaux et des cellules du corps les toxines contribuant à l'*ama* mental et améliorer la santé globale.
- Humez des huiles aromatiques, dont jatamansi, vétiver, oliban, jasmin, rose et santal.
- Pratiquez le *pranayama* (exercices de respiration).

Plantes utiles : Tagarah, ashwagandha, rose, vacha, jatamansi, shankapushpi, shatavari, bringaraj, safran, noix de muscade, réglisse, cumin noir, bala, kapikachu.

Sadhaka pitta

- Passez du temps au grand air dans un bel endroit, spécialement près de l'eau.

Humer des huiles aromatiques est une merveilleuse façon d'équilibrer prana vata.

- Buvez de la tisane de rose ou de camomille lorsque vous avez besoin d'une boisson apaisante.
- Évitez le surmenage, tant mental que physique.
- Massez-vous quotidiennement avec une huile rafraîchissante, relaxante : huile de noix de coco ou huile de sésame contenant des huiles essentielles de rose, camomille, santal, coriandre ou citronnelle.
- Écoutez de la musique apaisante, relaxante, et détendez-vous.
- Mettez-vous au lit avant 22 h. Le repos suffisant est essentiel pour la

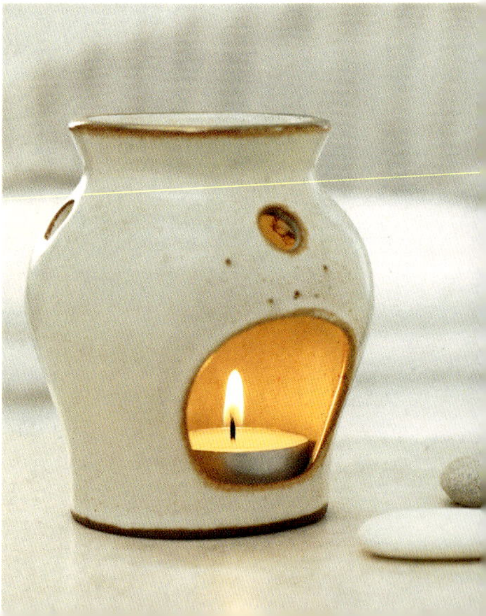

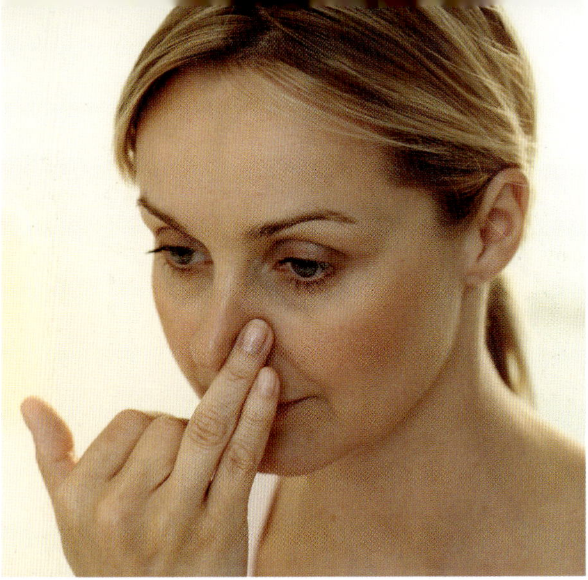

Le pranayama *est l'une des manières les plus efficaces d'équilibrer les* doshas.

santé émotionnelle. Vous endormir le soir durant la période *kapha* génère un sommeil profond, reposant, qui revigore le mental et le corps.

Plantes utiles : Rose, camomille, amalaki, shatavari, bringaraj, aloe vera, manjishta, sariva, bacopa, gotu kola, jatamansi, shankapushpi, santal, safran, réglisse.

Tapaka kapha

- Réveillez-vous à l'aube. Le réveil après 6 h obstrue les *srotas* (canaux) d'*ama*, conduisant à la léthargie, à l'affaiblissement du mental, à la mauvaise humeur et à une communication lente entre cœur et mental.
- Évitez de dormir dans la journée.
- Faites beaucoup d'exercice vigoureux, entreprenez des actions différentes et essayez de garder l'esprit ouvert.
- Pratiquez *nasya*, l'administration nasale d'huile, dont eucalyptus, nilyadi ou vacha.

Plantes utiles : Tulsi, rose, vacha, pippali, gotu kola, bacopa, oliban, shankapushpi, safran.

La constitution mentale et émotionnelle (*manas prakruti*)

L'équilibre des trois *gunas* (*sattva*, *rajas* et *tamas*) dans la constitution mentale a un effet profond sur l'état du mental et des émotions (voir chapitre 3).

Il y a trois grandes catégories de *prakrutis* (personnalités) mentales. Une personne est *sattvique*, *rajasique* ou *tamasique* selon la prédominance des *gunas*, qui affectent à leur tour les trois *doshas*. Bien qu'une interaction des trois soit nécessaire, quand *sattva* (la qualité d'amour, d'harmonie et de vertu) prédomine, elle induit un équilibre correct des trois *gunas*. Quand *sattva*, *rajas* et *tamas* agissent de concert, cet équilibre est le « *sattva* pur ».

Le mental *sattvique*

On peut modifier *manas prakruti* grâce aux pensées, actions, régime alimentaire, plantes et mode de vie. L'ayurvéda est principalement *sattvique*, conseillant un mode de vie promouvant l'amour, la foi, la paix, la non-violence et d'autres vertus *sattviques*. En suivant un régime alimentaire sain et en menant une vie harmonieuse avec amour, sagesse et divers attributs *sattviques*, on éprouve un grand sentiment de paix, de joie et de satisfaction. L'ayurvéda conseille un code de conduite physique (*svasthavitta*) et morale (*sdavritta*), impliquant :

- Habitudes quotidiennes de santé (*dinacharya*, voir page 164) débutant par un massage à l'huile (*abhyanga*) visant à éliminer les toxines et à stimuler la circulation de l'intelligence naturelle dans le corps

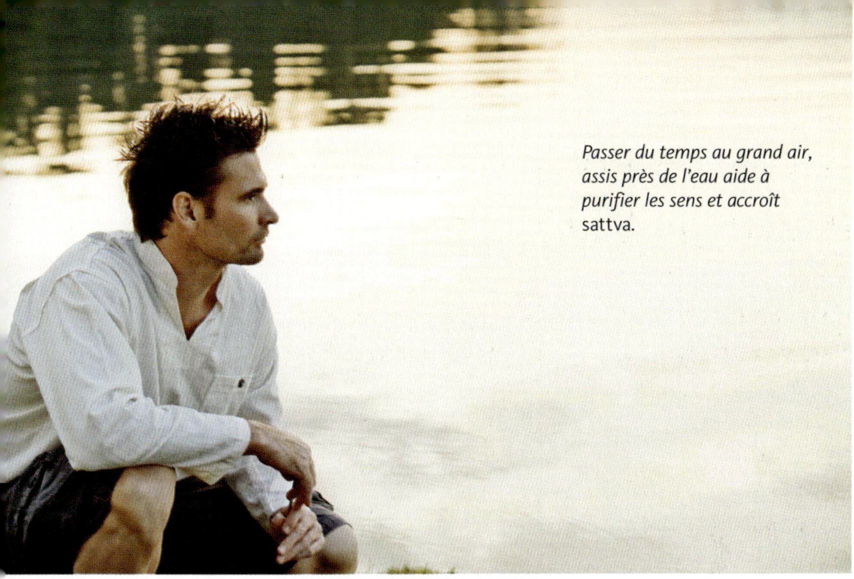

Passer du temps au grand air, assis près de l'eau aide à purifier les sens et accroît sattva.

- Régime de santé saisonnier (*rtucharya*, voir page 204)
- Méditation visant à dissiper le stress profond et à favoriser l'harmonie, la créativité et la clarté
- Régime alimentaire *sattvique* sains, en accord avec le type du corps
- Exercice régulier
- *Pranayama*
- Aliments purs et eau pure
- Évitement des toxines genre pesticides, alcool et tabac
- Purification ou *panchakarma* (voir chapitre 17)
- Thérapies comme *Shirodhara* et massage *marma* (stimulation de le 107 points *marma* afin d'intensifier *prana* et d'équilibrer les *doshas*.)
- Sommeil approprié
- Temps passé dans la nature, promenades au soleil, pauses près de l'eau pour purifier les sens
- Équilibre de l'activité, du repos et de la relaxation, et temps réservé à la réflexion
- Relations affectueuses
- Gentillesse et tolérance, abandon de la colère et de la critique
- Voir aussi *rasayana*, thérapie de rajeunissement, au chapitre 18.

Le rôle de la méditation

Le célèbre médecin ayurvédique indien Deepak Chopra affirme : « Le principe directeur de l'ayurvéda dit que le mental exerce la plus profonde influence sur le corps ; la libération de la maladie dépend de la capacité à contacter sa propre conscience, la ramenant à l'équilibre et étendant cet équilibre à l'ensemble du corps. »

Pour aider à équilibrer le mental et les émotions et éradiquer la souffrance qu'on ressent dans l'état de déconnexion de la source intérieure de lumière, on a besoin de faire taire le bavardage incessant du mental et de se plonger en soi-même. La méditation aide à canaliser la conscience vers le moi et peut transformer totalement l'état du mental, permettant ainsi que l'union avec l'esprit prenne place. Grâce à la méditation, en arrivant à la prise de conscience du témoin conscient on peut observer les mouvements du mental, des pensées, des sensations et des sentiments qui vont et viennent. Puisqu'on peut observer le mental, cela signifie qu'on n'est pas lui – le mental est un instrument qu'on peut utiliser.

Les bénéfices de la méditation

La pratique quotidienne de la méditation aide aussi à éliminer l'*ama* émotionnel et mental et en prévient l'accumulation. Lorsqu'on se sent anxieux, craintif, perturbé ou fâché, une chaîne d'événements physiologiques démarre ; les hormones et les substances biochimiques inondent le corps à partir de l'hypothalamus, de l'hypophyse et des glandes surrénales, avec des effets d'une

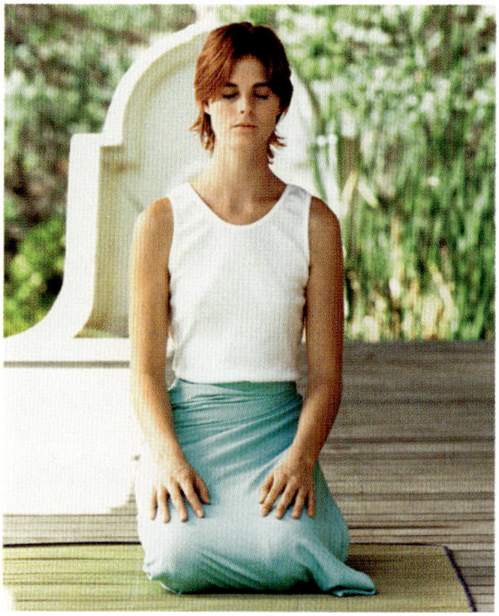

La méditation et la répétition d'un mantra aident à apaiser le mental et harmonisent les corps intérieurs.

portée considérable sur l'ensemble du corps. En cas de stress aigu, le rythme cardiaque s'accélère, la circulation du sang vers les muscles s'accroît, les pupilles se dilatent, plus d'oxygène passe par les poumons. En cas de stress chronique, le corps reste dans un état d'hyperstimulation durant de longues périodes. La sécrétion des hormones censées le protéger augmente fortement, avant de finir par s'épuiser. Conséquence, *ojas*, l'énergie vitale et l'immunité, s'épuise. Les études sur la méditation montrent que celle-ci peut accroître *ojas*, fortifier la résistance au stress, diminuer les niveaux de cortisol, abaisser la pression sanguine et atténuer les émotions négatives telles que la peur, l'agressivité et la colère. Même les maladies provoquées par un *ama* profondément ancré, comme les affections cardiaques, l'hypertension et les attaques d'apoplexie, s'atténuent notablement avec la pratique de la méditation.

Il y a de nombreuses formes de méditation, qui ont toutes en commun l'utilisation des techniques de concentration. Les mantras – sons, syllabes, mots ou phrases (d'habitude tirés des textes sacrés et dotés d'un pouvoir spécial) – sont psalmodiés pour établir un champ de force, ou répétés à voix basse ou mentalement. Leurs tons subtils apaisent le mental, harmonisant les corps intérieurs et stimulant les qualités spirituelles latentes.

Pranayama

Les exercices de respiration sont désignés par le nom général de *pranayama*. Le *prana* est la force vitale. *Pranayama* intensifie *agni* (feu digestif) ouvre et purifie les canaux mentaux (*manovahasrotas*) transportant l'oxygène jusqu'au cerveau, et accroît *ojas*. Il fortifie la clarté mentale et équilibre les émotions.

Mieux vaut pratiquer *pranayama* tôt le matin, au grand air. Voici quelques-uns des exercices les plus populaires, généralement pratiqués assis dans une posture confortable.

Respiration de soufflet (*bhastrika*)

Consiste principalement en une inspiration et expirations profondes par le nez. L'expiration provoque l'expulsion d'autant d'air que possible des poumons. Haussez les épaules en inspirant, afin de dilater davantage les poumons. Plusieurs souffles répétés constituent un cycle respiratoire. Commencez par deux cycles de cinq respirations et passez peu à peu à des cycles de vingt respirations. On met généralement fin à un cycle en inspirant profondément. On respire de nouveau normalement pendant deux minutes, puis on entame un nouveau cycle. En cas de vertige, faites une pause, puis continuez après quelques respirations normales.

Bhastrika intensifie l'oxygénation, le métabolisme, la circulation du sang et le fonctionnement cardiaque. Elle purifie le nez et le mental et aide à laisser aller les sensations nuisibles telles que la colère, le chagrin et la dépression. Convient pour l'obésité, l'hypercholestérolémie, le diabète, l'hypothyroïdie et les douleurs musculaires. Évitez-la en cas

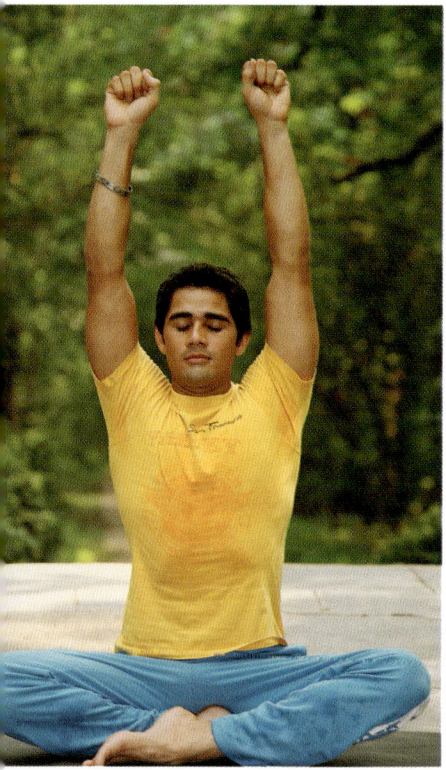

Pranayama *est généralement pratiqué au grand air, tôt le matin, assis dans une posture confortable.*

d'hypertension, après une crise cardiaque récente, en cas de grossesse ou de menstruation.

Nettoyage des sinus frontaux (*kapalabhati)*

Assis sur le bord d'une chaise, prenez une inspiration profonde, puis relâchez-la. Inspirez et expirez ensuite avec force et rapidité, mettant l'accent sur l'expiration – un peu comme si vous vous mouchiez.

L'inspiration et le mouvement abdominal interviennent spontanément. Finissez en inspirant et en expirant à fond. Le débutant pratiquera deux cycles comportant chacun vingt expirations. Prenez de brèves respirations entre les cycles. Au fil du temps, on peut accroître le nombre d'expirations et de cycles jusqu'à une centaine par minute.

Kapalabhati purifie le système respiratoire et masse tous les organes internes, leur apportant du sang frais qui les nourrit et les aide à fonctionner. La pratique de 200 à 300 par jour convient pour la prostate, les ovaires, la production de nouveaux

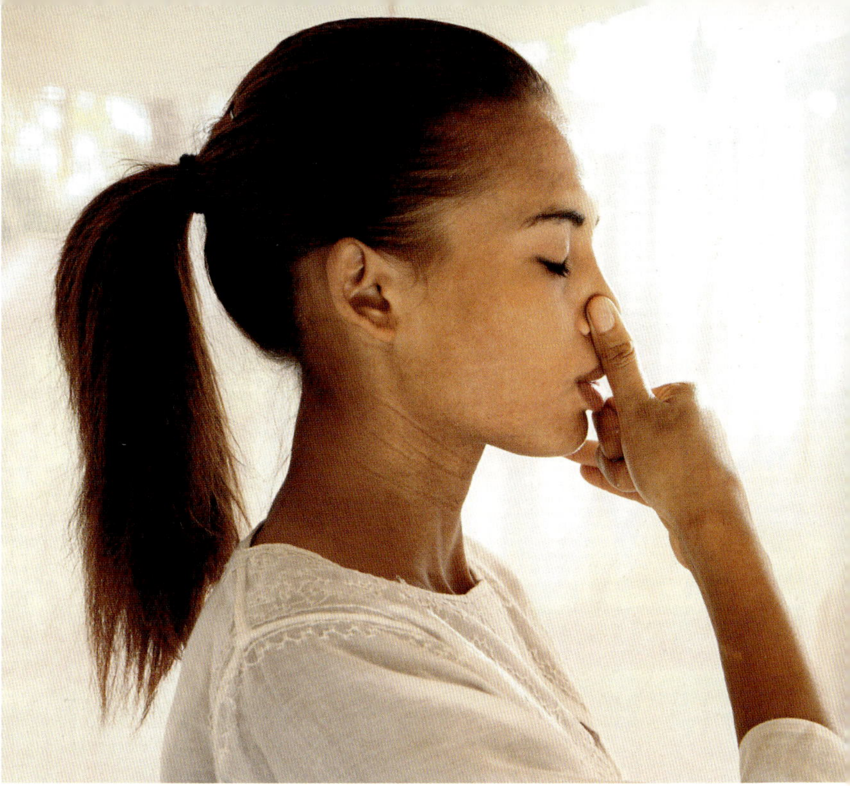

La respiration alternée par les narines améliore la clarté mentale et élimine les modèles mentaux et émotionnels obsolètes.

globules sanguins, le fonctionnement du foie, l'immunité et la fonction cérébrale. Stimule l'apport d'oxygène et purifie le sang, aide à tonifier les muscles abdominaux et diminue l'adiposité abdominale, éliminant de plus la colère et la chaleur *pitta* stagnant dans le foie. Pratiquez-le avant la méditation, car ce nettoyage améliore la concentration et aide à apaiser le mental. Évitez-le durant la menstruation et la grossesse.

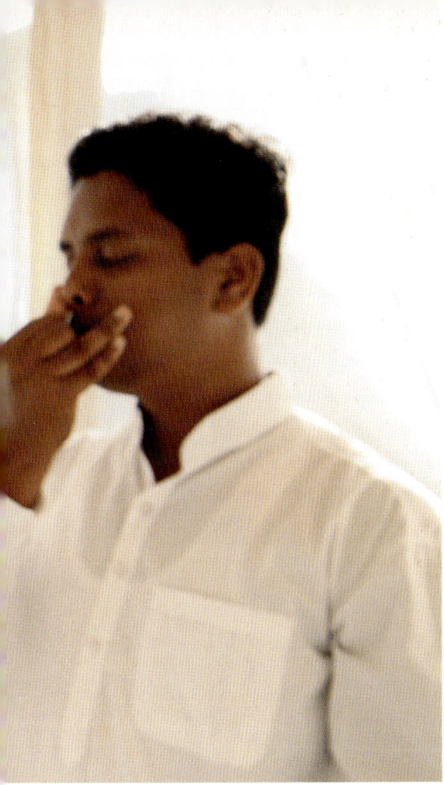

Respiration alternée par les narines (*anuloma viloma*)

Placez le pouce droit sur la narine droite et inspirez par la narine gauche. Fermez ensuite la narine gauche avec l'annulaire de la main droite et expirez par la narine droite. Inspirez par la narine droite, replacez le pouce sur la narine droite et expirez par la narine gauche.

La répétition trente fois par cycle a pour effet d'équilibrer les hémisphères droit et gauche du cerveau, améliorant la clarté mentale, la concentration et la perception et éliminant les modèles mentaux et émotionnels obsolètes. Cette respiration favorise aussi la méditation.

Bourdonnement de l'abeille (*Brahmari*)

Assis, levez les bras et placez les pouces sur les oreilles, les index sur le troisième œil, au centre du front, les autres doigts sur les yeux. Inspirez profondément et, en expirant, bourdonnez comme une abeille. Cela fera vibrer la gorge, la thyroïde et le cœur et aidera à entretenir leur santé.

Répétez d'abord sept fois, puis passez progressivement à dix-sept répétitions. *Brahmari* convient pour l'hypophyse et l'épiphyse, et en général pour le système endocrinien, apaise le mental et bénéficie aux yeux.

Plantes pour la santé mentale et émotionnelle

Les plantes qui ont un effet nourrissant sur le mental et le soutiennent sont appelées *medhya rasayanas*. *Medhya* se réfère au mental et à l'intellect, *rasayana* est une thérapie de rajeunissement. Ces plantes améliorent la mémoire et la concentration.

Pour l'ayurvéda, la capacité mentale est à son point optimal lorsque les trois aspects du *buddhi* – *dhi* (apprentissage), *dhriti* (mémorisation) et *smriti* (rappel) – fonctionnent bien tant individuellement que de concert. Les *medhya rasayanas* conviennent pour fortifier chaque aspect individuel de la capacité mentale, car ils favorisent la coordination entre les cellules, entre le mental et le corps et entre le sens.

En tant que toniques nervines, les *medhya rasayanas* nourrissent en profondeur les tissus nerveux, fournissant au cerveau des nutriments moléculaires spécifiques qui favorisent la santé mentale et aident à atténuer les problèmes mentaux, émotionnels et comportementaux. De cette manière, elles sont capables d'engendrer le calme et la tranquillité. Elles ont des effets adaptogènes et rajeunissants, accroissant la résistance au stress et ralentissant les effets du vieillissement cérébral.

Une autre catégorie de plantes, les *hridaya rasayanas,* a un effet rajeunissant sur le cœur et le système cardiovasculaire et les soutient, de même que l'âme émotionnelle. Juste comme les plantes *medhya* augmentent les facultés mentales et intellectuelles, ces remèdes étonnants accroissent la capacité à supporter le stress physique et émotionnel que subit le cœur et éliminent les toxines bloquant les canaux physiques et mentaux.

LES MEILLEURS
MEDHYA ASAYANAS

- **Ashwagandha** (*Withania somnifera*)
- **Brahmi** (*Bacopa monnieri*)
- **Gotu kola** (*Centella asiatica*)
- **Shankapushpi** (*Convolvulus pluricaulis*)
- **Vacha** (*Acorus calamus*)
- **Shatavari** (*Asparagus racemosus*)
- **Krishna jiraka** (*Nigella sativa*)
- **Bala** (*Sida cordifolia*)
- **Kapikachu** (*Mucuna pruriens*)
- **Guduchi** (*Tinospora cordifolia*)
- **Bringaraj** (*Eclipta alba*)
- **Haritaki** (*Terminalia chebula*)
- **Réglisse** (*Glycyrrhiza glabra*)
- **Pippali** (*Piper longum*)
- **Rose** (esp. *Rosa*)

LES MEILLEURS
HRIDAYA RASAYANAS

- **Arjuna** (*Terminalia arjuna*)
- **Amalaki** (*Emblica officinalis*)
- **Ashoka** (*Saraca indica*)
- **Bala** (*Sida cordifolia*)
- **Gotu kola** (*Centella asiatica*)
- **Guggulu** (*Commiphora mukul*)
- **Punarnava** (*Boerhavia diffusa*)
- **Tagarah** (*Valleriana wallichi*)
- **Tulsi** (*Ocimum sanctum*)
- **Vasaka** (*Adhatoda vasica*)
- **Cannelle** (*Cinnamomum zeylanicum/cassia*)
- **Coriandre** (*Coriandrum sativum*)
- **Rose** (esp. *Rosa*)

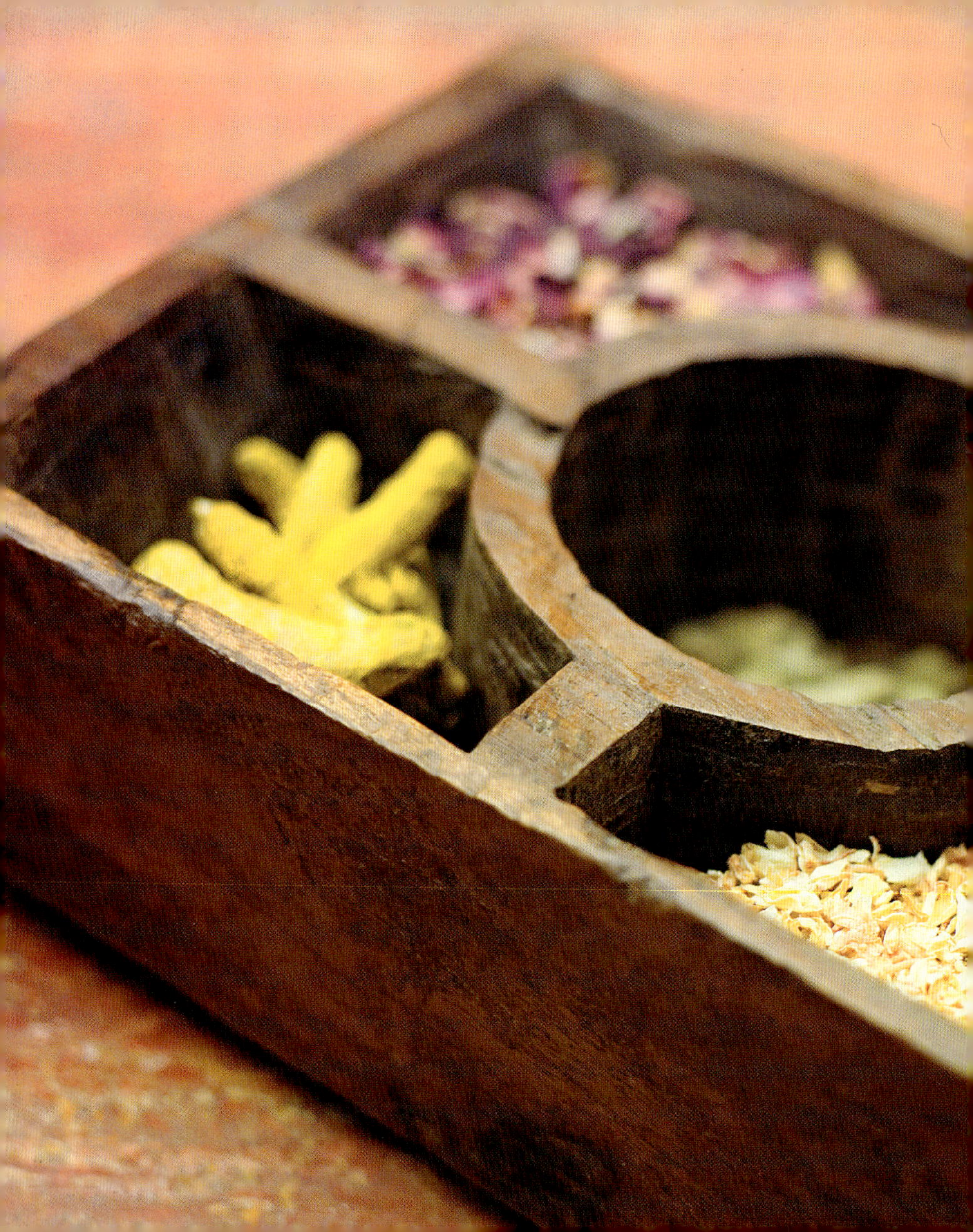

Quatrième partie

Outils de traitement ayurvédique

Les plantes sont un élément important du traitement ayurvédique. Le répertoire ci-après décrit les 50 plantes ayurvédiques les plus utilisées. Il est suivi par un choix de préparations et de formules ayurvédiques, un coup d'œil au *panchakarma*, les cinq pratiques de purification de l'ayurvéda, et une discussion du concept de *rasayana*, la thérapie de rajeunissement.

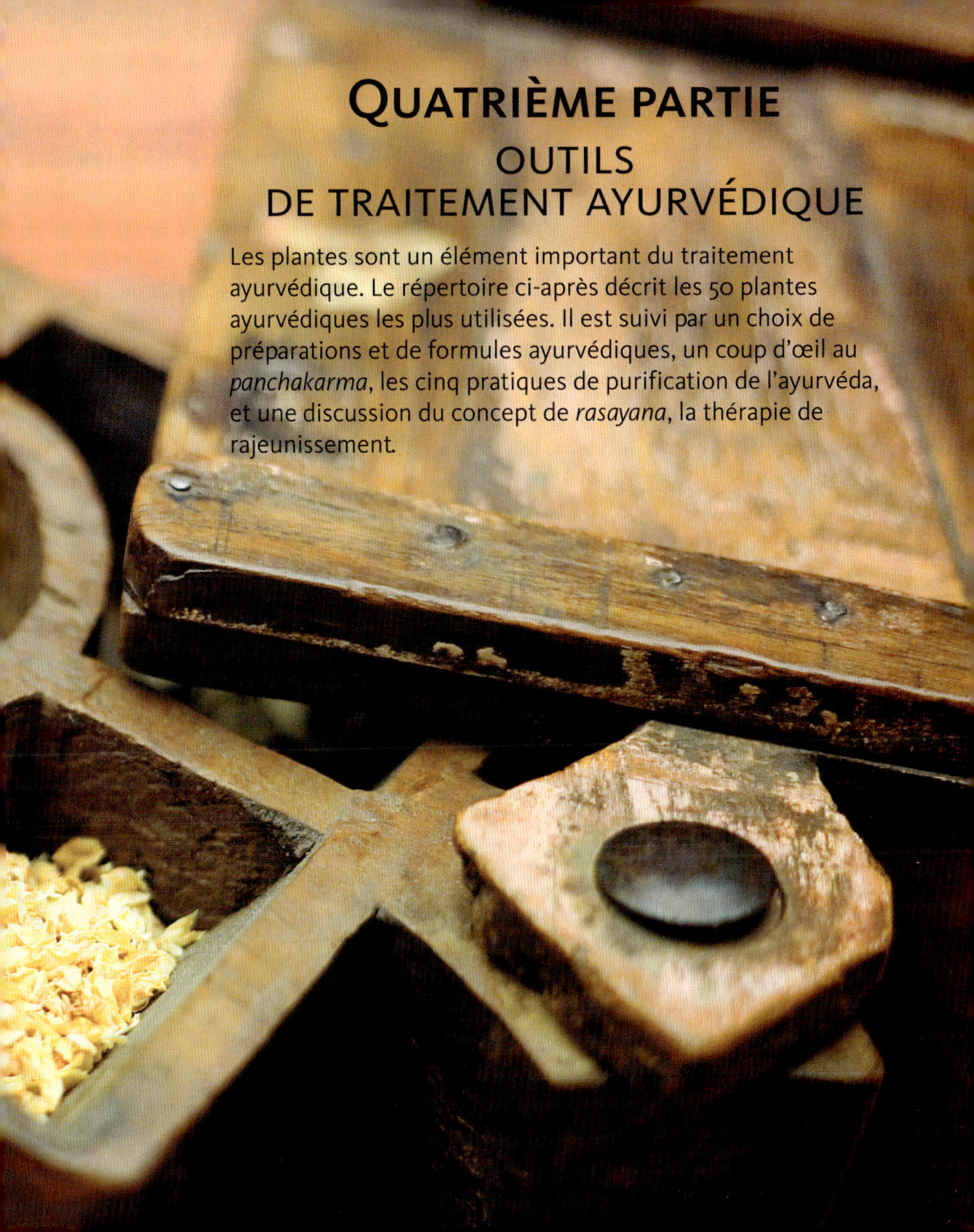

Chapitre 15 : Répertoire de plantes ayurvédiques

Ce répertoire décrit en détail 50 plantes habituellement utilisées par la médecine ayurvédique. Les noms botanique, sanskrit et vernaculaire d'une plante sont suivis par quelques informations utiles : les parties utilisées, leurs qualité, goût, puissance et effet après digestion, le *dosha* prédominant, les *dhatus* et les *srotas* affectés, une description de ses actions, une mise en garde quand à ses inconvénients ou dangers et des détails sur le dosage approprié.

NOTE SUR LES DOSAGES

Voici quelques conversions des dosages.

- **5 ml = 1 cuillère à café**
  15 ml = 1 cuillère à soupe
- **3 g = ½ cuillère à café**
  5 g = 1 cuillère à café
  15 g = 1 cuillère à soupe

ABRÉVIATIONS DES *DOSHA*

V : *Vata*

P : *Pitta*

K : *Kapha*

Un signe moins après l'abréviation (P-) signifie que la plante diminue le *dosha* ; un signe plus (P+) signifie que la plante accroît le *dosha*.

Les plantes ayurvédiques sont décrites selon leurs qualités et goûts, ainsi que leurs effets sur les doshas, *les* dhatus *et les* srotas.

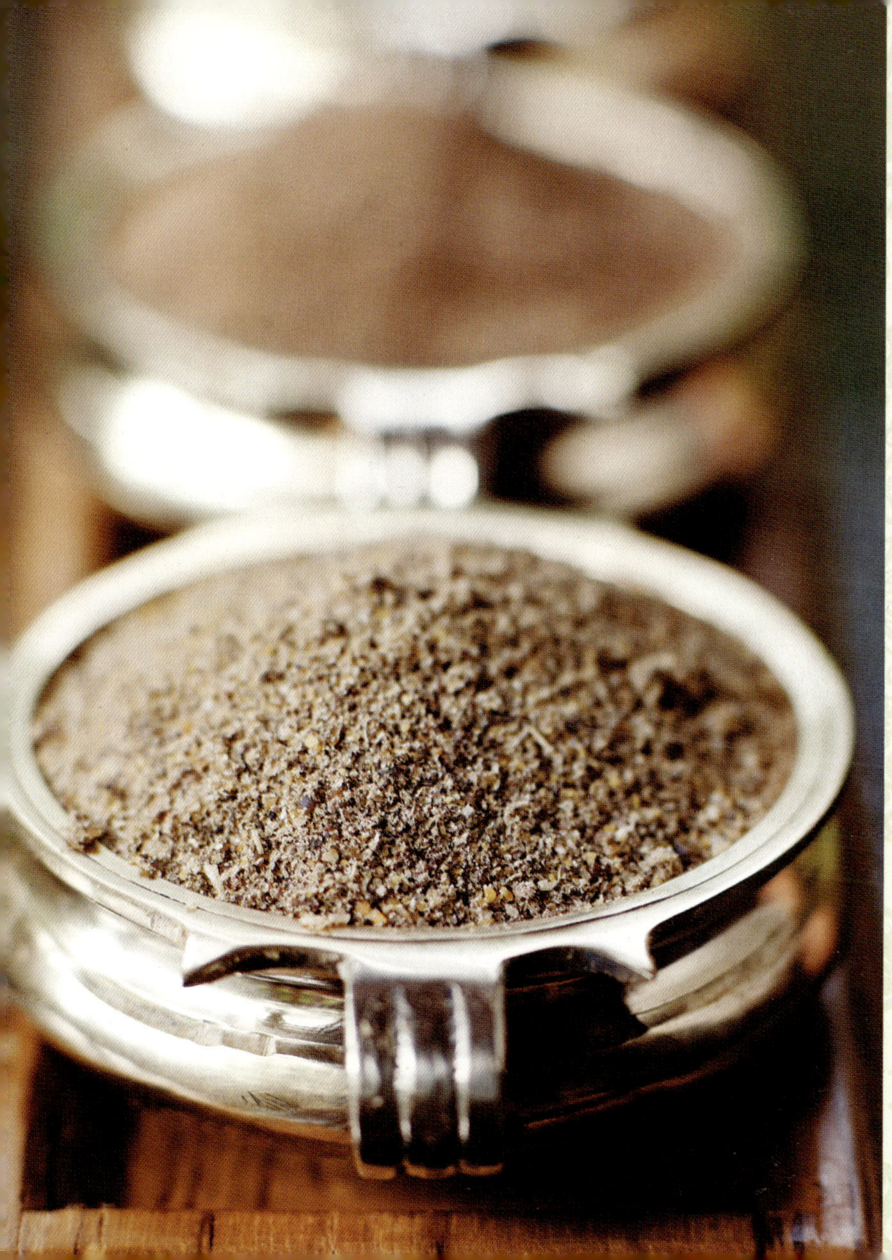

Acorus calamus

(Vacha, Acore odorant)

Partie utilisée : rhizome
Qualités : léger, pénétrant, sec
Goûts : amer, piquant, astringent
Puissance : échauffant
Après digestion : piquant
Dosha : VK- P+
Dhatu : plasma, muscle, tissu adipeux, tissu nerveux, liquide reproducteur
Srota : nerveux, digestif, respiratoire, circulatoire, reproducteur

ACTIONS

Nervine, antispasmodique, carminative, sédative, analgésique, expectorante, décongestionnante, émétique, laxative, diurétique, fébrifuge, anti-inflammatoire, antimicrobienne, hypotensive, anticonvulsivante, rajeunissante, stimulante.

Tonique *sattvique* très respecté pour le mental, vacha accroît la clarté mentale, la concentration et l'expression orale. Élimine les toxines et les obstructions des canaux subtils, favorise la circulation cérébrale et le fonctionnement du cerveau. Souvent combiné au gotu kola pour aider la méditation.

En stimulant *agni*, vacha stimule l'appétit, la digestion et l'absorption, et aide à éliminer *ama*. Utile pour l'obésité, soulage les coliques, la flatulence et l'ulcère peptique. Ses propriétés antimicrobiennes et décongestionnantes sont utiles en cas d'infections intestinales, bronchite, sinusite, toux, asthme et laryngite. L'huile est utilisée par voie externe pour les articulations arthritiques douloureuses. Administré par le nez, revitalise *prana*.
Avertissement : À forte dose, induit des vomissements.
Dosage : 1 à 5 g de poudre, 1 à 5 ml de teinture par jour.

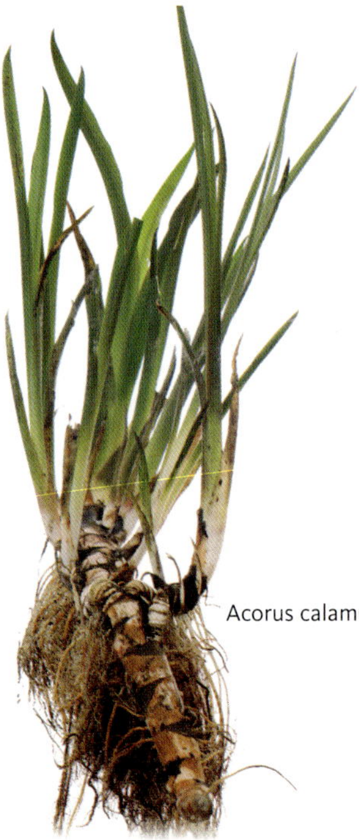

Acorus calamus

Adhatoda vasica

(Vasaka, Adusa, Noix deMalabar)

Parties utilisées : racine, feuilles, fleurs
Qualités : léger, sec
Goûts : amer, astringent
Puissance : froid
Après digestion : piquant
Dosha : KP- V+
Dhatu : plasma, sang, tissu adipeux
Srota : respiratoire, circulatoire, digestif

ACTIONS

Bronchodilatante, expectorante, astringente, antimicrobienne, analgésique, anti-inflammatoire, anti-allergène, vasodilatatrice, cardiotonique, hémostatique, altérative, antispasmodique, styptique, tonique utérin, aide l'accouchement, fébrifuge.

Rafraîchissant et astringent, vasaka élimine l'inflammation et la chaleur du *pitta* élevé, particulièrement dans *rakta dhatu*. Diminue la nausée, la diarrhée et la dysenterie, soigne l'ulcère et stoppe le saignement. Élimine la congestion des poumons et soulage l'asthme, les infections de la gorge, la toux, les fièvres et les allergies.

Tonique pour le cœur, vasaka abaisse la pression sanguine et nettoie le sang. Élimine les toxines *kapha* du *rasa dhatu* et est utile en cas de troubles dermiques inflammatoires. Soulage les troubles urinaires et aide à contracter les muscles, ce qui le rend utile en cas de prolapsus utérin.

Avertissement : À éviter durant la grossesse (bien qu'il soit utile quelques semaines avant l'accouchement). L'excès peut causer de l'hypotension. Mieux vaut l'utiliser sous la direction d'un praticien.
Dosage : 0,5 à 1,5 g feuille en poudre/ décoction de deux à trois fois par jour

Aloe vera

(Kumari)

Parties utilisées : gel, feuilles
Qualités : gras, collant
Goûts : amer, sucré, piquant, astringent
Puissance : rafraîchissant
Après digestion : sucré
Dosha : VPK= (P-)
Dhatu : tous
Srota : digestif, excrétoire, circulatoire, reproducteur féminin

ACTIONS

Altérative, anti-inflammatoire, antihelminthique, digestive, probiotique, laxative, tonique amer, cholagogue, rajeunissante, immunofortifiante, antivirale, antitumorale, emménagogue, diurétique, émolliente, vulnéraire.

Le gel clair mucilagineux que renferment les feuilles a une action rafraîchissante et apaisante. Mélangé à l'eau, il donne le jus pris pour des problèmes associés à la chaleur et à l'inflammation, et est un excellent rajeunissant. Particulièrement bon pour l'excès de *pitta* dans le sang et pour les personnes irascibles, portées sur les troubles inflammatoires, coléreuses et autocritiques.

Bon tonique amer pour le foie et l'appareil digestif, le jus accroît la sécrétion d'enzymes digestifs, équilibre l'acidité gastrique, aide la digestion et régule le métabolisme du sucre et des graisses. Élimine les toxines, apaise et protège la muqueuse intestinale, diminue l'inflammation et la douleur et a un léger effet antibiotique. Apporte son concours à la flore intestinale et aide à combattre les micro-organismes nuisibles présents en cas d'infections gastriques et intestinales et de dysbiose. Peut être utilisé en cas de colite, ulcère peptique, diarrhée, constipation, syndrome du côlon irritable et maladies inflammatoires de l'intestin, dont colite ulcéreuse.

En tant que tonique du système reproducteur, le jus régule les cycles menstruels et soulage les problèmes *pitta* de saignement abondant, caillots, syndrome prémenstruel, bouffées de chaleur et perturbations émotionnelles de la ménopause.

Par voie externe, peut être appliqué sur les coupures, les écorchures, les affections cutanées allergiques et inflammatoires. Soigne les brûlures, y compris les coups de soleil et les brûlures provoquées par la radiothérapie. Utilisé dans les lotions pour rajeunir la peau et atténuer les rides ; atténue la douleur des hémorroïdes et accélère la guérison. Apaise aussi les affections oculaires inflammatoires.

Avertissement : Le jus amer, jaune, extrait de la peau des feuilles est un puissant laxatif. À éviter en cas de grossesse, de saignement utérin et d'appendicite. Cause parfois un eczéma de contact. Peut interagir avec les glucosides cardiotoniques.

Dosage : 30 à 60 ml de jus par jour.

Aloe vera

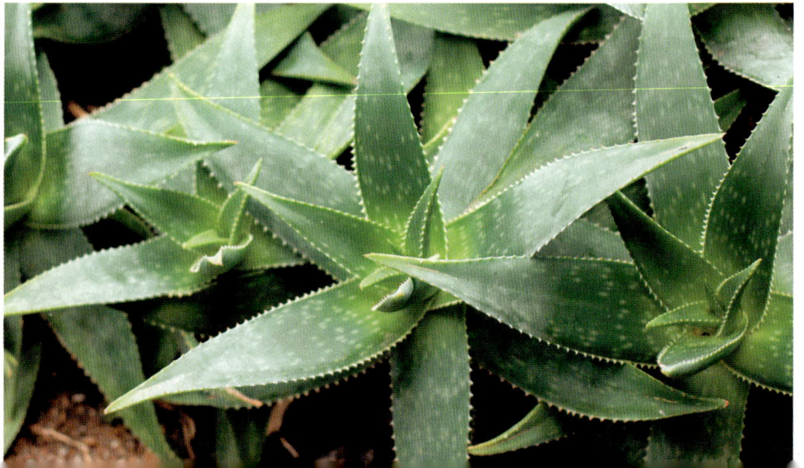

Andrographis paniculata

(Kalamegha, Chirette verte)

Parties utilisées : parties aériennes
Qualités : léger, sec, pénétrant
Goûts : amer, piquant
Puissance : rafraîchissant
Après digestion : piquant
Dosha : PK- V+
Dhatu : plasma, sang, tissu adipeux
Srota : digestif, respiratoire, circulatoire, urinaire

ACTIONS

Immunostimulante, anti-inflammatoire, tonique amer, cholagogue, antalgique, hépatoprotectrice, fébrifuge, antifongique, antimicrobienne, antivirale, antiparasitaire et antihelminthique, antimalarique, antioxydante, probiotique, altérative.

Appelé « roi des substances amères » pour son goût très amer, l'andrographis a des effets merveilleusement rafraîchissants et purifiants, éliminant l'excès de chaleur et de *pitta* du sang. L'ayurvéda l'apprécie pour ses propriétés accroissant l'immunité, prévenant et combattant les fièvres, la toxicité et les infections aiguës. On peut le prendre pour les infections broncho-pulmonaires, la pneumonie, l'amygdalite, la laryngite, les infections auriculaires, les rhumes, la grippe, la sinusite, la maladie de Lyme, la leptospirose, ainsi qu'en cas de problèmes postviraux, herpès, VIH, hépatite A (et éventuellement B et C) et malaria. Censé protéger contre le cancer.

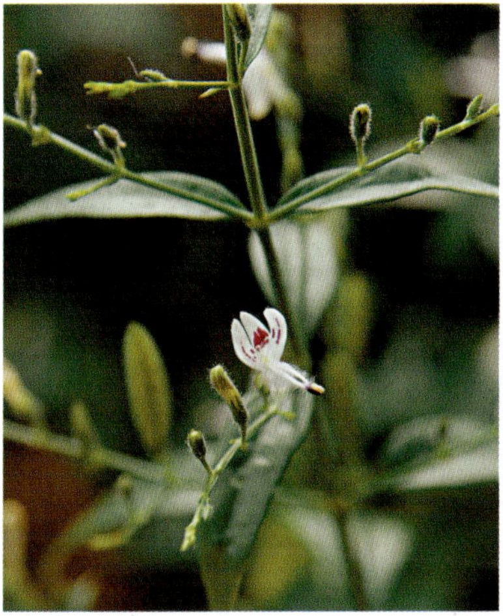

Andrographis paniculata

L'andrographis est une excellente plante pour la digestion, qu'il intensifie, tout comme l'absorption. Diminue l'inflammation et soulage l'indigestion, la flatulence, la gastrite, la colite et l'ulcère peptique. Spécialement bon pour rafraîchir l'excès *pachaka pitta*, susceptible de provoquer chaleur, brûlures d'estomac, indigestion, acidité et diarrhée. Aide aussi à rétablir la flore intestinale normale et combat les infections gastro-intestinales aiguës, la dysenterie bactérienne et amibienne, les vers, les parasites et la candidose. Stimule la circulation de la bile depuis le foie, aide la digestion des graisses, diminue le *ranjaka pitta* élevé et protège le foie contre le dommage des toxines, de l'alcool et des infections.

Abaisse le mauvais cholestérol et protège contre l'athérosclérose, les affections cardiaques et les caillots. En diminuant *pitta*, l'andrographis aide à éliminer l'inflammation et l'infection du système urinaire. Il est aussi excellent pour les affections cutanées inflammatoires telles qu'eczéma, urticaire, acné, furoncles et abcès.

Par voie externe, peut être utilisé en lotion/crème pour les affections cutanées enflammées et infectées, en douche/lavage pour la vaginite, en bain de bouche/gargarisme pour l'ulcère buccal, le mal de gorge et les affections gingivales.
Avertissement : Possible effet contraceptif. À éviter durant la grossesse et en cas de *vata* élevé. À utiliser avec prudence en cas de prise de médicaments immunosuppresseurs et anticoagulants.
Dosage : 1 à 6 g de plante sèche par jour sous forme de poudre ou d'infusion.

Anethum graveolens

(Sowa, Aneth)

Parties utilisées : feuilles, graines

Qualités : léger, sec, pénétrant

Goûts : piquant, amer

Puissance : chaud

Après digestion : piquant

Dosha : VK- P+

Dhatu : plasma, muscle, tissu nerveux, liquide reproducteur

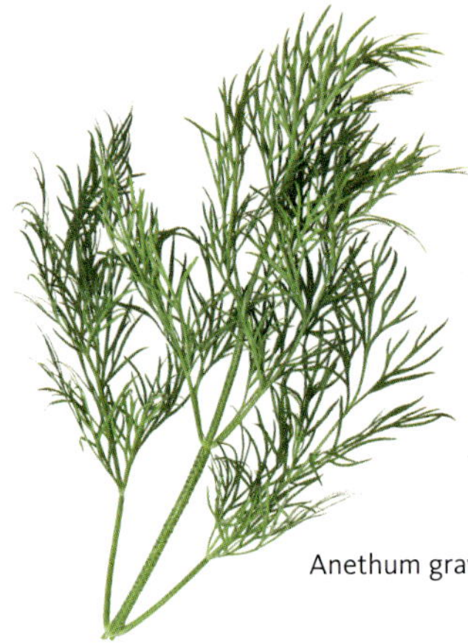

Anethum graveolens

Srota : digestif, respiratoire, reproducteur féminin

ACTIONS

Carminative, expectorante, diurétique, antispasmodique, galactagogue, vermifuge, analgésique, relaxante, digestive, anti-inflammatoire, antioxydante, antimicrobienne, tonique cérébral, probiotique.

Digestif connu, cette plante très aromatique stimule l'appétit, la digestion et l'absorption, atténue les spasmes et soulage les coliques, le gaz, l'indigestion, la nausée, la constipation et la diarrhée. En Inde, il est utilisé contre les vers. Aide à rétablir la flore intestinale normale et convient pour la dysbiose.

Tonique cérébral, l'aneth atténue la fatigue, mais est aussi un bon relaxant pour la tension et la douleur musculaires de type *vata*, l'insomnie et les affections liées au

stress, y compris les cycles menstruels douloureux et l'asthme. Pris avant l'accouchement, rend les contractions moins douloureuses; accroît la lactation chez les femmes qui allaitent. De par ses effets diurétiques, apaise les infections de l'appareil urinaire.
Dosage: 1 à 3 g de graines en poudre jusqu'à trois fois par jour.

Asparagus racemosus

(Shatavari)

Partie utilisée: racine

Qualités: lourd, onctueux

Goûts: sucré, amer

Puissance: rafraîchissant

Après digestion: sucré

Dosha: VP- K+ (en excès)

Dhatu: tous

Srota: digestif, reproducteur féminin, respiratoire

ACTIONS

Rajeunissante, galactagogue, adaptogène, antispasmodique, nervine, anti-inflammatoire, émolliente, antipyrétique, diurétique, aphrodisiaque, expectorante, antibactérienne, altérative, antitumorale, antiacide, antidiarrhéique, tonique nutritif.

Excellent tonique nourrissant et le plus important rajeunissant *sattvique* pour les femmes, le nom du shatavari signifie « femme à cent époux ». Rafraîchissant et hydratant, rétablit l'équilibre quand le corps et le mental s'emportent trop et sont épuisés, apaise les muqueuses sèches et enflammées de l'appareil respiratoire, des reins, de l'estomac et des organes sexuels. Équilibre les hormones féminines, accroît la fécondité, atténue le syndrome prémenstruel, les problèmes menstruels et ménopausiques, améliore la libido faible et accroît la sécrétion de lait durant l'allaitement.

Le shatavari rafraîchit et apaise les troubles inflammatoires de l'appareil digestif, dont l'indigestion acide, la gastrite, l'ulcère peptique, les maladies inflammatoires de l'intestin telles que la maladie de Crohn et la colite ulcéreuse. De par ses facultés atténuant la soif et protégeant les fluides, convient pour la diarrhée et la dysenterie chroniques. Apaisant et rafraîchissant pour la cystite, dissout les calculs et diminue la rétention de fluide.

Asparagus racemosus

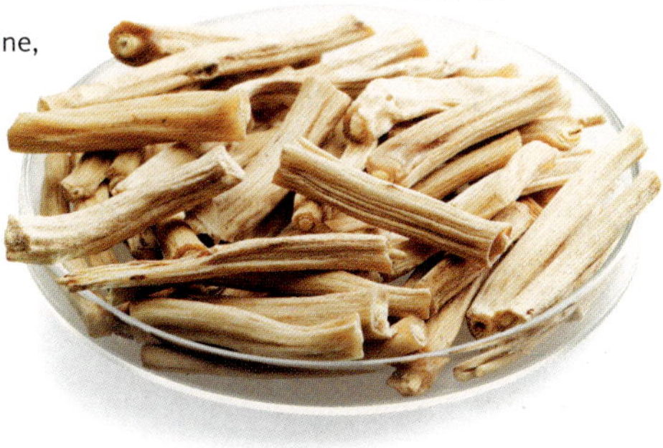

Grâce à ses propriétés adaptogènes, le shatavari accroît immunité, la croissance et le développement des bébés et des enfants. Stimule les globules blancs, aidant à combattre l'infection, est un bon antifongique contre la candidose et le muguet, un bon antibactérien contre une gamme de bactéries, dont la salmonelle, l'E-coli et le pseudomonas et un bon antiviral contre l'herpès. Protège les cellules productrices de sang de la moelle épinière, favorisant la récupération après exposition à des produits chimiques toxiques. Bon remède lors de la convalescence, il est anti-inflammatoire pour la goutte et l'arthrite.

Le shatavari a une affinité pour le mental et est utilisé pour améliorer la mémoire et la clarté mentale, ainsi qu'en cas de trouble déficitaire de l'attention chez les enfants, souvent combiné à des toniques cérébraux tels que gotu kola. Calmant, atténue l'anxiété et accroît la résistance au stress.

Par voie externe, en tant qu'ingrédient de l'huile de mahanaryan, sert à atténuer le développement du tissu cicatriciel après une opération chirurgicale. Apaise la peau et allège les problèmes *vata*, y compris les articulations raides et douloureuses, le torticolis et les spasmes musculaires.
Avertissement : À éviter en cas de *kapha* élevé, d'*agni* bas, d'*ama* et de catarrhe.
Dosage : 3 à 5 g de poudre deux fois par jour.

Azadirachta indica

(Nimba, Neem)

Parties utilisées : feuilles, graines, huile, écorce
Qualités : léger, onctueux
Goûts : amer, astringent
Puissance : froid
Après digestion : piquant
Dosha : KP- V+ (en excès)
Dhatu : plasma, sang, tissu adipeux, liquide reproducteur
Srota : circulatoire, digestif, urinaire, respiratoire, reproducteur

ACTIONS

Fébrifuge, antiseptique, vulnéraire, antihelminthique, insecticide, altérative, anti-inflammatoire, expectorante, antimalarique, hépatoprotectrice, hypoglycémiante, antibactérienne, antifongique, antivirale, astringente, contraceptive, emménagogue, tonique amer.

Le neem est l'une des meilleures plantes antiseptiques et détoxifiantes de l'ayurvéda, excellent pour combattre les infections et les symptômes caractérisés par la chaleur et l'inflammation.

Son goût amer stimule l'appétit et la digestion et intensifie la circulation de la bile depuis le foie. Améliore le fonctionnement du foie et le protège des dommages causés par les toxines, les médicaments, les virus et la chimiothérapie. Excellent en cas d'acidité, brûlures d'estomac, indigestion, ulcère peptique, nausée et vomissements, infections intestinales, dysbiose et vers. Régule le métabolisme, facilitant la perte de poids, et abaisse la glycémie. L'effet rafraîchissant du neem réduit la « chaleur » dans le mental, atténuant l'anxiété, le stress, l'irritabilité, la colère et la dépression. Abaisse le cholestérol et la pression sanguine et aide à réguler le cœur. Utilisé pour l'arthrite inflammatoire et pour traiter les affections dermiques, dont eczéma, acné, psoriasis, furoncles et abcès.

Le neem aide aussi à soigner l'infection et le flegme en cas de toux et d'affections broncho-pulmonaires. Abaissant les fièvres, il est excellent pour la prévention et le traitement de la malaria. En Inde, une décoction de graines est utilisée en cas d'accouchement long et douloureux, car elle stimule les contractions utérines. De plus, c'est un tonique après la naissance.

Par voie externe, l'huile est excellente pour les affections dermiques. Elle est utilisée à grande échelle dans les insecticides non toxiques et les liniments traitant la douleur inflammatoire des articulations et des muscles.

Avertissement : À éviter en cas de grossesse. Peut abaisser la fécondité et causer nausée et réactions d'hypersensibilité. À utiliser avec prudence chez les diabétiques traités avec de l'insuline.

Dosage : 10 à 20 ml de teinture de feuilles par jour, 2 à 4 g d'écorce en poudre par jour, 5 à 10 gouttes d'huile dans une huile base pour usage externe.

Bacopa monniera

(Brahmi, Hysope d'eau)

Parties utilisées : parties aériennes

Qualités : léger, fluide

Goûts : amer, sucré, astringent

Puissance : rafraîchissant

Après digestion : sucré

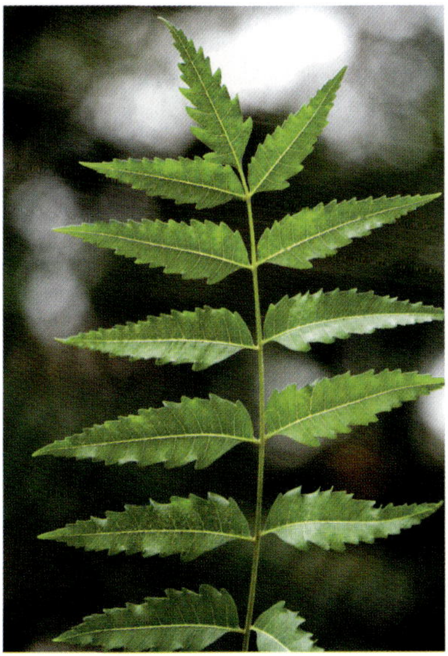

Azadirachta indica

Dosha : VPK= V+ (en excès)

Dhatu : tous, spécialement plasma, sang, tissu nerveux

Srota : digestif, nerveux, circulatoire, excrétoire

ACTIONS

Adaptogène, antidépressif, diurétique, sédative, cardiotonique, rajeunissante, antispasmodique, carminative, bronchodilatante, anticonvulsivante, immunostimulante, anti-inflammatoire, antiseptique, antifongique, antioxydante, tonique nervin.

Le brahmi tire son nom de *Brahma*, « conscience pure », en raison de sa capacité à apaiser la turbulence mentale et à favoriser la méditation. On le confond souvent avec le gotu kola (*Hydrocotyle centella*), appelé lui aussi brahmi dans le nord de l'Inde. C'est un *rasayana* (rajeunissant) du tissu cérébral et du tissu nerveux, particulièrement bon pour soulager les troubles *vata* et les perturbations du *sadhaka pitta*. Améliore merveilleusement le fonctionnement du cerveau et les capacités d'apprentissage, intensifiant la concentration et la mémoire. Utilisé comme remède contre l'épilepsie, l'anxiété, l'insomnie, les troubles de l'apprentissage, dont le trouble déficitaire de l'attention, le syndrome d'Asperger, la maladie d'Alzheimer, la maladie de Parkinson, la démence, la nervosité et les maladies mentales. Accroît la résistance au stress, combat l'épuisement nerveux et soulage la dépression. Également utilisé pour ralentir le fonctionnement thyroïdien.

Bacopa monniera

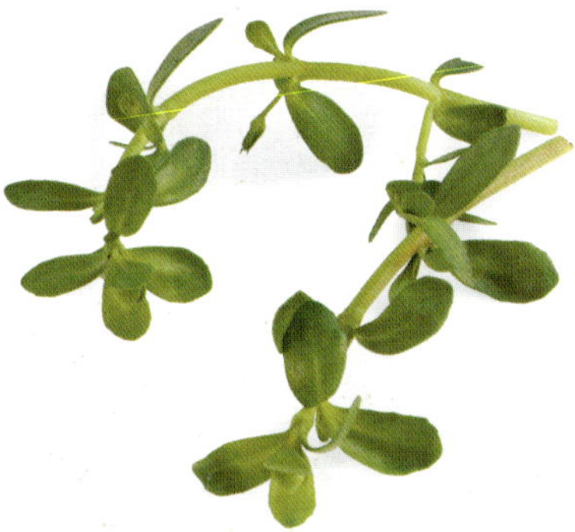

Prescrit par ailleurs pour la toux, les rhumes, la bronchite et l'asthme, il agit en tant que rafraîchissant diurétique soulageant la cystite et la vessie irritable. Bon remède relaxant pour la diarrhée, la constipation et le syndrome du côlon irritable liés au stress, car il coupe l'appétit. Agit mieux en association avec des plantes digestives échauffantes comme le gingembre ou la cardamome. Purifiant, aide la chélation (processus où un atome métallique se lie à un radical organique) des métaux lourds présents dans le corps. Soigne les affections dermiques liées au stress, telles qu'eczéma ; ses propriétés anti-inflammatoires soulagent la douleur articulaire.

Par voie externe, l'huile ou le jus frais de feuilles/pâte est appliqué sur les articulations afin de soulager la douleur, et sur la tête pour éclaircir le mental et atténuer les maux de tête.

Avertissement : Les fortes doses risquent d'élever la pression sanguine.
Dosage : Deux tasses d'infusion par jour, 2,5 à 5 ml de teinture deux fois par jour, 2 g de poudre deux fois par jour.

Bauhinia variegata

(Kanchanara, Arbre orchidée)

Partie utilisée : écorce

Qualités : sec, léger

Goûts : amer, astringent

Puissance : rafraîchissant

Après digestion : piquant

Dosha : KP-V+

Dhatu : sang, muscle, tissu adipeux, os, liquide reproducteur

Srota : reproducteur, excrétoire

ACTIONS

Altérative, lymphatique, astringente, anti-inflammatoire, hémostatique, vulnéraire, antispasmodique, expectorante, tonique utérin, tonique osseux.

Avec son affinité pour *meda dhatu*, le kanchanara est excellent pour les tuméfactions ganglionnaires, les tumeurs et les gonflements associés à l'excès de *kapha*. Il a une action détoxifiante et aide à soigner les troubles dermiques inflammatoires. Spécifique pour les problèmes gynécologiques associés à l'excès de *kapha*, dont fibromes, kystes, ovaires polykystiques et endométrite. Atténue les saignements abondants.

Bon astringent pour la diarrhée, les hémorroïdes et le prolapsus. En diminuant *avalambaka kapha*, atténue le catarrhe et

Bauhinia variegata

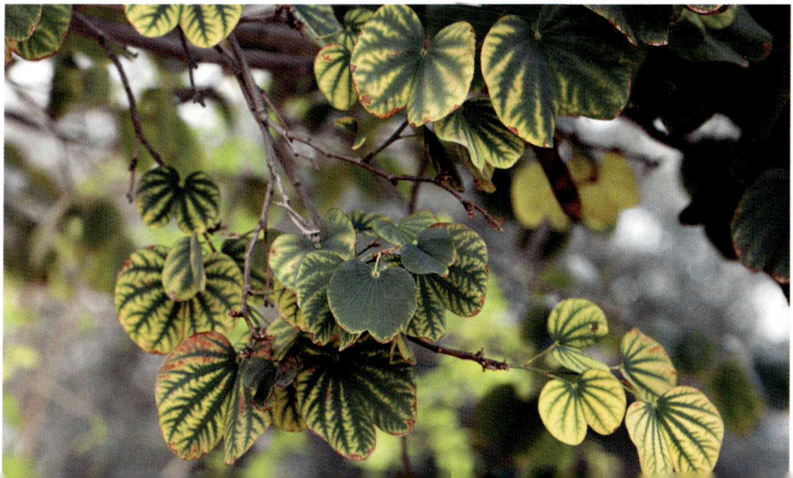

élimine la toux. De par son affinité pour *asthi dhatu,* peut être utilisé en cas d'ostéoporose. Une décoction peut être utilisée en gargarisme contre le mal de gorge.
Avertissement : À éviter durant la grossesse et en cas de constipation.
Dosage : 1 à 10 g de poudre par jour, 3 à 15 ml teinture par jour.

Boerhavia diffusa

(Punarnava)

Partie utilisée : plante entière
Qualités : sec, léger
Goûts : amer, sucré
Puissance : rafraîchissant
Après digestion : piquant
Dosha : VKP- V+ (en excès)
Dhatu : plasma, sang, tissu adipeux, tissu nerveux, liquide reproducteur
Srota : urinaire, digestif, circulatoire

ACTIONS

Altérative, tonique sanguin, diurétique, rajeunissante, tonique rénal, digestive, carminative, hypoglycémiante, astringente, antihelminthique, antihémorragique.

Célèbre plante rajeunissante, punarnava accroît *ojas*, fortifie les reins et stimule l'énergie et la vitalité. Bon pour la rétention de fluide associée à l'excès de *kapha*, aux infections de la vessie, aux calculs rénaux, à l'œdème dû à un mauvais fonctionnement cardiaque et à l'essoufflement. Stimule la digestion et soulage les coliques, le gaz et la diarrhée. Atténue le saignement menstruel abondant. En diminuant *meda dhatu,* peut être utilisé pour le diabète et l'obésité.

Punarvana est utile pour les articulations enflées séreuses, l'arthrite et la goutte, car il extrait les toxines et le fluide des articulations et des tissus et aide leur élimination via les reins.

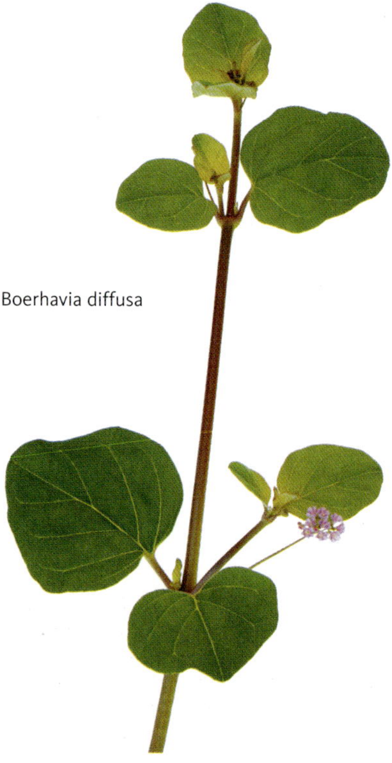

Boerhavia diffusa

Avertissement : À utiliser avec prudence en cas de déshydratation et associé à des médicaments sédatifs, antidépresseurs et antiépileptiques. Susceptible de potentialiser les inhibiteurs des enzymes de conversion.
Dosage : 250 à 500 mg de poudre par jour, 3 à 15 ml de teinture par jour.

Boswellia serrata

(Shallaki, Oliban)

Partie utilisée : résine

Qualités : sec, léger, pénétrant

Goûts : amer, piquant, sucré, astringent

Puissances : échauffant et rafraîchissant

Après digestion : piquant

Dosha : VKP=

Dhatu : tous

Srota : circulatoire, nerveux, reproducteur, musculo-squelettique

ACTIONS

Anti-inflammatoire, altérative, analgésique, antispasmodique, antiarthritique, aphrodisiaque, antitumorale, décongestionnante, hypolipidémiante, vulnéraire.

L'oliban élimine les toxines, accélère la guérison et diminue le gonflement et la douleur en cas de polyarthrite rhumatoïde, arthrose, tendinite, bursite, lésions de surmenage, goutte, douleur musculaire, spasmes musculaires, douleur nerveuse, sclérose en plaques, ainsi qu'affections intestinales inflammatoires telles que la maladie de Crohn et la colite ulcéreuse.

Ses propriétés hypolipidémiantes fortifient les vaisseaux sanguins et augmentent l'apport de sang aux articulations et au système reproducteur, améliorant le fonctionnement érectile et sexuel et soulageant la congestion utérine, les fibromes, les kystes et les cycles menstruels douloureux comportant des caillots.

L'oliban élimine aussi les voies aériennes et soulage le catarrhe, la toux, la bronchite et l'asthme. Rend la respiration plus profonde, ouvre le mental et favorise la méditation.

Par voie externe, peut être utilisé sur les plaies, les ecchymoses, les hémorroïdes et les affections dermiques genre furoncles, psoriasis et urticaire.
Avertissement : À éviter en cas de grossesse.
Dosage : 250 mg à 1 g de poudre purifiée par jour.

Centella/Hydrocotyle asiatica

(Mandukaparni, Brahmi, Gotu Kola)

Parties utilisées : parties aériennes

Qualités : léger, sec

Goûts : sucré, amer, astringent

Puissance : rafraîchissant

Après digestion : sucré

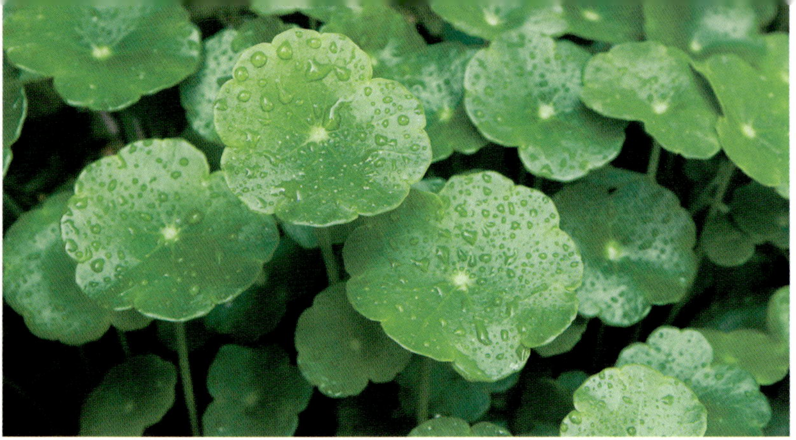

Centella asiatica

Dosha : VPK=

Dhatu : plasma, sang, muscle, tissu adipeux, os, tissu nerveux

Srota : nerveux, circulatoire, digestif, musculaire, reproducteur

ACTIONS

Tonique nerveux, anticonvulsivante, analgésique, sédative, tonique cérébral, cardiotonique, immunostimulante, fébrifuge, altérative, diurétique, antihelminthique, vulnéraire, rajeunissante, tonique capillaire.

Le gotu kola améliore la mémoire et la concentration et protège contre le vieillissement et la maladie d'Alzheimer. Excellent pour le *sadhaka pitta* élevé et les enfants présentant des troubles de l'apprentissage, tels que trouble déficitaire de l'attention, autisme et syndrome d'Asperger. Apaise le stress, l'anxiété, l'insomnie et la dépression et calme la turbulence mentale. Soutient les glandes surrénales et aide à reconstituer les réserves énergétiques.

Le gotu kola fortifie l'immunité et aide à combattre les infections, dont *Pseudomonas*, *Streptococcus* et *Herpes simplex*. Ses propriétés détoxifiantes et anti-inflammatoires sont excellentes pour l'arthrite, la goutte et les affections dermiques telles qu'eczéma, psoriasis, herpès, furoncles et acné. Soulage l'indigestion nerveuse, l'acidité et l'ulcère.

Le gotu kola est excellent pour la circulation. Après un traumatisme tel qu'une opération chirurgicale, stimule la microcirculation vers la zone concernée et accélère la guérison. Favorise la croissance des cheveux et des ongles, accroît l'élasticité de la peau, diminue la cellulite et protège la peau contre les radiations. Prévient le saignement et est utile en cas d'anémie. Sert en cas d'œdème, d'insuffisance veineuse, de varices et de fissures anales.

Par voie externe, le jus frais ou un cataplasme/décoction de feuilles séchées accélère la guérison des plaies, brûlures,

cicatrices chéloïdiennes, cervicite, vaginite, varices, ulcères, hémorroïdes. Préparé dans de l'huile de noix de coco, peut être appliqué sur la tête afin de calmer le mental, de favoriser le sommeil, de soulager les maux de tête et prévenir la perte de cheveux, ainsi que sur la peau en cas d'eczéma et d'herpès.
Avertissement : Peut donner de la force à l'action des anxiolytiques (médicaments utilisés pour traiter l'anxiété).
Dosage : 50 à 100 ml d'infusion deux fois par jour, 1 à 3 g de poudre deux fois par jour.

Cinnamomum zeylanicum/cassia

(Twak, Cannelle)

Parties utilisées : écorce, huile
Qualités : sec, léger, pénétrant
Goûts : piquant, sucré, astringent
Puissance : échauffant
Après digestion : sucré
Dosha : VK- P+ (en excès)
Dhatu : plasma, sang, muscle, tissu nerveux, liquide reproducteur
Srota : respiratoire, digestif, nerveux, circulatoire, urinaire, reproducteur

ACTIONS
Antimicrobienne, antioxydante, analgésique, aphrodisiaque, tonique, immunostimulante, nervine, thymo-analeptique, adaptogène, stimulante vasculaire, antispasmodique, astringente, digestive, diaphorétique, carminative, altérative, expectorante, diurétique, hypolipidémiante.

Cinnamomum zeylanicum

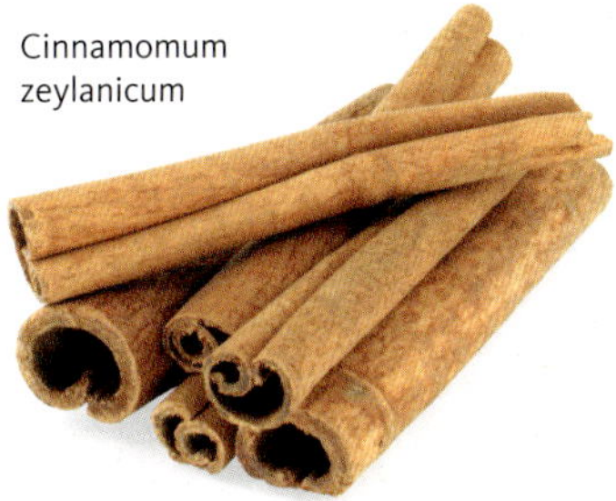

Tonique merveilleusement échauffant et savoureux pour combattre les infections et améliorer la digestion, la cannelle accroît *ojas* et est pratiquement une panacée. *Sattvique,* elle est excellente pour les problèmes *vata*, améliorant la résistance au stress, soulageant la fatigue, la mauvaise humeur, la tension et l'anxiété, ainsi que les maux de tête et la rage de dents. Elle améliore la mémoire, la concentration et la motivation.

La cannelle intensifie la digestion et l'absorption, soulage l'indigestion, l'anorexie, les coliques, la nausée, le ballonnement et le gaz dû à un *agni* faible. Ses propriétés astringentes protègent la muqueuse intestinale contre l'irritation, l'infection, l'inflammation et les ulcérations, et combattent la diarrhée, la dysenterie, la candidose et la dysbiose. Accroît l'efficacité de l'insuline, aidant à prévenir le diabète et à l'atténuer.

La cannelle stimule la circulation, soulage la maladie de Raynaud, accroît l'apport de sang aux articulations (contribuant ainsi à soulager l'arthrite) et abaisse le cholestérol. Élimine *vata* et *kapha* des poumons. Prise chaude, aide à se débarrasser des infections bactériennes et virales, des fièvres, des rhumes, du catarrhe, de la toux et des infections broncho-pulmonaires. Fortifie les reins et soulage la cystite et les infections de l'appareil urinaire.

Riche en magnésium, la cannelle aide à maintenir la densité osseuse et l'équilibre hormonal. Convient en cas de syndrome prémenstruel et de cycles menstruels irréguliers, douloureux et abondants. En tant que tonique du système reproducteur, est bonne pour la libido faible, l'impuissance, les kystes ovariens, les fibromes, l'endométrite et les infections, y compris le muguet.

Par voie externe, peut être utilisée en inhalations comme décongestionnant pour les rhumes, le mal de gorge, la toux, la sinusite et le catarrhe. En huile de massage, soulage les muscles raidis et douloureux. En lavage, est utilisée en cas de coupures, plaies, morsures, piqûres et lésions dermiques infectées.

Avertissement : À éviter en cas de grossesse, et en cas de *pitta* élevé.

Dosage : 1 à 10 g d'écorce/poudre par jour, 3 à 15 ml de teinture par jour.

Commiphora mukul

(Guggulu)

Partie utilisée : résine

Qualités : léger, sec, pénétrant

Goûts : amer, piquant

Puissance : échauffant

Après digestion : piquant

Dosha : VPK= P+ (en excès)

Dhatu : tous

Srota : digestif, respiratoire, circulatoire, nerveux

ACTIONS

Anti-inflammatoire, altérative, nervine, antispasmodique, analgésique, expectorante, astringente, cardiotonique, antioxydante, hypolipidémiante, diaphorétique, antimicrobienne, immunostimulante, rajeunissante, vulnéraire, stimulante thyroïdienne, emménagogue, régulatrice métabolique.

Remède ayurvédique connu pour éliminer les toxines du corps en les

Commiphora mukul

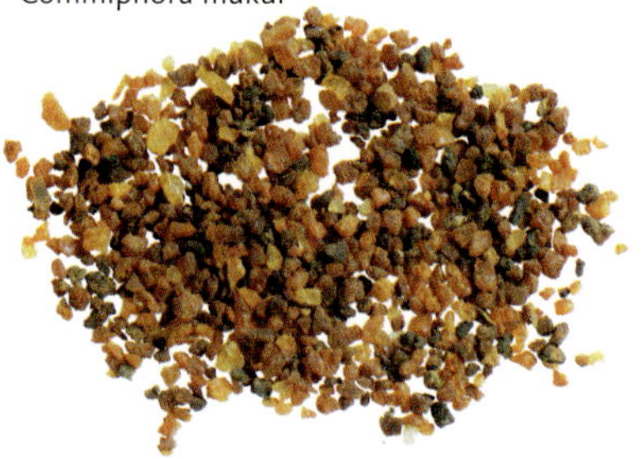

délogeant et abaisser le mauvais cholestérol, le guggulu est un merveilleux rajeunissant, particulièrement pour *vata* et *kapha*. Inhibe la formation des caillots et atténue l'athérosclérose, aide à prévenir les affections cardiaques et l'angine, en plus de diminuer le risque d'AVC et d'embolie pulmonaire. Excellent pour stimuler l'immunité, accroît la numération des globules blancs, contribue à combattre les infections et désinfecte les sécrétions, dont sueur, mucus et urine. Ses propriétés antimicrobiennes et antispasmodiques sont utiles en cas de toux, d'infections broncho-pulmonaires et de toux quinteuse.

Le guggulu est un bon remède anti-inflammatoire et purifiant pour la goutte, l'arthrite, le lumbago et la sciatique. Il est traditionnellement utilisé pour le soin des fractures et des plaies profondes, ainsi que pour la régénération des tissus nerveux. Diminue l'inflammation des affections dermiques aiguës et chroniques, dont acné nodulockystique, et en accélère la guérison.

Excellente plante pour le système reproducteur. Le guggulu a la capacité de disloquer les tumeurs telles que le lipome. Son affinité pour la partie inférieure de l'abdomen atténue les fibromes, les kystes, l'endométrite et la polykystose ovarienne. Aide à réguler le cycle menstruel et prévient la formation des caillots.

Le guggulu est l'une des meilleures plantes pour la digestion et le métabolisme, spécialement le métabolisme des graisses. Favorise la perte de poids et la diminution de l'obésité en régulant la thyroïde. Peut abaisser la glycémie du diabète.

Par voie externe, le guggulu peut être utilisé comme gargarisme en cas d'amygdalite et d'ulcères buccaux, et sous forme de lotion/crème pour l'eczéma et l'acné.

Avertissement : Peut diminuer l'effet des médicaments anti-hypertensifs. À utiliser avec prudence en cas de prise de médicaments hypoglycémiants. À éviter en cas d'infections rénales aiguës, de saignement utérin excessif, de thyrotoxicose, de grossesse et d'allaitement.

Dosage : Deux cachets, deux ou trois fois par jour.

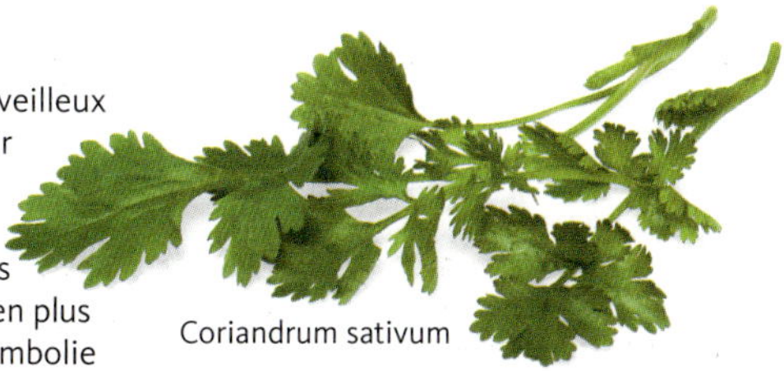

Coriandrum sativum

Coriandrum sativum

(Dhanya, Coriandre)

Parties utilisées : graines, feuilles

Qualités : léger, gras

Goûts : sucré, amer, piquant

Puissance : rafraîchissant

Après digestion : sucré

Dosha : VPK=
Dhatu : plasma, sang, muscle, tissu nerveux, liquide reproducteur
Srota : digestif, nerveux, urinaire, respiratoire

ACTIONS
Carminative, digestive, antimicrobienne, diurétique, décongestionnante, antispasmodique, antioxydante, altérative, nervine, rajeunissante, aphrodisiaque, analgésique, diaphorétique.

Les graines de coriandre sont antimicrobiennes, les feuilles fraîches sont riches en vitamines et minéraux antioxydants et éliminent les toxines du corps. Cette plante rafraîchit les états inflammatoires *pitta*, soulage les maux de tête, la migraine, la douleur musculaire et la névralgie. Favorise la clarté mentale, améliore l'humeur et la mémoire et atténue la léthargie et l'anxiété.

La coriandre apaise la douleur menstruelle, le syndrome prémenstruel et les bouffées de chaleur. En tisane chaude, les graines combattent les infections éruptives, les fièvres, les rhumes, la grippe, la toux, le catarrhe, les allergies telles qu'eczéma et rhume des foins, ainsi que les troubles urinaires. La coriandre intensifie la digestion et l'absorption, et soulage les coliques, les gaz, les brûlures d'estomac et l'indigestion nerveuse.

Par voie externe, le jus ou la tisane de feuilles apaise la peau enflammée. En gargarisme, combat le mal de gorge et le muguet. En lotion, soigne la conjonctivite.
Dosage : 3 à 6 g de poudre par jour.

Cuminum cyminum

(Jeera, Cumin)

Partie utilisée : graines
Qualités : sec, léger
Goûts : amer, piquant
Puissance : rafraîchissant
Après digestion : piquant
Dosha : VPK= P+ (en excès)
Dhatu : plasma, sang, muscle, liquide reproducteur
Srota : digestif, respiratoire, reproducteur

Cuminum cyminum

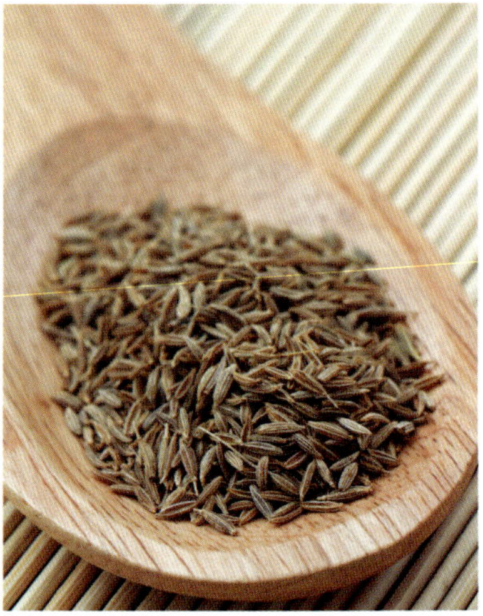

ACTIONS

Carminative, digestive, décongestionnante, altérative, antispasmodique, diurétique, galactagogue.

Bien connu pour ses propriétés digestives, le cumin augmente l'appétit, la digestion et l'absorption et élimine les toxines des intestins. Soulage des gaz, du ballonnement et de la mauvaise digestion due à l'excès de *vata* et de *kapha*. Particulièrement bon pour la nausée et l'indigestion dues au *vata* montant, car il fait redescendre *apana vata*. Convient aussi pour la diarrhée, car il absorbe les fluides du gros intestin.

Le cumin élimine l'excès d'*avalambaka kapha* des poumons, soulageant le catarrhe, la toux, les infections broncho-pulmonaires et l'asthme. Il a une affinité avec le système reproducteur féminin, atténuant la douleur et l'inflammation, soulageant les cycles menstruels douloureux et intensifiant la sécrétion de lait chez les femmes qui allaitent, particulièrement lorsqu'il est associé au shatavari.

Dosage : 0,5 à 6 g de poudre par jour, 3 à 15 ml de teinture par jour.

Curcuma longa

(Haldi, Curcuma)

Partie utilisée : rhizome

Qualités : sec, léger

Goûts : piquant, amer, astringent

Puissance : chaud

Après digestion : piquant

Dosha : VPK= PV+ (en excès)

Dhatu : tous

Srota : digestif, circulatoire, respiratoire, reproducteur

ACTIONS

Altérative, analgésique, antibactérienne, anti-inflammatoire, antioxydante, carminative, digestive, hypolipidémiante, stimulante, vulnéraire, prévient la formation de caillots.

Excellent aide pour la digestion (particulièrement la digestion des protéines et des graisses), le curcuma favorise l'absorption et le métabolisme et aide à perdre du poids. Intensifie le fonctionnement et aide la détoxication du foie, et protège celui-ci contre le dommage des toxines. Probiotique, régule la flore intestinale et peut être utilisé en cas de prise d'antibiotiques, ainsi qu'en cas de candidose, vers, indigestion, brûlures d'estomac, gaz, ballonnements, coliques et diarrhée. Apaise la muqueuse intestinale, la protégeant contre les effets du stress, de l'excès d'acidité, des médicaments et d'autres irritants, et diminue le risque de gastrite et d'ulcère. Abaisse la glycémie chez les diabétiques.

Le curcuma est excellent pour le système immunitaire, éloignant les infections telles que rhume, mal de gorge, toux et fièvre. Bon pour les affections dermiques comme l'acné et le psoriasis, ainsi que pour les troubles rénaux et

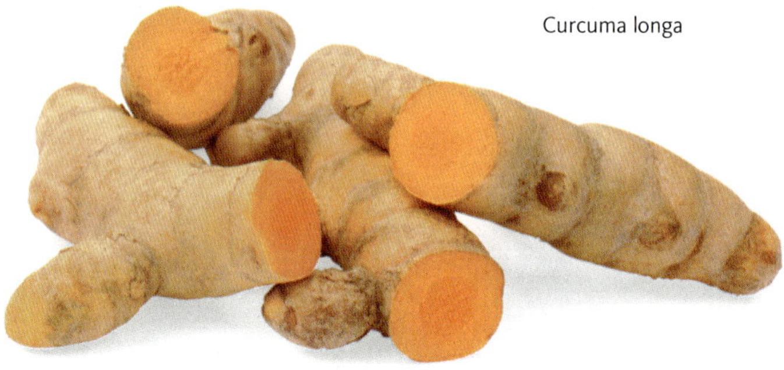

Curcuma longa

vésicaux. Puissant antioxydant, protège contre les dommages des radicaux libres et le cancer, spécialement le cancer du côlon et du sein. Accroît la production de cellules combattant le cancer et contribue à la protection contre les toxines environnementales et les effets toxiques du tabac.

Le curcuma abaisse le taux de cholestérol et inhibe la formation des caillots de sang, aidant à prévenir les affections cardiaques et artérielles. Puissant anti-inflammatoire, est excellent pour l'arthrite. Apprécié par les pratiquants du yoga pour son effet bénéfique sur les ligaments.

Par voie externe, la poudre, mélangée à l'eau ou gel d'aloe vera, peut être appliquée sur les piqûres d'insectes, les lésions cutanées enflammées et infectées et les plaies. Diminue la démangeaison, soulage la douleur et favorise la guérison du cancer de la peau, en plus de ralentir le vieillissement cutané. En bain de bouche soigne les gencives enflammées et la rage de dents.

Avertissement : À éviter les doses élevées en cas de grossesse, d'ulcère peptique et de calculs biliaires. Associé aux anticoagulants et aux anti-inflammatories non-stéroïdiens, à utiliser avec prudence.

Dosage : 1 à 10 g de poudre par jour, 5 à 15 ml de teinture par jour

Cymbopogon citratus

(Bhu Trna, Citronnelle)

Partie utilisée : feuilles

Qualités : sec, léger, pénétrant

Goûts : amer, piquant, acide

Puissance : rafraîchissant

Après digestion : piquant

Dosha : VPK= V+ (en excès)

Dhatu : plasma, sang, muscle, tissu nerveux
Srota : digestif, respiratoire, urinaire, reproducteur féminin

ACTIONS

Analgésique, antihelminthique, digestive, fébrifuge, expectorante, anti-inflammatoire, emménagogue, antispasmodique, diurétique, galactagogue, décongestionnante.

La citronnelle intensifie *agni* et élimine *ama*, fortifiant la digestion sans aggraver *pitta*, car elle est rafraîchissante. Régule *samana vata* et *spana vata* ; apaise les gaz, le ballonnement, la douleur abdominale, les crampes et élimine les vers.

La citronnelle soulage la douleur menstruelle due à l'excès de *vata* ou de *pitta* et accroît la lactation. Diurétique apaisant pour la cystite et la rétention de fluide. Diminue *avalambaka kapha* dans les poumons, élimine le flegme en cas de toux et de bronchite, atténue les spasmes et la congestion en cas d'asthme. En infusion chaude, abaisse la fièvre.

Par voie externe, l'huile accroît la circulation et soulage la douleur et l'inflammation des articulations arthritiques. Peut être appliquée en cas d'affections dermiques et d'alopécie.
Dosage : 1 à 9 g de poudre par jour, 5 à 15 ml de teinture par jour.

Cyperus rotundus

(Musta, Mustaka, Souchet d'Asie)

Partie utilisée : racine
Qualités : sec, léger
Goûts : amer, piquant, astringent
Puissance : rafraîchissant
Après digestion : piquant
Dosha : PKV= V+ (en excès)
Dhatu : plasma, sang, muscle, tissu nerveux
Srota : digestif, circulatoire, reproducteur

ACTIONS

Carminative, emménagogue, probiotique, altérative, astringente, antihelminthique, analgésique, fébrifuge, digestive, galactagogue, équilibre les hormones.

Excellent digestif pour intensifier *agni* et éliminer *ama* sans aggraver *pitta*, musta

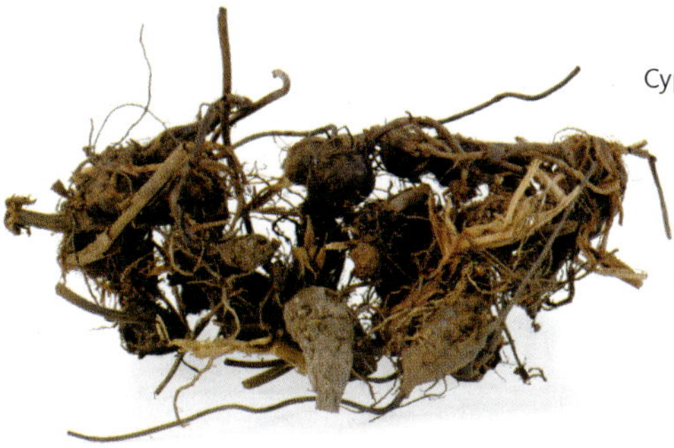

Cyperus rotundus

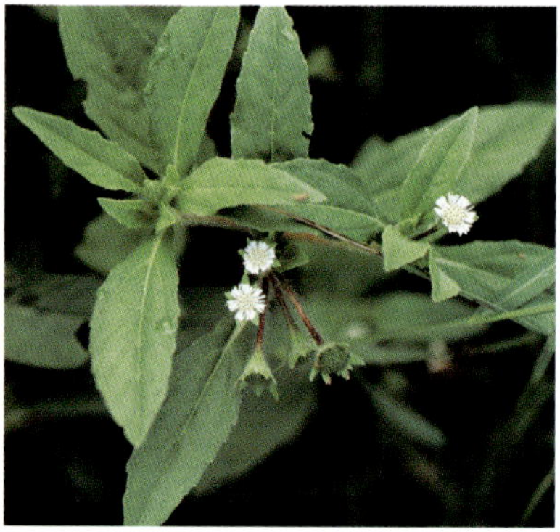

Eclipta alba

régule *samana vata* et *apana vata*, soulageant la douleur, les spasmes, le gaz, le ballonnement, la mauvaise digestion et absorption, la diarrhée. Aide à régénérer la flore intestinale, combat la dysbiose et apaise l'inflammation. De par son affinité pour *ranjaka pitta* dans le foie, musta accroît la sécrétion de bile accélère le métabolisme et la détoxication.

Excellent pour les fièvres, car il élimine la chaleur et *ama* du *rasa dhatu* et *rakta dhatu* et régule *agni*. Soulage les cycles menstruels douloureux, la douleur mammaire et le syndrome prémenstruel. Purifie et enrichit le lait maternel.
Dosage : 0,5 à 12 g de poudre par jour, 3 à 15 ml de teinture par jour.

Eclipta alba

(Bhringaraj, Éclipte blanche)

Partie utilisée : feuilles
Qualités : léger, sec
Goûts : piquant, amer, sucré
Puissance : rafraîchissant
Après digestion : piquant
Dosha : VPK= P *Rasayana*
Dhatu : plasma, sang, os, tissu nerveux, liquide reproducteur
Srota : digestif, nerveux, circulatoire, respiratoire, urinaire, reproducteur

ACTIONS

Hypotensive, altérative, purgative, antioxydante, antimicrobienne, rajeunissante, anti-inflammatoire, fébrifuge, antihelminthique, tonique hépatique et protectrice, hémostatique.

Merveilleux rajeunissant, le bhringaraj a des propriétés antioxydantes, augmentant la longévité et protégeant contre le vieillissement. Améliore la mémoire et la concentration, et aide à prévenir le déclin mental lié à l'âge, la maladie d'Alzheimer, le grisonnement prématuré des cheveux et la calvitie. Traditionnellement utilisé en cas de vertige et d'affaiblissement de la vue et de l'audition.

Excellent pour les perturbations du *sadhaka pitta*, abaisse la pression sanguine et atténue les palpitations nerveuses. Calme la tension nerveuse et l'anxiété et est utile contre l'irritabilité, la colère, l'insomnie et l'agitation mentale due au *pitta* ou au *vata* élevé. Il est aussi utilisé pour l'anémie.

Ses effets rafraîchissants et anti-inflammatoires le rendent bénéfique pour bon nombre de symptômes *pitta* caractérisés par la chaleur. Ses propriétés antimicrobiennes et décongestionnantes aident à combattre les infections respiratoires et le catarrhe.

Le bhringaraj améliore la digestion et l'absorption et aide l'élimination des toxines en stimulant les intestins. Accroît la circulation de la bile depuis le foie et est excellent pour les affections hépatiques, dont cirrhose et hépatite. Protège le foie contre le dommage dû aux infections, aux médicaments, aux produits chimiques et à l'alcool, et l'aide dans son travail de purification. Bénéfique pour les affections dermiques, dont l'urticaire, l'eczéma, le psoriasis et le vitiligo, atténue les démangeaisons et l'inflammation. Censé favoriser le teint éclatant. Fortifie les os et aide à prévenir la perte des dents.

Par voie externe, l'huile, préparée en faisant bouillir des feuilles fraîches avec de l'huile de noix de coco ou de l'huile de sésame, favorise la santé des cheveux, aide à prévenir la calvitie et le grisonnement et apaise les affections cutanées inflammatoires. Le jus des feuilles est appliqué sur les coupures, les écorchures et les brûlures bénignes.

Dosage : 5 à 10 ml de jus frais trois fois par jour, 3 à 5 g de poudre deux fois par jour.

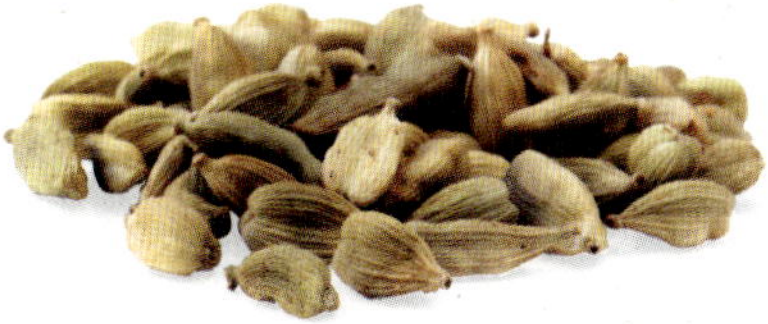

Eletteria cardamomum

Eletteria cardamomum

(Ela, Cardamome)

Partie utilisée : graine

Qualités : léger, sec

Goûts : piquant, sucré

Puissance : échauffant

Après digestion : piquant

Dosha : VK- P+ (en excès)

Dhatu : plasma, sang, tissu nerveux

Srota : digestif, respiratoire, circulatoire, nerveux

ACTIONS

Carminative, antispasmodique, décongestionnante, expectorante, diaphorétique, digestive, légèrement laxative, stimulante vasculaire, nervine.

La cardamome élève le moral et induit un état calme, méditatif. Allège la tension, l'anxiété, la léthargie et l'épuisement nerveux, et améliore la mémoire et la concentration. Échauffante et revigorante, améliore aussi la digestion et l'absorption et atténue la douleur et les spasmes musculaires. Soulage les troubles digestifs liés au stress, l'indigestion, les coliques, les gaz, la constipation, la nausée, les vomissements et le mal des transports. Neutralise l'excès d'acidité et prévient la somnolence après les repas.

Cette épice apaise le mal de gorge, évacue le catarrhe et est utilisée en cas de rhumes, toux, asthme et infections broncho-pulmonaires. Accroît la circulation et l'énergie. Fortifie une vessie faible, se montrant utile en cas d'incontinence et d'énurésie chez l'enfant, ainsi que d'infections de l'appareil urinaire.

Par voie externe, l'huile sert au massage apaisant la douleur articulaire.

Avertissement : À utiliser avec prudence en cas de reflux gastro-œsophagien et de calculs biliaires.

Dosage : Deux cachets deux ou trois fois par jour ou 50 à 100 ml d'infusion chaude.

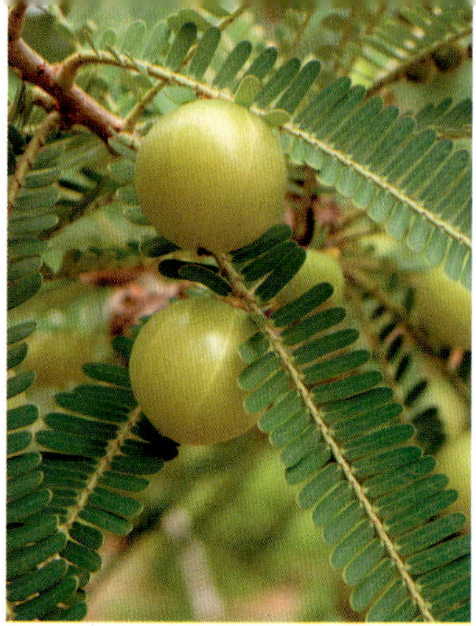

Emblica officinalis

Emblica officinalis/ Phyllanthus emblica

(Amalaki, Groseille indienne)

Partie utilisée : fruit

Qualités : léger, sec

Goûts : sucré, acide, piquant, amer, astringent

Puissance : rafraîchissant

Après digestion : sucré

Dosha : VPK=

Dhatu : tous

Srota : digestif, excrétoire, circulatoire

ACTIONS

Antimicrobienne, rafraîchissante, rajeunissante, antioxydante, hépatoprotectrice, hypolipidémiante, anti-inflammatoire, laxative, hypoglycémiante, digestive, nutritive, diurétique.

Merveilleux tonique, spécialement pour *pitta*, l'amalaki soulage la chaleur, l'inflammation et la sensation de brûlure dans l'ensemble du corps. Ses propriétés purifiantes et nourrissantes contribuent à la purification du sang, à la régénération des tissus après une blessure ou une maladie, améliorent la vue et atténuent les allergies. Fortifie les dents et les os et favorise la croissance des cheveux et des ongles. Bon pour l'anémie, car il stoppe le saignement et accroît la numération des globules rouges.

L'amalaki intensifie la digestion et l'absorption et convient pour l'ulcère peptique, l'acidité, l'anorexie, les nausées, les vomissements, la gastrite, la colite et les hémorroïdes. Ingrédient du Triphala, nettoie les intestins, traite la constipation et le syndrome du côlon irritable. Ses propriétés antioxydantes protègent le foie et régulent par ailleurs la glycémie. Combiné au jus de citron, est utilisé en cas de dysenterie aiguë, combiné aux graines de fenugrec, en cas de diarrhée chronique.

Célèbre pour atténuer la faiblesse succédant à la maladie et au stress ou propre au grand âge, l'amalaki est le principal ingrédient du Chayawanprash, tonique cérébral améliorant la mémoire et la concentration et apaisant la colère et l'irritabilité. Abaisse le cholestérol et aide à prévenir la formation des caillots, protégeant le système cardiovasculaire.

L'amalaki accroît l'immunité de par son activité antimicrobienne contre les virus, les bactéries et les champignons, aide à combattre la candidose, la toux, les rhumes, la grippe, les infections broncho-pulmonaires, l'asthme et les infections de l'appareil urinaire et ralentit la croissance des cellules cancéreuses.

Par voie externe, est utilisé dans les huiles/savons capillaires afin de prévenir la perte de cheveux et comme ingrédient des produits de soin de la peau empêchant le dommage oxydatif.

Dosage : 5 à 30 g de poudre par jour, 5 à 15 ml de teinture par jour.

Evolvulus alsinoides

(Shankapushpi)

Partie utilisée : feuilles

Qualités : onctueux, léger

Goûts : amer, piquant, astringent

Puissance : rafraîchissant

Après digestion : sucré

Dosha : VPK=

Dhatu : plasma, tissu nerveux, liquide reproducteur

Srota : nerveux, excrétoire, reproducteur

Evolvulus alsinoides

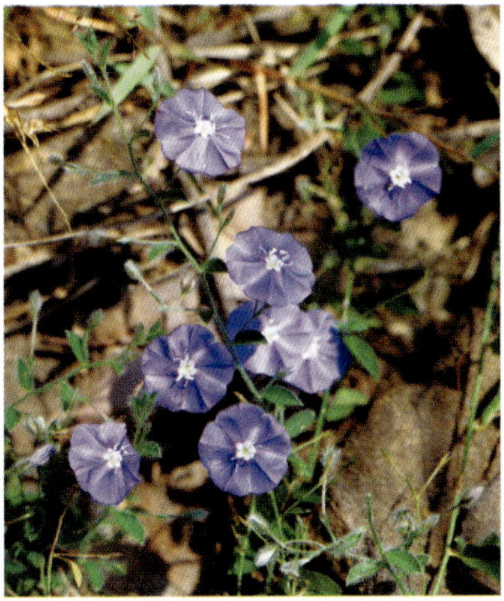

ACTIONS

Nervine, sédative, laxative, vulnéraire, hémostatique, digestive, antispasmodique, tonique cérébral.

Le shankapushpi est l'un des meilleures plantes apaisantes et tonifiant le cerveau, excellente pour les troubles nerveux, dont douleur, anxiété, insomnie, étourdissement et convulsions. De par son action descendante, il rééquilibre *apana vata*, améliore la digestion et l'élimination. Utilisé pour les troubles digestifs liés au stress, tels que coliques et constipation. Aide à arrêter les hémorragies des systèmes digestif, urinaire et reproducteur. En tant que tonique pour la reproduction, vise à favoriser la fécondité.

De par ses propriétés purifiantes, le shankapushpi élimine le sang et aide à nettoyer la peau, spécialement en cas d'affections dermiques liées au stress.

Avertissement : Peut donner de la force aux médicaments sédatifs.

Dosage : 2 à 10 g séché tous les jours, 3 à 15 ml de teinture tous les jours.

Ferula asafoetida

(Hing, Ase fétide, Férule persique)

Partie utilisée : graines

Qualités : pénétrant, chaud et onctueux

Goûts : amer, piquant

Puissance : échauffant

Après digestion : piquant

Dosha : VK- P+

Dhatu : plasma, sang, muscle, os, tissu nerveux

Srota : digestif, respiratoire, nerveux, excrétoire, circulatoire, reproducteur

ACTIONS

Carminative, digestive, antihelminthique, antispasmodique, diurétique, analgésique, emménagogue, expectorante, cardiotonique.

Ferula asafoetida

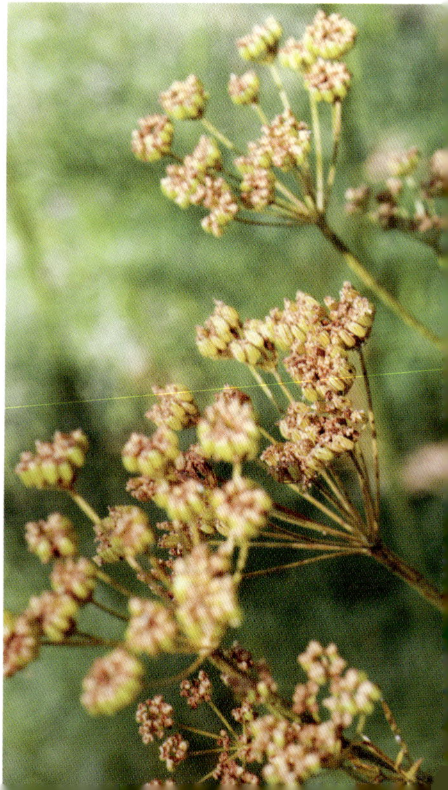

Fortifiant et apaisant, est excellent pour *vata*. Pris avant les repas, améliore l'appétit et la digestion et soulage le ballonnement, les gaz, la constipation et les coliques. Équilibre la flore intestinale.

En régulant *apana vata*, soulage les états nerveux tels que douleur, crampes, muscles raidis, sciatique, épuisement et convulsions. Excellent pour la toux, l'asthme, les fièvres et la toux quinteuse.

Stimule l'apport de sang à l'utérus et régule la menstruation. Bon pour les cycles menstruels douloureux, la libido faible, l'impuissance et la stérilité, ainsi que pour les affections urinaires, dont la cystite. Diminue la congestion *kapha* et élimine après l'accouchement.

Par voie externe, peut être appliqué sur les organes génitaux en cas d'impuissance.
Avertissement : À utiliser avec prudence pour *pitta*, l'inflammation du foie et la grossesse.
Dosage : 100 mg à 1 g de poudre ou 1 à 3 ml de teinture trois fois par jour.

Foeniculum vulgare

(Madhurika, Fenouil)

Partie utilisée : graines
Qualités : sec, léger
Goûts : amer, piquant, sucré
Puissance : rafraîchissant
Après digestion : sucré
Dosha : VPK= P+ (en excès)
Dhatu : plasma, sang, muscle, tissu nerveux
Srota : digestif, respiratoire, urinaire, nerveux, reproducteur

Actions

Carminative, digestive, antispasmodique, diurétique, galactagogue, expectorante, emménagogue.

Le fenouil améliore *agni* sans aggraver *pitta*, et apaise les états inflammatoires, surtout associé à la réglisse. Élimine les toxines, fait redescendre *apana vata* et soulage l'indigestion, le gaz, la nausée, les

Foeniculum vulgare

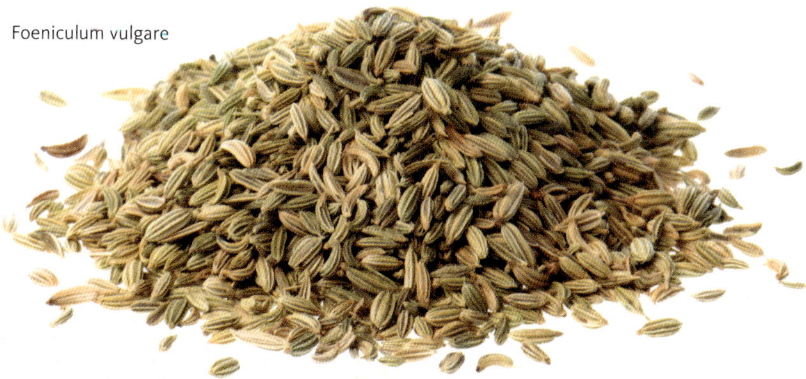

vomissements, le ballonnement, les crampes et les hémorroïdes. Mâcher les graines après les repas régule la digestion et prévient les gaz et le ballonnement.

Ses effets diurétiques rafraîchissent *pitta*, soulagent l'œdème et la cystite, aident à nettoyer la peau enflammée et abaissent les fièvres.

Le fenouil nourrit aussi le cerveau et les yeux, et est excellent lorsque la raideur des muscles entrave la circulation du *vata*. Diminue la congestion *kapha* dans la poitrine, atténuant la toux et l'asthme. Induit la menstruation, soulage la douleur menstruelle et accroît la lactation.

Dosage : 500 mg à 9 g de poudre par jour, 3 à 15 ml de teinture par jour.

Glycyrrhiza glabra

(Yastimadhu, Réglisse)

Parties utilisées : racines et stolons épluchés

Glycyrrhiza glabra

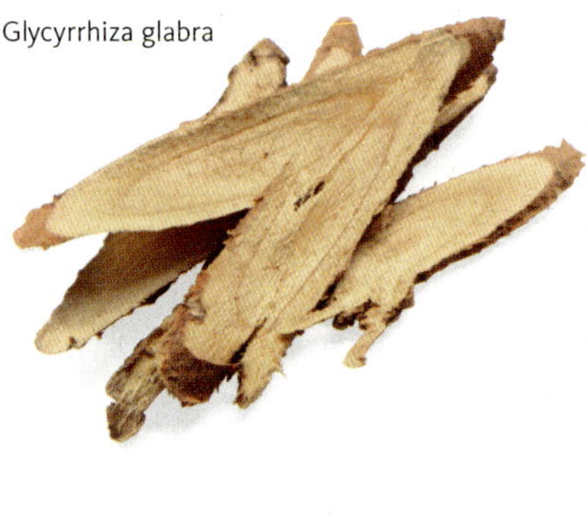

Qualités : lourd, moite

Goûts : sucré, amer

Puissance : sucré

Après digestion : rafraîchissant

Dosha : VPK= K+ (en excès)

Dhatu : tous

Srota : digestif, respiratoire, nerveux, excrétoire, reproducteur

ACTIONS :

Émolliente, expectorante, tonique, laxative, émétique, anti-inflammatoire, fébrifuge, diurétique, adaptogène, rajeunissante, sédative, hépatoprotectrice, antiacide, tonique surrénal.

Remarquable plante reconstituante et rajeunissante présentant une affinité pour les systèmes digestif et endocrinien, la réglisse aide à harmoniser les qualités des autres plantes, diminuant la chaleur, la sécheresse et la toxicité. Soulage l'acidité, les brûlures d'estomac, l'indigestion, les coliques, les troubles inflammatoires et l'ulcère peptique. Légèrement laxative, soulage la constipation. Accroît la circulation de la bile depuis le foie et abaisse le cholestérol. Protège le foie du dommage des toxines et des infections.

Adaptogène, tonique fortifiant de par son action sur les glandes surrénales, la réglisse améliore la résistance au stress physique et mental. *Sattvique* de nature, nourrit le cerveau, favorise la bonne vision et la mémoire, la peau et les cheveux éclatants. Ses effets anti-allergèniques sont similaires à ceux de la cortisone (mais sans les effets secondaires). Utile lorsqu'on abandonne le traitement aux stéroïdes classiques. Soulage le rhume des foins, l'eczéma, la conjonctivite et l'asthme.

Expectorante apaisante, la réglisse atténue l'irritation et l'inflammation dans la poitrine, le mal de gorge, la toux sèche, la congestion bronchique, l'asthme et les infections broncho-pulmonaires. Accroît l'immunité et aide à combattre les virus, dont herpès et cytomégalovirus. Bonne pour la convalescence, est anti-inflammatoire pour l'arthrite et les affections dermiques dont l'eczéma et le psoriasis. Se liant aux produits chimiques toxiques et carcinogènes, aide à les extirper du corps. Ses propriétés légèrement œstrogéniques sont bénéfiques pour les troubles menstruels et ménopausiques.

Par voie externe, la poudre mélangée à du beurre clarifiée est appliquée sur les plaies, l'herpès, l'eczéma et le psoriasis. Une décoction avec du curcuma ou du Triphala peut être utilisée en douche contre le muguet.

Avertissement : À éviter l'utilisation prolongée et à haute dose. Accroît la rétention de fluide et la pression sanguine. À éviter durant la grossesse. Combinée à des diurétiques/laxatifs, risque de causer une perte de potassium.

Dosage : 3 à 5 g de poudre par jour.

Gymnema sylvestre

(Gurmar, Gymnéma)

Partie utilisée : feuille

Qualités : léger, sec

Goûts : amer, astringent

Puissance : rafraîchissant

Après digestion : piquant

Dosha : PK- V+

Dhatu : plasma, sang, tissu adipeux, liquide reproducteur

Srota : digestif, circulatoire, urinaire, reproducteur

ACTIONS

Anti-diabétique, astringente, diurétique, antipyrétique, hypolipidémiante, laxative, anti-obésité.

Le gurmar est connu pour équilibrer la glycémie. Son nom sanskrit signifie « destructeur du sucré », car la consommation des feuilles fraîches engourdit les récepteurs des goûts amer et sucré de la langue et diminue les envies de sucré et l'appétit excessif, ce qui est utile pour perdre du poids.

Le gurmar aide à gérer le diabète de types 1 et 2 et les troubles de la glycémie. Accroît la production d'insuline du pancréas, régule le taux de glucose du sang, stimule la régénération des cellules bêta des îlots de Langerhans du pancréas sécrétant l'insuline et empêche l'adrénaline d'inciter le foie à produire du glucose. Abaisse aussi le cholestérol.

Avertissement : Peut aggraver le reflux gastro-œsophagien. À éviter en cas

d'hypoglycémie et d'affections cardiaques. Le taux de glycémie doit être surveillé en cas de prise de médicaments hyperglycémiants et d'insuline.
Dosage : 5 à 10 g de poudre par jour, 10 à 20 ml de teinture par jour.

Hemidesmus indicus

(Sariva, Salsepareille indienne)

Partie utilisée : épluchure de la racine
Qualités : léger, gras
Goûts : amer, sucré, astringent
Puissance : rafraîchissant
Après digestion : sucré
Dosha : VPK=
Dhatu : sang, plasma, muscle, liquide reproducteur, tissu adipeux
Srota : digestif, circulatoire, nerveux, reproducteur

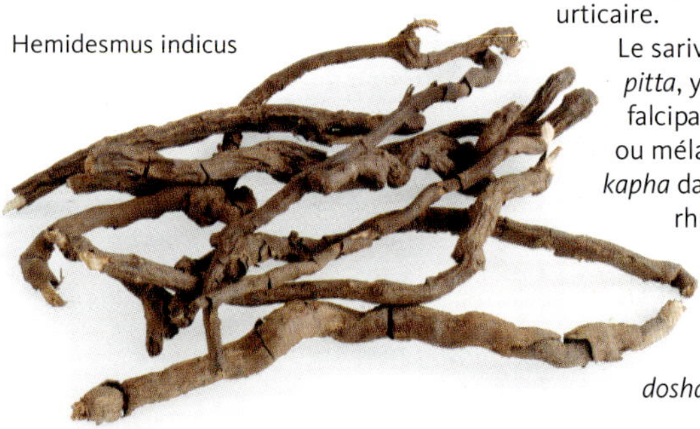
Hemidesmus indicus

ACTIONS
Digestive, laxative, dépurative, anti-inflammatoire, expectorante, antispasmodique, diurétique, fébrifuge, tonique pour la fécondité, antihémorragique, astringente, antipyrétique, antimicrobienne, diaphorétique, émolliente, antioxydante, aphrodisiaque.

Excellent remède rafraîchissant et purifiant pour l'excès de *pitta*. De par ses propriétés anabolisantes et fortifiantes, c'est un *rasayana*, tonique rajeunissant. Intensifiant l'appétit et la digestion, est utilisé en cas d'anorexie, indigestion, ballonnement, gaz et diarrhée. Élimine *ama* et la dysbiose et fait un bon remède purifiant pour les problèmes sanguins, la goutte, l'arthrite et les tuméfactions ganglionnaires.

Stimule la circulation de la bile depuis le foie et soutient le travail de purification de cet organe. Augmente l'immunité et aide en cas de maladies auto-immunes telles que polyarthrite rhumatoïde, psoriasis et lupus. Apaise les troubles dermiques inflammatoires, dont eczéma, psoriasis, impétigo, gale, herpès, dermatophytose et urticaire.

Le sariva diminue les fièvres de type *pitta*, y compris le paludisme à falciparum. Pris dans de l'eau chaude ou mélangé avec du miel, diminue *kapha* dans les poumons, soigne les rhumes, le catarrhe, la toux, la bronchite et l'asthme.

Par ailleurs, détend les muscles raidis et calme les émotions. Équilibre les trois *doshas* dans le mental, particulièrement la perturbation du *sadhaka pitta* qui provoque irritabilité, intolérance, colère, critique, autocritique, syndrome prémenstruel et dépression.

Équilibre les hormones, atténue les cycles menstruels abondants, améliore la fécondité et aide à prévenir les fausses couches. En tant qu'aphrodisiaque, améliore la performance sexuelle et la motilité du sperme. Aide aussi à prévenir et à traiter l'anémie. Purifie le lait maternel et intensifie sa sécrétion. Bon pour la cystite de type *pitta* accompagnée de sensation de brûlure et pour les calculs urinaires.

Par voie externe, une pâte appliquée sur la peau diminue l'inflammation, l'enflure et la brûlure de type *pitta*. Le sariva est aussi un ingrédient des préparations traitant le muguet vaginal. Le jus frais est utilisé pour la conjonctivite.

Dosage : 50 à 100 ml d'infusion chaude par jour, 3 à 6 g de poudre par jour.

Momordica indica

(Karella/Karavella, Courge amère)

Partie utilisée : plante entière

Qualités : sec, léger

Goûts : amer, piquant

Puissance : chaud

Après digestion : piquant

Dosha : VKP=

Dhatu : plasma, sang, muscle, tissu adipeux

Srota : digestif, urinaire, excrétoire

ACTIONS

Antidiabétique, carminative, digestive, vermifuge, diurétique, lithotrique, altérative, vulnéraire, anti-inflammatoire, emménagogue, galactogogue, tonique amer.

Légume très amer ressemblant à un concombre, le karella est excellent pour diminuer *kapha* et abaisser la glycémie. Bon tonique amer pour l'anorexie, les affections hépatiques, la constipation, les hémorroïdes, les infections intestinales, les

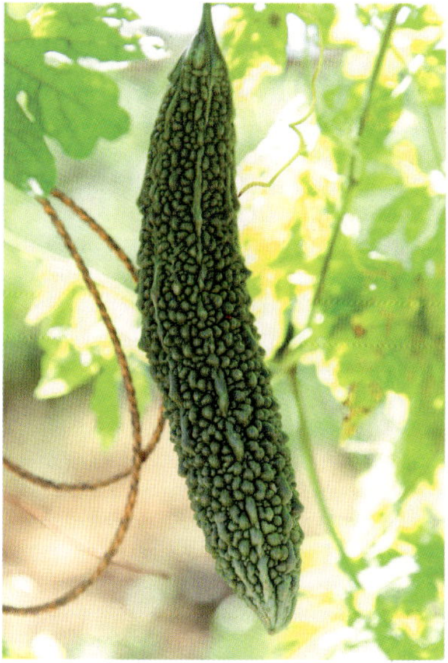

Momordica indica

vers et les parasites. Accroît l'absorption des nutriments et du fer et combat l'anémie. Élimine les toxines des intestins et l'excès d'acidité via l'urine. Utilisé contre les calculs urinaires et la rétention de fluide. Purifiant du sang, soigne les affections cutanées inflammatoires.

Le jus des feuilles est appliqué sur les lésions dermiques et les hémorroïdes, ainsi que sur les yeux en cas de cécité nocturne.
Avertissement : À éviter en cas de grossesse et chez les patients prenant des médicaments hypoglycémiants.
Dosage : 60 ml de jus frais par jour pour le diabète, 5 à 10 g séché tous les jours, 3 à 15 ml de teinture par jour.

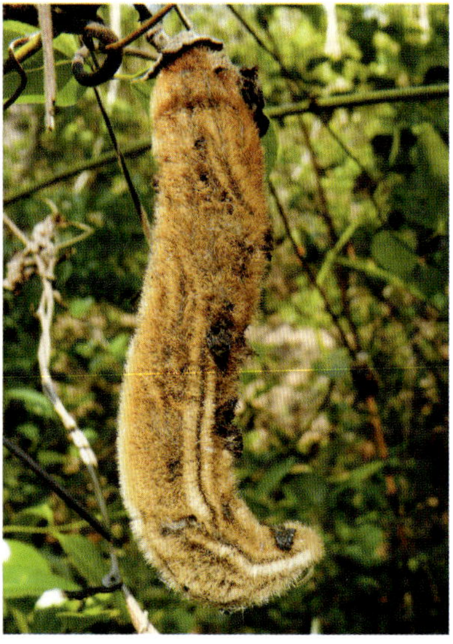

Mucuna pruriens

Mucuna pruriens

(Kapikachu)

Partie utilisée : graine
Qualités : lourd, onctueux
Goûts : sucré, amer
Puissance : chaud
Après digestion : sucré
Dosha : VK- P=
Dhatu : tous, spécialement nerveux, liquide reproducteur
Srota : nerveux, reproducteur, respiratoire

ACTIONS

Tonique, rajeunissante, astringente, antihelminthique, aphrodisiaque, hypoglycémiante, prolactine, antihémorragique, spermatogène, antispasmodique, antioxydante. Hallucinogène à forte dose.

Célèbre en tant que remède pour la maladie de Parkinson, car ses graines renferment de la L-dopa (lévodopa), le kapikachu est un excellent tonique pour les nerfs, spécialement pour les troubles *vata*. L'un des meilleurs aphrodisiaques et toniques pour la reproduction, est utilisé en cas de libido faible, impuissance, faible numération des spermatozoïdes et stérilité.

Bon digestif et antispasmodique pour la douleur intestinale, les gaz, les spasmes et la constipation. La poudre mélangée à une

cuillère à café de beurre clarifié traite l'asthme et la toux sténosée.
Avertissement : À éviter en cas d'*ama* et de congestion. Peut irriter les intestins et, en excès, stimuler trop. Souvent mélangé avec du lait et du miel pour intensifier son effet reconstituant.
Dosage : 3 à 10 g de poudre deux ou trois fois par jour, 3 à 15 ml de teinture tous les jours.

Myristica fragrans

(Jati-phala, Noix de muscade)

Partie utilisée : graine

Qualités : léger, gras, pénétrant

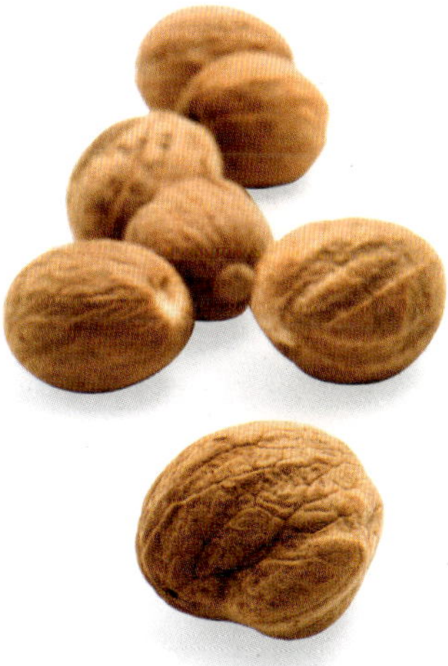

Myristica fragrans

Goûts : piquant, amer, astringent

Puissance : échauffant

Après digestion : piquant

Dosha : VK- P+

Dhatu : plasma, muscle, os, tissu nerveux, liquide reproducteur

Srota : digestif, nerveux, excrétoire, reproducteur

ACTIONS

Astringente, sédative, carminative, aphrodisiaque, emménagogue, stimulant vasculaire, expectorante, digestive, tonique hépatique, antihelminthique, analgésique, anticonvulsivante.

La noix de muscade est excellente pour apaiser *vata*. Remarquable aphrodisiaque. Soulage les convulsions, la douleur, l'insomnie, l'agitation, la faible concentration, le syndrome des jambes sans repos et l'arthrite. Tonique pour le liquide reproducteur en cas de stérilité, libido faible, impuissance, cycles menstruels irréguliers et douloureux. Bénéfique pour les troubles de la prostate et l'incontinence.

Cette épice intensifie aussi la digestion et l'absorption, atténue la diarrhée, les vomissements, les spasmes, les gaz et le ballonnement. Soulage l'indigestion, les affections hépatiques, la colite et les vers. Échauffante et pénétrante, élimine *kapha* des poumons et allège la toux, le catarrhe et la rhinite.

Par voie externe, peut être utilisée sous forme de pâte/huile pour les maux de tête, l'arthrite et les affections dermiques.

Avertissement : À éviter en cas de *pitta* élevé et de prise de médicaments sédatifs, antihypertensifs et antidépresseurs. À forte dose (plus de 6 g) devient grisante.
Dosage : Pour dormir, 1/8 de cuillère à café dans un lait chaud avant de se mettre au lit ; 0,5 à 6 g ou 1 à 6 ml de teinture tous les jours.

Nigella sativa

(Kalonji/Krishna Jiraka, Cumin noir)

Partie utilisée : graines
Qualités : sec, léger, pénétrant
Goûts : piquant, amer
Puissance : échauffant
Après digestion : piquant
Dosha : VK- P+ (en excès)
Dhatu : plasma, sang, liquide reproducteur
Srota : digestif, urinaire, reproducteur féminin, excrétoire, respiratoire

Actions

Anti-allergène, digestive, nervine, dépurative, galactagogue, antispasmodique, tonique hépatique, anti-inflammatoire, équilibre les hormones.

Ces graines savoureuses apaisent et fortifient la digestion, surtout lorsque celle-ci est perturbée par *vata*. Soulagent les gaz, le ballonnement, les vers et les parasites, en plus d'aider le métabolisme des graisses. Éliminent l'excès de *kapha* des poumons, soulageant l'asthme, la toux et les allergies telles que rhume des foins.

Bon tonique cérébral, le kalonji calme le mental et intensifie la mémoire et la concentration. Nettoie le foie, apaise les affections oculaires inflammatoires et les maux de tête de type *pitta*. Réduit par ailleurs les kystes et les tumeurs, spécialement dans les seins, élimine *kapha* de l'utérus (comme pour les fibromes et les kystes) et apaise les symptômes *vata*, dont les cycles menstruels douloureux et irréguliers. Intensifie la lactation.

L'huile est appliquée pour l'alopécie et utilisée en tant que *nasya* en cas de problèmes respiratoires.

Avertissement : À éviter en cas de grossesse.

Dosage : 1 à 10 g de poudre par jour, 3 à 12 ml de teinture par jour.

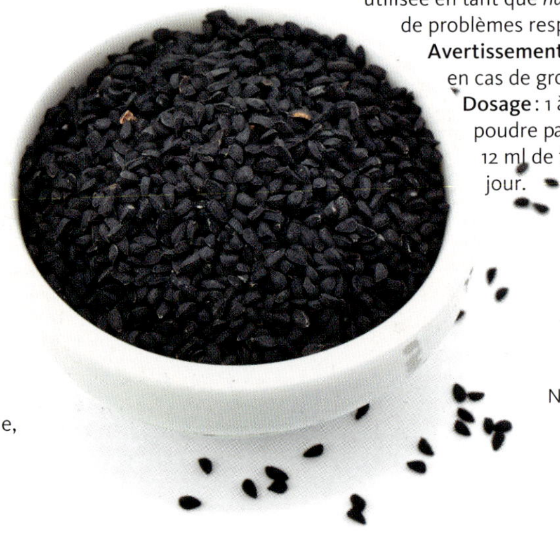

Nigella sativa

Ocimum sanctum

(Tulsi, Basilic sacré)

Partie utilisée : feuilles
Qualités : léger, pénétrant, sec
Goûts : piquant, amer
Puissance : échauffant
Après digestion : piquant
Dosha : VK- P+
Dhatu : plasma, sang, tissu nerveux, liquide reproducteur
Srota : respiratoire, digestif, nerveux, circulatoire, urinaire

ACTIONS

Émolliente, antimicrobienne, expectorante, anticatarrhale, antispasmodique, probiotique, hypoglycémiante, antihelminthique, fébrifuge, nervine, adaptogène, immunostimulante, digestive, laxative, antihistaminique, hypotensive, diurétique.

L'une des plantes les plus sacrées de l'Inde, le tulsi a un effet fortifiant sur le plan mental et physique. Merveilleux adaptogène, accroît la résistance au stress physique et émotionnel. Élimine la léthargie et la congestion qui rabaisse le moral et embrouille le mental. Atténue l'anxiété, la dépression, l'insomnie et les problèmes liés au stress, tels que maux de tête, affections dermiques et syndrome du côlon irritable. Abaisse le taux de glycémie, de cholestérol et de triglycérides.

Décongestionnant, expectorant et antispasmodique, le tulsi soigne la toux, les infections broncho-pulmonaires, les rhumes, les fièvres, le mal de gorge et la grippe, ainsi que les allergies induites par les histamines, dont l'asthme et la rhinite. Souvent utilisé avec du gingembre et du poivre noir pour l'asthme. Aide à combattre les micro-organismes, dont *Staphylococcus aureus*, *Mycoplasma tuberculosis*, *E. coli* et *Aspergillus*. Antispasmodique et échauffant pour la digestion, améliore l'appétit et l'absorption et soulage les spasmes, les coliques, les gaz et le ballonnement. Utilisé pour l'anorexie, la nausée, les vomissements, la douleur abdominale, la constipation, l'ulcère peptique, l'irritation de la muqueuse intestinale, les infections, la dysbiose et les vers.

Fortifiant l'immunité et anti-inflammatoire, le tulsi protège les cellules saines contre la toxicité de la radiothérapie et de la chimiothérapie. Dégageant de l'ozone, forme instable d'oxygène qui aide à décomposer les substances chimiques, détruit les organismes véhiculant les maladies, tels que virus, bactéries et insectes.

De par son effet diurétique, le tulsi aide à éliminer les toxines et soulage la miction douloureuse, la cystite et les infections de l'appareil urinaire.

Le jus de feuilles fraîches peut être appliqué sur les affections cutanées, y compris les éruptions allergiques, le pied d'athlète et l'acné. Son effet antibiotique accélère la guérison.

Avertissement : À éviter en cas de grossesse.

Dosage : 15 à 20 ml de jus frais dans du miel deux fois par jour, 60 à 85 ml d'infusion trois fois par jour.

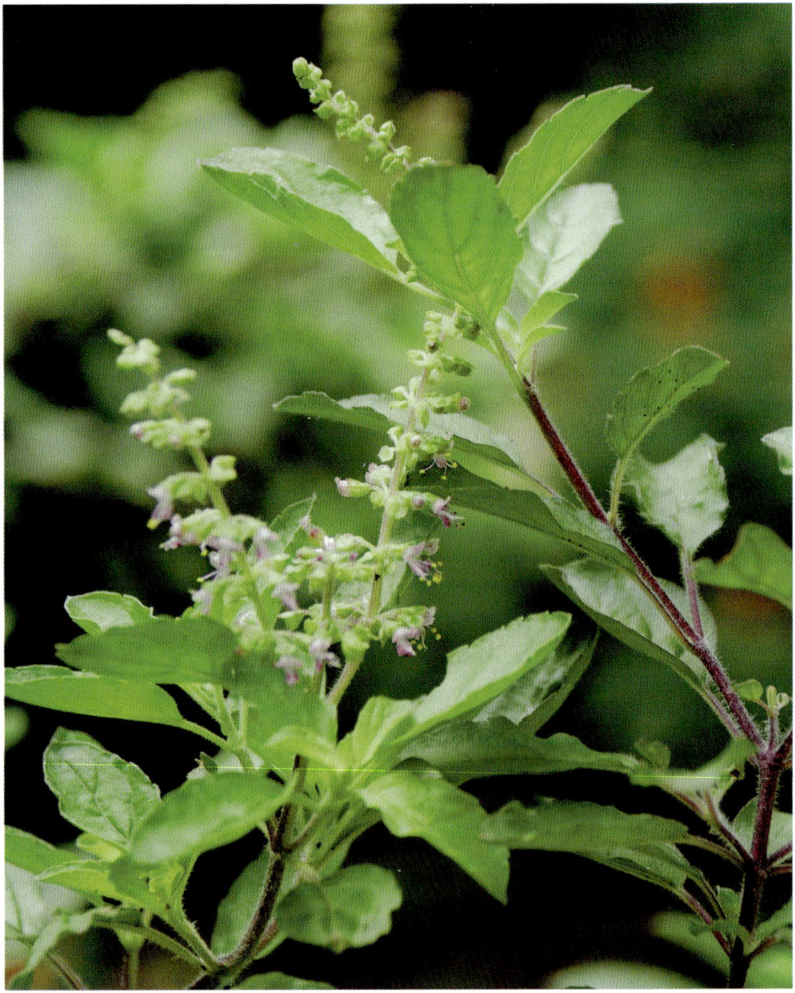

Ocimum sanctum

Phyllanthus amarus/nirui

(Bhumiamalaki, Phyllanthus)

Partie utilisée : feuilles

Qualités : sec, léger

Goûts : amer, astringent, sucré

Puissance : rafraîchissant

Après digestion : sucré

Dosha : VPK=

Dhatu : plasma, sang, tissu adipeux, os, liquide reproducteur

Srota : digestif, reproducteur, urinaire, squelettique

ACTIONS

Antivirale, diurétique, altérative, cholagogue, laxative, antilithique, immunomodulatrice, hémostatique, hépatoprotectrice, digestive, anti-inflammatoire, astringente, hypoglycémiante.

Purifiant pour le foie et la vésicule biliaire, le bhumiamalaki est un excellent remède pour l'hépatite aiguë et chronique et les calculs biliaires. Protège le foie des dommages des produits chimiques, des médicaments et du tabac. Soigne les problèmes dermiques inflammatoires, dont l'eczéma et l'urticaire. En apaisant *pitta*, soulage l'hyperacidité, les problèmes intestinaux inflammatoires, la diarrhée et la dysenterie, et élimine la chaleur et l'inflammation de la partie inférieure de l'abdomen, atténuant le saignement abondant et la miction douloureuse.

Aide à dissoudre les calculs urinaires et régule le taux de glycémie. Excellent pour l'immunité affaiblie, spécialement en cas d'états viraux tels que syndrome de fatigue chronique, VIH, grippe et herpès.

Par voie externe, utilisé pour les affections dermiques et oculaires inflammatoires.

Avertissement : À éviter en cas de grossesse.

Dosage : 1 à 6 mg de feuilles par jour, 5 à 15 ml de teinture par jour.

Piper longum

(Pippali, Poivre long)

Parties utilisées : racine, graines

Qualités : léger, pénétrant, gras

Goût : piquant

Puissance : échauffant

Après digestion : sucré

Dosha : VK- P+

Dhatu : plasma, sang, tissu adipeux, tissu nerveux,
liquide reproducteur

Srota : circulatoire, digestif, respiratoire, reproducteur

ACTIONS

Stimulante, carminative, laxative, diurétique, fébrifuge, tonique, expectorante, antihelminthique, digestive, émolliente, antiseptique, emménagogue, rajeunissante, aphrodisiaque, analgésique, cardiotonique.

Échauffant et énergisant, le pippali est un excellent tonique contre le froid et l'épuisement. C'est le meilleur *rasayana* pour le *kapha*. Combiné avec du gingembre et du poivre noir dans la célèbre formule Trikatu, intensifie *agni* et élimine les toxines de l'intestin et le mucus des poumons, fortifiant jusqu'à 30 % l'appétit, la digestion et l'absorption et intensifiant par conséquent les effets des plantes et des prescriptions médicinales. Soulage l'anorexie, les coliques, les gaz, l'indigestion et la constipation, combat les amibes, les vers et la candidose et accroît la capacité du foie à décomposer les toxines. Réduit les dommages infligés au foie par l'alcool, les médicaments et les produits chimiques.

Le pippali stimule la circulation, abaisse le mauvais cholestérol et aide à combattre l'anémie. Augmente l'apport de sang au cerveau et apaise les troubles nerveux liés au *vata*, tels que tension, spasmes, agitation, anxiété et insomnie ; soulage par ailleurs les problèmes liés au stress genre maux de tête, constipation et syndrome du côlon irritable. Bon tonique échauffant et énergisant pour la reproduction, peut être inclus dans les remèdes ciblant la stérilité et les cycles menstruels douloureux. Réputé être aphrodisiaque.

De par ses effets antimicrobiens, le pippali bénéficie au système immunitaire et est spécialement bon pour les états *kapha*, les rhumes, le catarrhe, la toux, la bronchite, les fièvres, l'asthme et les états allergiques, y compris le rhume des foins et l'eczéma. Ses propriétés antioxydantes peuvent expliquer ses effets de *rasayana*. La racine est utilisée pour ses effets anti-inflammatoires en cas de goutte, arthrite, douleur musculaire, mal de dos.

Le pippali est utilisé dans les liniments contre la douleur et le gonflement. Éloigne les moustiques.

Avertissement : À éviter en cas d'acidité et durant la grossesse. Peut intensifier l'absorption des médicaments.

Dosage : 0,5 à 1 g de graine et de racine en poudre dans du lait, deux fois par jour ; sous forme de Trikatu, 3 ml dans de l'eau chaude et du miel trois fois par jour avant les repas.

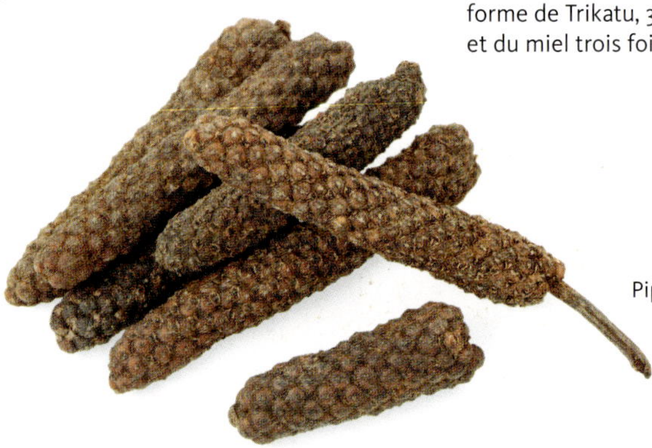

Piper longum

Plantago ovata

(Isaphogul, Psyllium)

Parties utilisées : graines, enveloppe de la graine

Qualités : onctueux, lourd, gluant

Goût : sucré

Puissance : frais

Après digestion : sucré

Dosha : VP- K+

Dhatu : plasma, sang, muscle

Srota : digestif, excrétoire, respiratoire

ACTIONS

Laxative, émolliente, anti-inflammatoire, antihelminthique, expectorante.

Laxatif émollient augmentant le volume du bol fécal, le psyllium est excellent pour la constipation provoquée par la sécheresse des selles, ainsi que pour la diarrhée, l'élimination des toxines, du mucus, des bactéries, des vers et des amibes des intestins, en plus d'aider à régler les problèmes intestinaux inflammatoires et la dysbiose. Apaise l'ulcère peptique et peut abaisser le taux de glycémie du diabète de type 2.

Ses fibres solubles aident à abaisser le mauvais cholestérol. Émollient apaisant, il allège la toux sèche de type *vata*, ainsi que la douleur et l'irritation de la cystite.

Par voie externe, de par ses propriétés anti-inflammatoires, est utile pour les maux de tête et les furoncles.

Avertissement : En excès, risque d'étouffer *agni*, d'aggraver *kapha* et *ama*. L'utilisation prolongée risque d'affaiblir la fécondité. À prendre deux heures après tout autre médicament, dont il risque de ralentir l'absorption. Peut exiger de procéder à des changements du traitement du diabète.

Dosage : 5 à 10 g de poudre par jour, avec beaucoup de liquide.

Plantago ovata

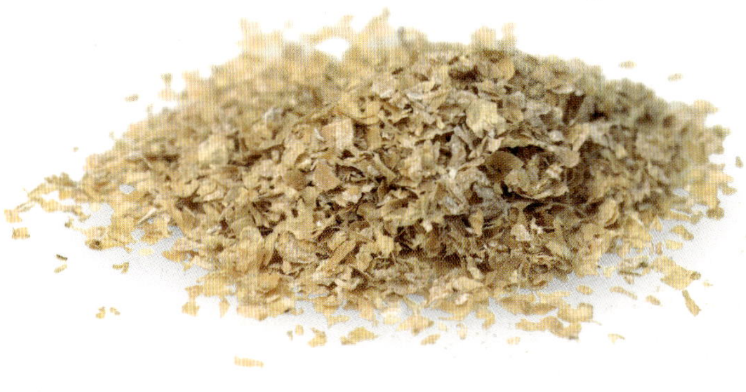

Plumbago zeylanicum

(Chitrak)

Partie utilisée : racine
Qualités : sec, léger, pénétrant
Goûts : piquant, amer
Puissance : très chaud
Après digestion : piquant
Dosha : VK- P +
Dhatu : plasma, sang, os,
liquide reproducteur
Srota : digestif, tissu nerveux, reproducteur

ACTIONS
Stimulante, carminative, aphrodisiaque, abortive, analgésique, rubéfiante, antihelminthique, digestive, astringente, diaphorétique.

Fort et épicé, le chitrak est un puissant remède échauffant qui stimule *agni* et élimine les toxines, favorisant l'appétit, la digestion et l'absorption, ainsi que le métabolisme. Excellent pour le faible feu digestif, l'anorexie, l'indigestion, les coliques, les gaz, le ballonnement et la diarrhée, ainsi que les affections hépatiques, les hémorroïdes et les vers.

Déplace le *vata* stagnant provoqué par une congestion du *kapha*, et est parfait pour les troubles nerveux, l'arthrite accompagnée de douleur et accumulation de fluide et les affections cutanées, dont le vitiligo. Guérit le catarrhe, la toux, la rhinite et les fièvres, soigne les troubles menstruels et post-partum, ainsi que l'impuissance.

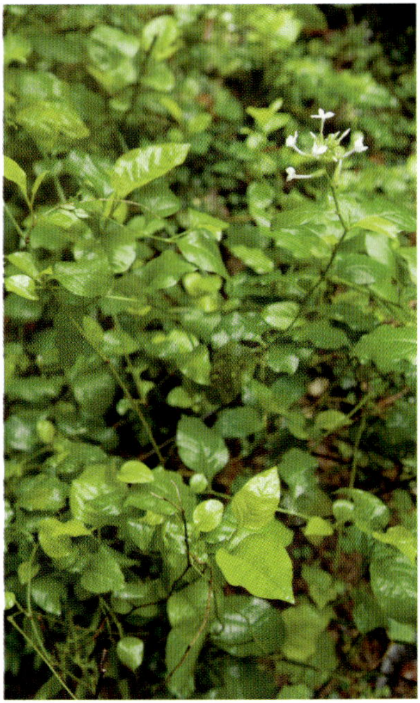

Plumbago zeylanicum

Par voie externe, est rubéfiant pour l'arthrite et les affections dermiques, dont vitiligo. Risque de causer vésication.
Avertissement : À éviter en cas de grossesse ou de *pitta* élevé. À utiliser avec parcimonie en association avec d'autres plantes, du beurre clarifié ou du jus de citron vert ; une overdose risque de provoquer brûlures, vomissements et diarrhée.
Dosage : 250 mg à 3 g de poudre, 1 à 6 ml de teinture.

Pueraria tuberosa

(Vidari Kanda)

Partie utilisée : tubercule
Qualités : lourd, onctueux
Goût : sucré
Puissance : froid
Après digestion : sucré
Dosha : PV- K+
Dhatu : plasma, sang, muscle, tissu adipeux, liquide reproducteur
Srota : reproducteur, nerveux, digestif

ACTIONS

Diurétique, tonique nutritif, anabolisante, galactagogue, cholagogue, altérative, carminative, cardiotonique, hémostatique, émolliente, aphrodisiaque, rajeunissante.

Parent de la patate douce, le vidari est sucré, hydratant et nourrissant. Célèbre tonique rajeunissant pour *vata* et le système reproducteur. Spécialement bon pour l'épuisement nerveux, la faiblesse, le poids insuffisant, la convalescence et la vieillesse. Augmente la production de sperme, l'énergie et la performance sexuelle et accroît la fécondité. Atténue les cycles menstruels abondants, fortifie les femmes après l'accouchement et intensifie la lactation, car il nourrit *rasa dhatu* et les canaux transportant le lait maternel.

Le vidari équilibre *vata* et *pitta* dans la partie inférieure de l'abdomen et élimine l'inflammation et la sécheresse de l'appareil digestif ; utile en cas de constipation et d'affections de l'appareil urinaire, apaisant la douleur et la cystite. Soulage le mal de gorge, l'enrouement, la toux et le catarrhe.
Dosage : 1 à 15 g de poudre par jour, 3 à 15 ml de teinture par jour.

Rubia cordifolia

(Manjishta, Garance)

Partie utilisée : racine
Qualités : lourd, sec
Goûts : sucré, amer, astringent
Puissance : chaud
Après digestion : piquant
Dosha : PK- V+
Dhatu : plasma, sang, nerfs, muscles
Srota : circulatoire, reproducteur, osseux, nerveux, excrétoire

ACTIONS

Altérative, diurétique, emménagogue, astringente, fébrifuge, antitumorale, hémostatique, rajeunissante, anti-inflammatoire, antioxydante, hépatoprotectrice, digestive.

L'une des meilleures plantes détoxifiantes diminuant le *pitta*, le manjishta élimine la chaleur et l'*ama* du sang et est un bon remède contre les fièvres et les états inflammatoires. Excellent pour les affections dermiques persistantes, atténue la brûlure et la démangeaison en cas d'eczéma, psoriasis, herpès, acné, gale et pied d'athlète. Pris avec du miel, soigne le vitiligo. C'est également l'une des principales plantes stoppant les hémorragies, comme dans le cas de cycles menstruels abondants, des saignements du nez, des ulcères hémorragiques et des problèmes intestinaux inflammatoires.

Accroît l'immunité. Utilisé pour soulager les affections et les infections thoraciques inflammatoires, y compris la tuberculose, l'asthme allergique, l'arthrite et les problèmes auto-immuns. Très bénéfique pour le foie, le manjishta le protège contre les dommages dus aux infections et aux toxines et soigne l'hépatite. De par ses propriétés antioxydantes, il a une réputation de rajeunissant.

Le manjishta améliore l'appétit et élimine les toxines des intestins. Bon pour la diarrhée accompagnée de saignements, la maladie de Crohn, les vers et la dysenterie. Atténue les troubles nerveux associés à l'excès du *pitta*, tels qu'irritabilité, intolérance, colère, dépression et faible estime de soi.

Capable de dissoudre les accumulations de *kapha* dans la vessie, le foie et les reins, dont les calculs urinaires. Utile également en cas d'infections de l'appareil urinaire, de présence de sang dans l'urine, de cycles menstruels douloureux et irréguliers et d'endométrite liée à l'excès de *pitta* et de *kapha*. Prévient les fausses couches et purifie le lait maternel.

Par voie externe, stoppe le saignement et accélère la guérison des coupures et des plaies. Atténue aussi les problèmes oculaires inflammatoires. La pâte mélangée au miel est utilisée pour les troubles dermiques inflammatoires et les ulcères.

Avertissement : À éviter en cas de *vata* élevé.

Dosage : 1 à 3 g de poudre par jour, 60 à 120 ml de décoction tous les jours.

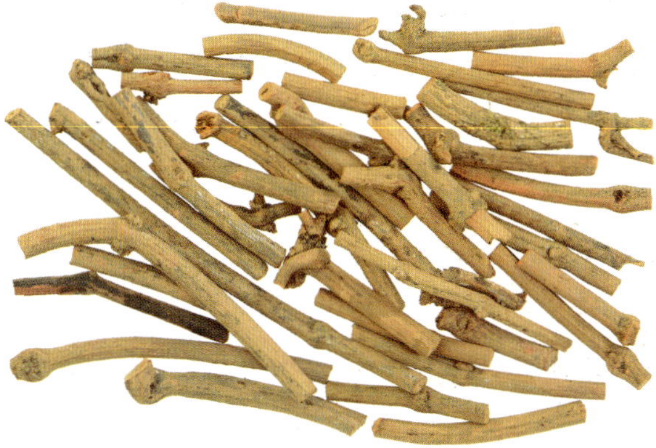

Rubia cordifolia

Saraca indica

(Ashoka)

Partie utilisée : écorce

Qualités : léger, sec

Goûts : amer, astringent

Puissance : froid

Après digestion : piquant

Dosha : KP- V+

Dhatu : sang, muscle, tissu adipeux, liquide reproducteur

Srota : reproducteur féminin, circulatoire

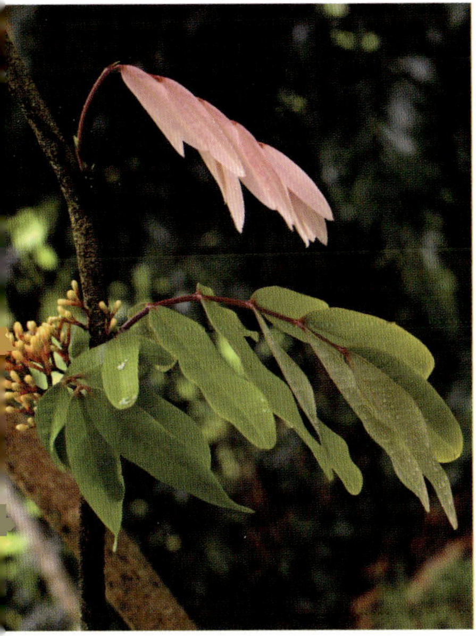

ACTIONS

Astringente, altérative, analgésique, diurétique, cardiotonique, antihelminthique, hémostatique, antispasmodique, nervine, tonique utérin.

L'ashoka est un excellent tonique pour l'utérus, particulièrement pour réduire le saignement abondant. En fortifiant les muscles de l'utérus et en éliminant la congestion, il convient pour le prolapsus, les cycles menstruels douloureux et irréguliers, les fibromes, les kystes et l'endométrite. Aide à prévenir les fausses couches.

Bon pour les troubles nerveux de type *vata*, apaise l'anxiété et l'agitation, soulage la douleur et l'insomnie. Tonifie la muqueuse intestinale, la protégeant de l'irritation et de l'infection. Apaise l'indigestion, la gastrite, la colite, l'ulcère peptique, les hémorroïdes en train de saigner, la diarrhée, la dysenterie et les vers. En tant que diurétique, diminue la rétention de fluide, soulage la cystite et aide à prévenir la formation des calculs.

Par voie externe, son application soulage la douleur nerveuse.

Avertissement : À éviter en cas de constipation.

Dosage : 1 à 9 g de poudre par jour, 3 à 15 ml de teinture par jour.

Saraca indica

Sida cordifolia

(Bala, Mauve indienne)

Parties utilisées : racine, feuilles
Qualités : onctueux, lourd
Goûts : amer, sucré
Puissance : sucré
Après digestion : rafraîchissant
Dosha : VPK= K+ (en excès)
Dhatu : tous, spécialement nerfs
Srota : nerveux, reproducteur, circulatoire, urinaire, respiratoire

ACTIONS

Astringente, stomachique, tonique, fébrifuge, émolliente, diurétique, antispasmodique, analgésique, antimicrobienne, adaptogène, rajeunissante, nervine.

Excellent tonique et rajeunissant, le bala est l'une des meilleures plantes adaptogènes et nourrissantes pour *vata*, accroissant *ojas*, fortifiant l'énergie, la vitalité, l'immunité, la fécondité et la résistance au stress. En fait, bala signifie littéralement « force ». Soulage la tension, l'anxiété, l'épuisement nerveux et l'insomnie, ainsi que les maux de tête, le zona, les douleurs nerveuses, musculaires et articulaires.

Le bala allège la toux sèche, l'asthme et les infections chroniques liées à la faiblesse, dont bronchite, bronchiectasie et syndrome de fatigue chronique. Apaise les troubles intestinaux inflammatoires, y compris la gastrite, l'acidité, la colite, le syndrome du côlon irritable, les coliques et les gaz, et soulage les infections de l'appareil urinaire.

Appliqué sous forme d'huile, atténue la douleur musculaire et nerveuse, l'arthrite et les troubles oculaires.

Avertissement : Contient de l'éphédrine et risque d'interagir avec les inhibiteurs de la mono-amino-oxydase, les stéroïdes et les bêtabloquants.

Dosage : 1 à 3 g dans une décoction de lait deux à trois fois par jour.

Terminalia belerica

(Bibhitaki)

Partie utilisée : fruit
Qualités : léger, sec
Goûts : sucré, astringent
Puissance : échauffant
Après digestion : sucré
Dosha : VPK= V+ (en excès)
Dhatu : plasma, muscle, os, tissu nerveux
Srota : respiratoire, digestif, excrétoire, nerveux

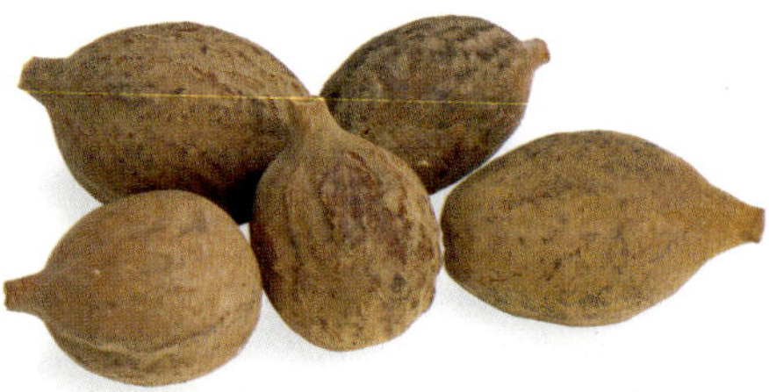

Terminalia belerica

ACTIONS
Laxative, expectorante, bronchodilatante, nervine, antimicrobienne, tonique, immunostimulante, anti-inflammatoire, astringente, antihelminthique, lithotrophique, antioxydante, rajeunissante, antihistaminique.

Excellent rajeunissant pour *kapha* et les poumons, le bibhitaki accroît l'immunité et, pris en poudre avec du miel, apaise la toux, les rhumes, le mal de gorge et le catarrhe, ainsi que les allergies, genre eczéma, asthme et rhinite.

Nettoie et régule les intestins et est intégré aux prescriptions pour les hémorroïdes, les vers, la diarrhée et la constipation. Atténue les maladies inflammatoires de l'intestin, comme la colite, la maladie de Crohn et l'ulcère, et entre pour un tiers dans la composition de la célèbre formule Triphala. Le bibhitaki protège le foie et peut être utilisé pour traiter les affections hépatiques et les calculs biliaires. Bien qu'il soit échauffant, n'aggrave pas *pitta*.

Bon tonique cérébral, spécialement pour les troubles *vata*, dont l'insomnie. Utile pour l'arthrite, abaisse le cholestérol et élimine de l'appareil urinaire les accumulations *kapha* engendrant des calculs.

Par voie externe, accélère la cicatrisation des plaies. Utilisé également dans les huiles capillaires et pour les affections dermiques. La poudre mélangée à un peu d'eau sert de gargarisme pour le mal de gorge et l'enrouement.

Dosage: 2 g de poudre deux fois par jour.

Terminalia chebula

(Haritaki)

Parties utilisées: fruit, feuilles, tige, écorce
Qualités: léger, sec
Goûts: principalement amer et astringent; aussi acide, piquant, sucré
Puissance: échauffant
Après digestion: sucré
Dosha: *tridosha*
Dhatu: tous
Srota: respiratoire, digestif, excrétoire, nerveux

ACTIONS
Tonique, anti-inflammatoire, laxative, astringente, antiseptique, diurétique, altérative, carminative, émolliente, fébrifuge, bronchodilatante, antihelminthique, cardiotonique, vulnéraire, hypotensive, antioxydante, adaptogène, rajeunissante.

Excellent antioxydant, tonique nerveux et cérébral, le haritaki accroît la résistance au stress, favorise l'intellect et la vue, améliore la longévité et est conseillé pour tous les troubles *vata*. Protège le cœur et les artères des dommages des radicaux libres, abaisse la pression sanguine et le mauvais cholestérol, aidant par là à ralentir le vieillissement, consolidant ainsi sa réputation de rajeunissant.

En intensifiant *agni*, favorise l'appétit, la digestion et l'absorption, corrige le déplacement d'*apana vata* et régule les intestins, soulageant soit la constipation, soit la diarrhée, en fonction du dosage.

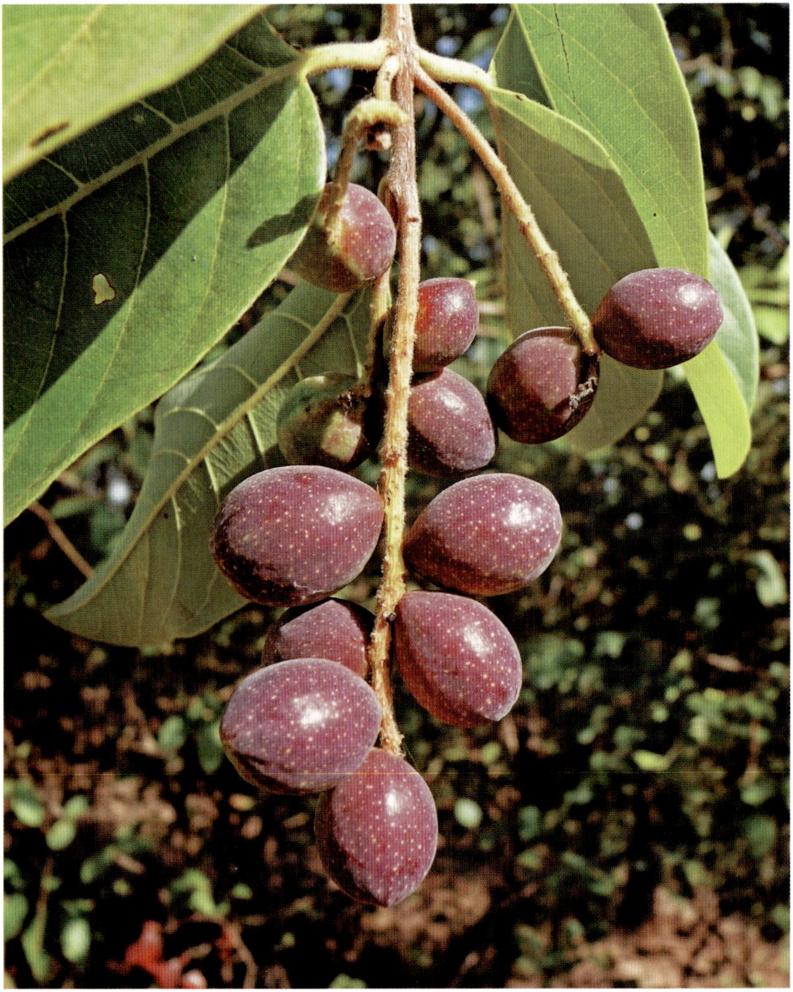

Terminalia chebula

Excellent pour tous les troubles digestifs *vata,* atténue l'indigestion, les coliques, les gaz, la constipation, les hémorroïdes, le syndrome du côlon irritable, la diarrhée et les vomissements. Peut servir aussi contre les infections de type *Shigella*, *Salmonelle typhi* et contre les parasites, dont les amibes, ainsi que pour l'inflammation des muqueuses et des ulcères. Les fruits pas mûrs sont plus laxatifs que les fruits mûrs, plus astringents.

Le haritaki accroît l'immunité et aide à combattre les infections bactériennes et virales. Utile pour les infections de l'appareil urinaire, la cystite, la candidose et le cytomégalovirus, peut avoir une activité antitumorale. Ses propriétés astringentes aident en cas de prolapsus et diminuent les écoulements excessifs, y compris le catarrhe, la toux productive de type *kapha*, la transpiration et la ménorragie. Soulage les fièvres et l'asthme, purifie le lait maternel et soigne les affections dermiques.

Par voie externe, le haritaki peut être utilisé en gargarisme et bain de bouche contre les ulcères buccaux, le saignement gingival, les gencives infectées et le mal de gorge.

Avertissement : À éviter en cas de grossesse, de déshydratation, d'émaciation, de *pitta* élevé.

Dosage : En tant que laxatif, de 3 à 6 g de poudre par jour. En tant que *rasayana*, 1 g de poudre par jour ou 55 à 110 ml de décoction par jour. Pour un effet laxatif, il faut le prendre avec de l'eau tiède, pour un effet astringent, avec de l'eau froide.

Tinospora cordifolia

(Guduchi, Amrit)

Parties utilisées : tige, racine

Qualités : léger, gras

Goûts : amer, astringent, piquant, sucré

Puissance : chaud

Après digestion : sucré

Dosha : VPK=

Dhatu : plasma, sang, muscle, tissu nerveux, tissu adipeux, liquide reproducteur

Srota : circulatoire, digestif

ACTIONS

Digestive, astringente, rajeunissante, nervine, tonique, altérative, antimicrobienne, fébrifuge, diurétique, antioxydante, adaptogène, hépatoprotectrice, cholagogue, anti-inflammatoire, probiotique.

Excellent *rasayana*, spécialement pour *pitta*, le guduchi accroît l'immunité, la longévité, l'énergie et la vitalité. Aide à combattre l'infection, augmente la résistance au stress émotionnel et physique, favorise le fonctionnement du cerveau et atténue la tension. En fortifiant l'immunité, le guduchi soulage les infections respiratoires aiguës, les fièvres, la toux, les rhumes, la grippe, la sinusite et les allergies, y compris le rhume des foins et l'asthme. Pris avant une opération chirurgicale, aide à prévenir les complications postopératoires, dont les infections. Son activité antioxydante et

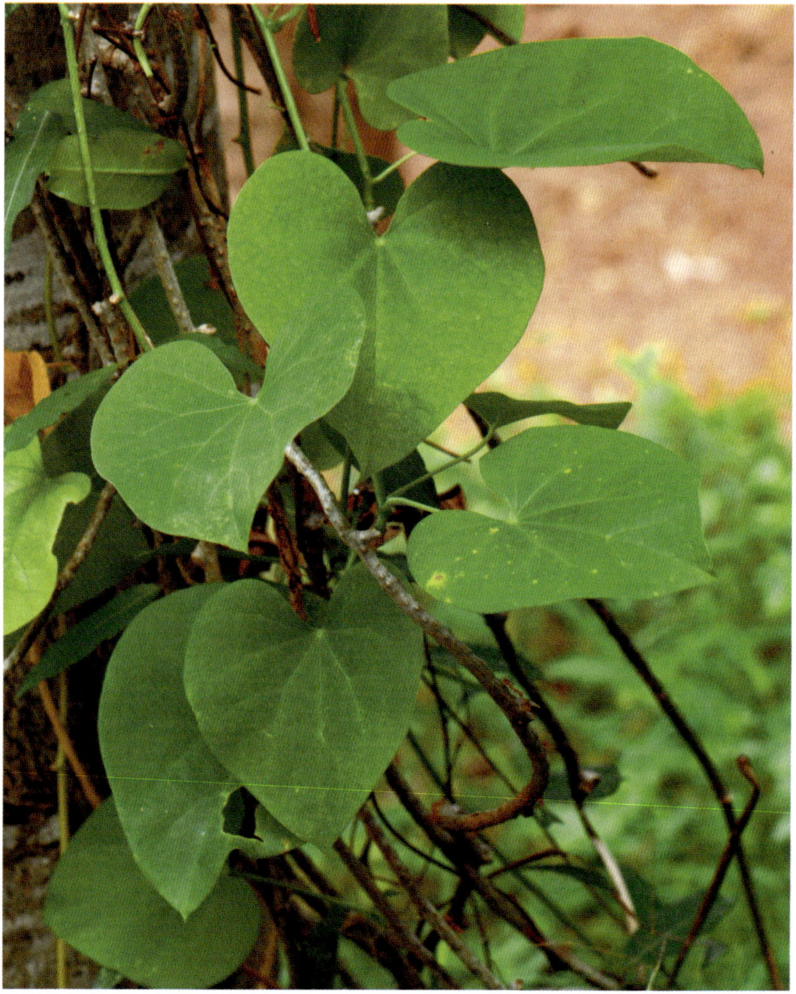

Tinospora cordifolia

antitumorale protège contre les effets toxiques de la chimiothérapie et de la radiothérapie.

Le guduchi améliore la digestion, l'absorption et le fonctionnement du foie, favorise la flore intestinale et élimine *ama* des intestins et des *srotas*, particulièrement cérébraux. Favorise le métabolisme de tous les tissus, surtout des graisses, aidant à réguler le poids. En diminuant la chaleur et l'inflammation, apaise l'acidité, la gastrite, l'ulcère peptique, la diarrhée, les infections intestinales, la nausée et les vomissements. Utilisé avec du beurre clarifié pour la constipation. Protège le foie contre le dommage dû aux toxines, aux médicaments et à l'alcool, aide sa régénération et est utilisé en cas d'hépatite chronique. Élimine la chaleur, les toxines et l'acide urique en augmentant la miction. Atténue les maladies auto-immunes, dont la polyarthrite rhumatoïde, le psoriasis et le lupus, et les affections inflammatoires. Soulage la goutte (dans de l'huile de ricin) et l'arthrite (avec du gingembre).

Également bon pour les troubles *pitta*, y compris l'anémie et les saignements (gingival, des hémorroïdes). Abaisse le cholestérol et aide à stabiliser le taux de glycémie. Utilisé contre les troubles dermiques inflammatoires persistants, comme l'eczéma, et en tant que tonique du système reproducteur en cas de faiblesse sexuelle et d'impuissance.

Par voie externe, la poudre mélangée à l'eau ou au gel d'aloe vera est appliquée en cas de troubles dermiques inflammatoires.

Avertissement : À éviter en cas de grossesse.

Dosage : 3 à 5 g de poudre deux fois par jour.

Tribulus terrestris

(Gokshura, Tribule terrestre)

Partie utilisée : fruit

Qualités : lourd, gras

Goûts : sucré, amer

Puissance : rafraîchissant

Après digestion : sucré

Dosha : VPK=

Dhatu : plasma, sang, tissu nerveux, liquide reproducteur

Srota : urinaire, reproducteur, nerveux, respiratoire

ACTIONS

Diurétique, lithotrique, digestive, astringente, antihelminthique, laxative, émolliente, cardiotonique, rajeunissante, aphrodisiaque, nervine, analgésique.

Excellent *rasayana* pour *pitta* et *vata*, le gokshura accroît *sattva*, favorise la clarté, calme les nerfs et soulage la douleur. Traditionnellement pris avec des quantités égales de gingembre sec pour la douleur nerveuse et le mal de dos.

Excellent tonique énergisant lorsqu'il est pris avec de l'ashwagandha, fortifiant la résistance au stress, améliorant l'énergie et les performances sportives.

Pris dans une décoction avec du lait, a une action aphrodisiaque. Fortifie le système reproducteur et est utilisé en cas de stérilité, de libido faible, d'impuissance et de troubles de la prostate. Aide aussi à prévenir les fausses couches et accélère le rétablissement après l'accouchement.

Tonique rajeunissant rénal et diurétique apaisant, le gokshura atténue l'œdème, la cystite, l'hématurie, les infections de l'appareil urinaire et l'incontinence. Intensifie l'élimination des toxines et des calculs et allège la goutte, l'arthrite et la sciatique. Améliore la circulation cardiaque, abaisse la pression sanguine et est un bon expectorant en cas de toux et d'asthme.

L'huile est utilisée en cas d'alopécie et la calvitie précoce.

Avertissement : À éviter en cas de grossesse.

Dosage : 2 à 5 g de poudre par jour, 60 à 100 ml de décoction dans l'eau ou le lait par jour.

Trigonella foenum-graecum

(Methi, Fenugrec)

Parties utilisées : graines ; feuilles utilisées comme légumes ou en salade
Qualités : léger, gras
Goûts : piquant, astringent, sucré, amer
Puissance : chaud
Après digestion : piquant
Dosha : VK- P+
Dhatu : plasma, sang, tissu adipeux, tissu nerveux, liquide reproducteur
Srota : digestif, excrétoire, respiratoire, reproducteur

Tribulus terrestris

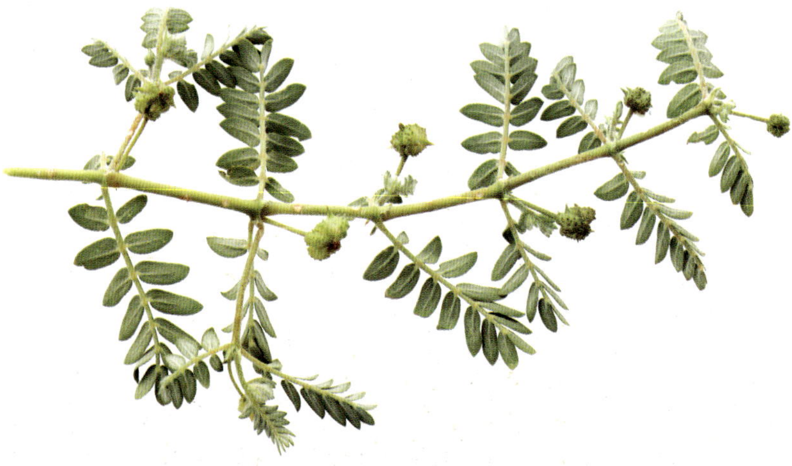

ACTIONS

Digestive, laxative, émolliente, nutritive, galactogogue, expectorante, antimicrobienne, antihypertensive, hypoglycémiante, hypolipidémiante, rajeunissante, aphrodisiaque, diurétique.

Très nourrissant, le fenugrec aide la digestion et est un bon tonique pour la convalescence et la faiblesse. Ses fibres mucilagineuses soulagent la gastrite, l'acidité et l'ulcère peptique. En cas de constipation, agit en tant que laxatif augmentant le volume du bol fécal. Inhibe l'absorption des hydrates de carbone et du cholestérol et dissout les graisses, abaisse la pression sanguine et la formation des caillots, contribuant à prévenir les affections cardiovasculaires et le diabète.

Le fenugrec accroît la libido, diminue les symptômes ménopausiques, élargit les seins et stimule la lactation. Expectorant pour la toux, antiviral pour les rhumes et la grippe. Diurétique, aide l'élimination des toxines.

Par voie externe, soigne les affections dermiques et les ulcérations buccales.

Avertissement : À éviter en cas de grossesse et de prise de médicaments antidiabétiques et anticoagulants.

Dosage : 1 à 3 g de poudre deux fois par jour.

Valerian wallichi

(Tagarah, Valériane des Indes)

Partie utilisée : racines

Qualités : léger, gras

Goûts : amer, piquant, astringent, sucré

Puissance : échauffant

Après digestion : piquant

Dosha : VPK=

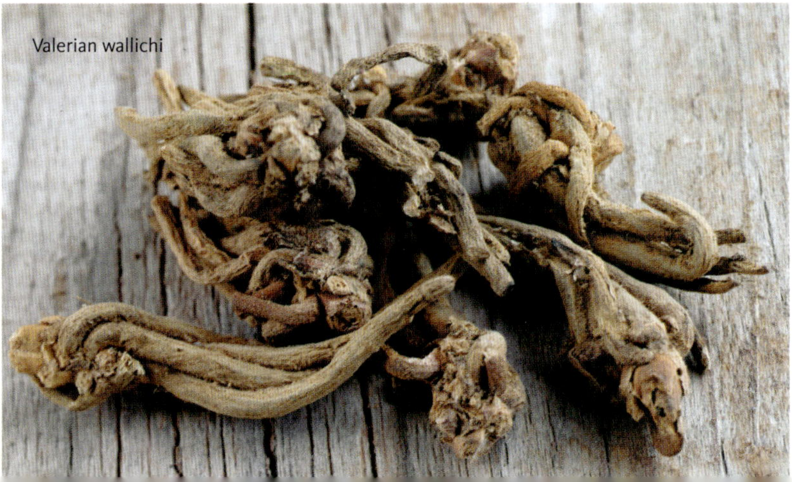

Valerian wallichi

Dhatu : plasma, sang, muscle, tissu nerveux

Srota : digestif, respiratoire, nerveux

ACTIONS

Antispasmodique, nervine, hypotensive, carminative, digestive, cardiostimulante, laxative, hépatostimulante.

Échauffant et ancrant, le tagarah est excellent pour l'anxiété, la tension, les attaques de panique, l'agitation, l'hystérie et, lorsqu'il est pris avant de se mettre au lit, insomnie. Bonne alternative aux sédatifs classiques, aide le sevrage des drogues et du tabac. En tant qu'aide à la concentration et au rappel, est utile en cas de trouble déficitaire de l'attention.

Le tagarah peut être utilisé pour les troubles cardiaques et de tension artérielle liés au stress, pour les palpitations. Améliore la digestion, régule *apana vata* et atténue la tension et les crampes musculaires de type *vata*, la constipation, la douleur, les gaz, le ballonnement et la douleur menstruelle. Élimine le catarrhe, atténue l'asthme et la toux rauque.

La pâte peut être appliquée pour les maux de tête, sur les plaies, les fractures et l'arthrite pour accélérer la guérison.

Avertissement : À éviter en cas de grossesse, de *pitta* élevé et de prise de médicaments antihypertensifs.

Dosage : 1 à 3 g de poudre par jour.

Vitex negundo

(Nirgundi, Gattilier)

Partie utilisée : plante entière

Qualités : léger, sec

Goûts : amer, piquant, astringent

Puissance : échauffant

Après digestion : chaud

Dosha : VK- P+ (en excès)

Dhatu : sang, tissu nerveux, os, liquide reproducteur

Srota : reproducteur, digestif, nerveux

ACTIONS

Astringente, analgésique, anti-inflammatoire, hépatoprotectrice, anti-allergène, antibactérienne, vulnéraire, nervine, antispasmodique, sédative, rajeunissante.

Excellent pour *vata*, le nirgundi nourrit le cerveau et les nerfs, allège la douleur et soulage les maux de tête, la sciatique, l'arthrite, le syndrome prémenstruel, la mauvaise mémoire et la faible

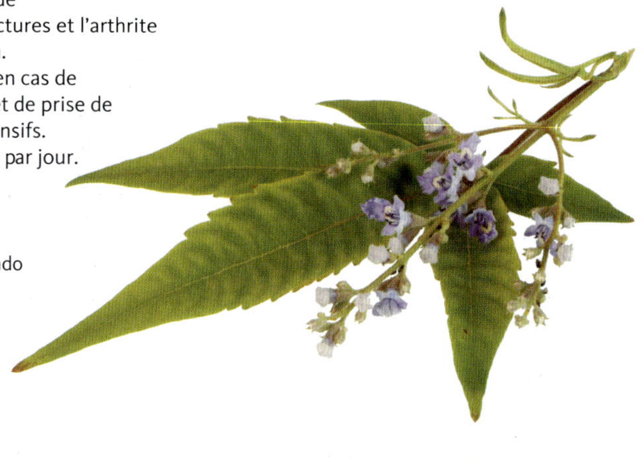

Vitex negundo

concentration. Aide le sevrage des drogues et atténue les spasmes musculaires et les crampes menstruels.

En intensifiant *agni* et en éliminant *ama*, le nirgundi améliore la digestion et l'absorption. Soulage l'indigestion, les gaz, la dysbiose, les vers et l'hépatite. Diminue les fièvres, l'inflammation et les affections dermiques. En éliminant *kapha* des poumons, soulage le catarrhe, la toux et l'asthme. En tant que diurétique, atténue la cystite et l'œdème.

Par voie externe, sert à soigner les plaies, la conjonctivite, les ecchymoses, les foulures, les affections dermiques, les maux de tête et les ulcères buccaux ; sous forme d'huile, soigne l'arthrite et les infections auriculaires et sert de tonique capillaire.

Avertissement : À éviter en association avec des médicaments contraceptifs, sédatifs/antidépresseurs et traitement hormono-supplétif.

Dosage : 10 à 12 ml de jus de feuille par jour, 1 à 3 g de poudre par jour.

Withania somniferum

(Ashwagandha, Ginseng indien)

Partie utilisée : racine

Qualités : léger, gras

Goûts : sucré, amer, piquant

Puissance : chaud

Après digestion : sucré

Dosha : VK- P+

Dhatu : sang, muscle, tissu adipeux, os, tissu nerveux, liquide reproducteur

Srota : reproducteur, nerveux, respiratoire

ACTIONS

Sédative, nervine, nutritive, rajeunissante, anti-inflammatoire, adaptogène, antioxydante, tonique, aphrodisiaque, astringente, antispasmodique, anticonvulsivante, diurétique, cardio-protectrice, hypotensive, stimulante thyroïdienne, immunomodulatrice.

L'ashwagandha est un tonique nerveux exceptionnellement nourrissant et un *rasayana*, spécialement pour *vata*. Favorise l'énergie, la force et la vitalité et est conseillé durant la convalescence, en cas de faiblesse et d'émaciation, ainsi que pour les problèmes de la vieillesse, dont la mauvaise mémoire, la faiblesse visuelle, l'arthrite et l'insomnie. Ses propriétés antioxydantes limitent les dommages dus aux radicaux libres et ralentissent le vieillissement.

L'ashwagandha améliore la résistance au stress physique et émotionnel, et est excellent lorsque la personne est épuisée par la maladie chronique, le stress, l'anxiété, le travail excessif, les attaques de panique, l'épuisement nerveux ou l'insomnie. *Sattvique*, il engendre le calme, la sagesse et la clarté, et aide les enfants souffrant de problèmes comportementaux et de trouble déficitaire de l'attention.

L'ashwagandha accroît l'immunité et est censé contribuer à la prévention et au traitement du cancer, accroissant la sensibilité des cellules cancéreuses à la radiothérapie et rendant celle-ci plus efficace. Bon anti-inflammatoire et

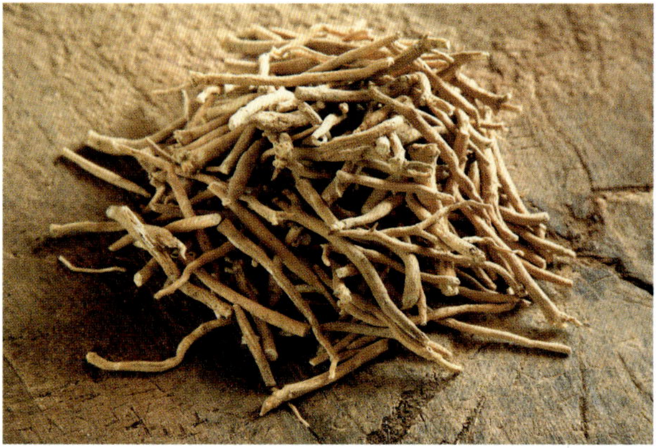

Withania somniferum

analgésique pour les troubles articulaires, aide les maladies auto-immunes, dont la sclérose en plaques, le psoriasis, la spoldylarthrite ankylosante et la polyarthrite rhumatoïde. L'ashwagandha accroît la résistance aux infections respiratoires et est utilisé en cas d'allergies, de rhinite et d'asthme dû au *vata* aggravé.

C'est le meilleur régulateur de l'*apana vata*, qui gouverne la partie inférieure de l'abdomen. Excellent pour les affections urinaires, les cycles menstruels douloureux et les problèmes menstruels associés à l'excès de *vata*, y compris les cycles menstruels irréguliers et peu abondants et l'endométrite. Remède connu pour la stérilité et tonique masculin.

Par voie externe, l'huile est utilisée pour les articulations douloureuses, l'épaule bloquée, la douleur nerveuse telle que sciatique, engourdissement, spasmes musculaires et mal de dos. Soigne les plaies, les lésions et les affections cutanées sèches et pruriteuses comme l'eczéma et le psoriasis.

Avertissement : À éviter en cas de grossesse et d'excès du *pitta*.

Dosage : 5 g de poudre dans de l'eau ou du lait chaud, deux fois par jour.

Zingiber officinale

(Adrak [frais], Sunthi [sec], Gingembre)

Partie utilisée : rhizome

Qualités : léger, gras

Goût : piquant

Puissance : échauffant

Après digestion : sucré

Dosha : VK- P+

Dhatu : tous

Srota : digestif, respiratoire, circulatoire

ACTIONS

Thermogène, stimulante vasculaire périphérique, carminative, laxative, digestive, expectorante, diurétique, aphrodisiaque, laxative, antiémétique, analgésique, antihelminthique, anti-inflammatoire, antiplaquettaire, antioxydante, diaphorétique.

Piquant et échauffant, le gingembre est une merveilleuse aide à la digestion, excellent pour la nausée due au mal des transports, à la grossesse, à la suralimentation, à l'anxiété et à l'infection. Accroît l'appétit, est utile en cas d'anorexie et élimine les toxines et la dysbiose, intensifiant la santé et la vitalité et fortifiant l'immunité. Bon pour le syndrome du côlon irritable et les allergies alimentaires. Antalgique et relaxant, soulage aussi les coliques, les spasmes, les gaz et le ballonnement, ainsi que les coliques dues à la diarrhée et à la dysenterie.

Zingiber officinale

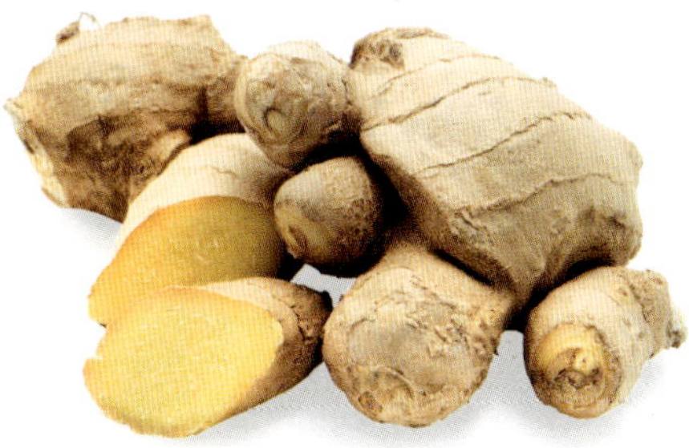

Le gingembre accroît l'immunité et combat les infections bactériennes et virales, telles que les infections intestinales, les rhumes et la grippe, la bronchite aiguë et chronique. Excellent pris chaud dès l'apparition des infections respiratoires. Soigne les fièvres, les rhumes, le catarrhe, les maux de tête, la toux, les infections broncho-pulmonaires, la bronchite, la bronchietasie et l'asthme.

Le gingembre est *sattvique* et rajeunissant. En tant qu'antioxydant, protège contre le vieillissement. Stimule la circulation et le cœur, suscitant une sensation de chaleur et de bien-être et restaurant la vitalité. Diminue la formation des caillots dans le sang et aide en cas d'étourdissement, de mauvaise circulation, d'engelures et de maladie de Raynaud. De par ses propriétés détoxifiantes et anti-inflammatoire atténue aussi l'arthrose et la polyarthrite rhumatoïde.

Tonique des tissus reproducteurs, le gingembre a des effets aphrodisiaques, étant excellent contre l'impuissance causée par une déficience de chaleur. Régule le déplacement d'*apana vata* et soulage les cycles menstruels retardés, douloureux et peu abondants, ainsi que les caillots.

Mâcher du gingembre frais apaise la rage de dents. On peut traiter le cuir chevelu de gingembre râpé ou en poudre sous forme de pâte, afin de favoriser la croissance des cheveux. Sous forme d'huile, est utile pour le lumbago, la névralgie et la douleur articulaire aggravée par le froid.

Avertissement : À éviter en cas d'ulcère peptique, de calculs biliaires et de *pitta* élevé. À éviter en association avec des médicaments anticoagulants.

Dosage : 2 à 5 g de gingembre frais ou 2 à 10 ml de teinture par jour, 1 à 2 g de gingembre sec ou 1 à 2 ml de teinture par jour.

Chapitre 16 : Préparations et formules traditionnelles

Les plantes ayurvédiques sont traditionnellement préparées d'une diversité de manières. L'utilisation des préparations et des formules présente de nombreux avantages. Celles-ci favorisent l'emploi de plusieurs plantes en même temps, intensifient la digestion et l'absorption du remède, augmentent sa puissance et son effet et sont un moyen de préserver les plantes afin d'empêcher leur détérioration rapide.

Certaines préparations sont indiquées pour des maladies particulières ou conviennent à des plantes spécifiques. On les trouve généralement chez les fournisseurs de produits ayurvédiques ou sur Internet. Chacun peut également formuler des préparations correspondant à ses besoins individuels.

Voici les principales préparations et formules à base de plantes (*bheshajya kalpana*).

Les plantes sèches et fraîches peuvent être préparées de bien des manières, selon les besoins de chaque individu.

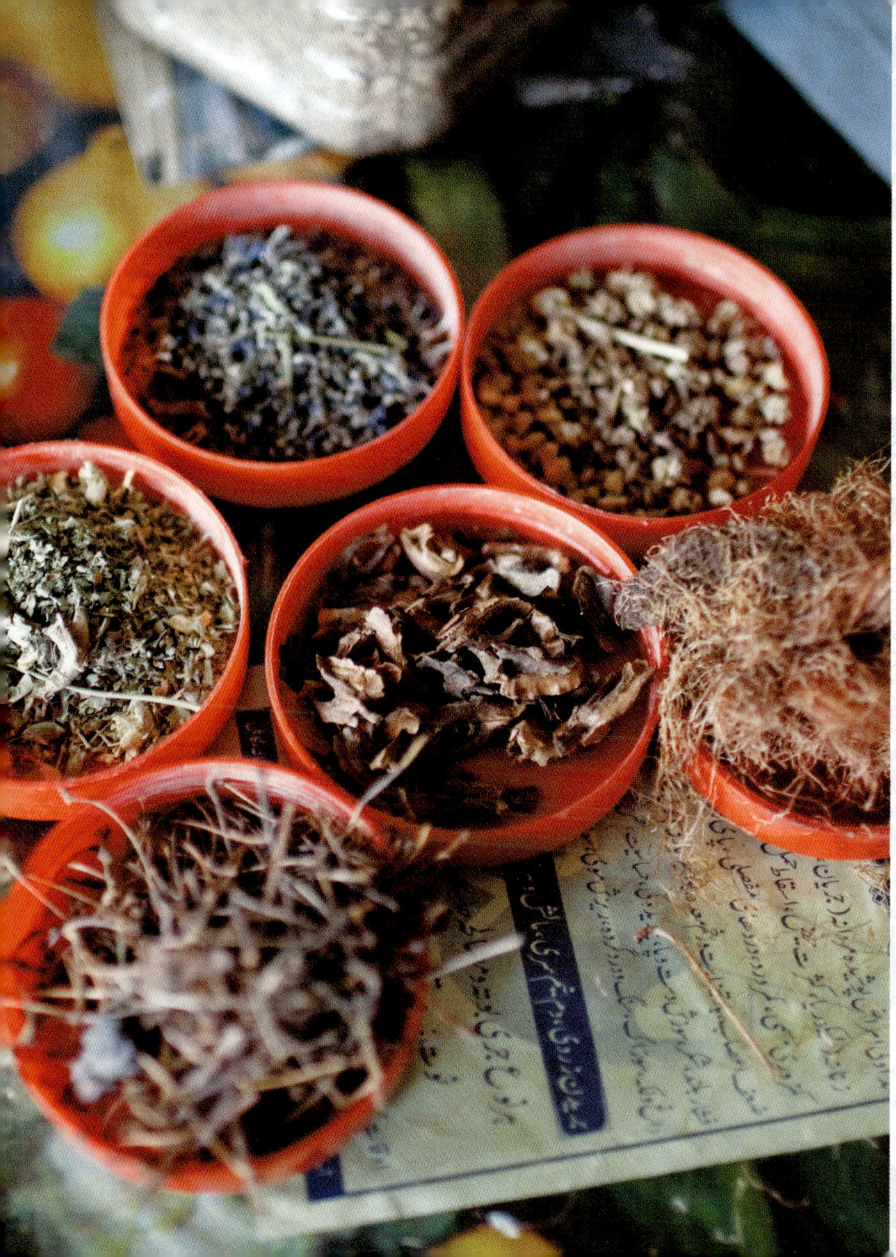

Poudres végétales (*churnas*)

Les plantes sèches sont moulues en poudre, transformée à son tour en cachets qui peuvent être conservés pendant plus longtemps, sinon elles se détériorent assez rapidement. Plusieurs *churnas* sont très connus, dont Triphala et Trikatu. On en prend généralement une demi-cuillère à une cuillère à café dans du lait, de l'eau ou du miel, selon le véhicule approprié pour le *dosha* traité.

Avipattikar Churna

Ingrédients : gingembre sec, poivre noir, poivre long, haritaki, bibhitaki, amalaki, musta, bidam, cardamome, feuilles de laurier, clous de girofle, trivrut et sharkara (sucre).

Propriétés : carminative, antiacide, laxative, cholagogue, antiémétique, nervine.

Utilisations : merveilleux remède éliminant l'excès de *vata*, de *pitta* et d'*ama*. Bon laxatif pour l'aggravation du *pitta*, élimine les toxines et les acides inflammatoire de l'organisme, équilibre le feu digestif, apaise l'hyperacidité et les brûlures d'estomac, fait descendre *apana vata*, soulage les maux de tête de type *pitta*

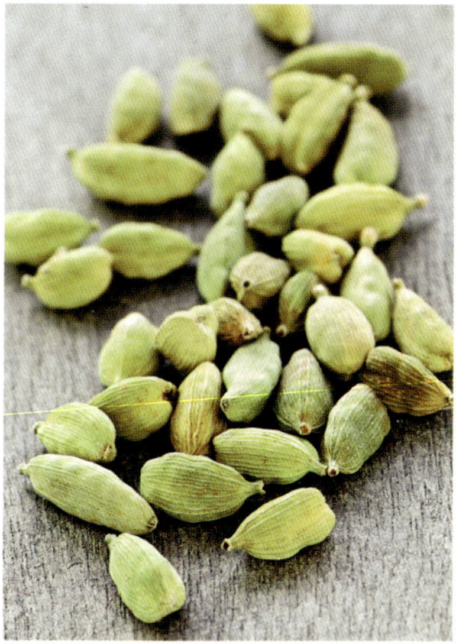

La cardamome est utilisée dans de nombreuses formules aidant la digestion.

et soigne les affections dermiques.
Dosage : 2 à 5 g trois fois par jour avec de l'eau chaude, pour prévenir les coliques dues au *vata* aggravé.
Avertissement : évitez en cas de grossesse.

Dashmoola

(10 Racines)
Ingrédients : kantakari, bruhati, shaliparni, pushniparni, gokshura, bilwa, shyonaka, patala, kashmari et agnimantha.
Propriétés : expectorante, antiasthmatique, nervine, fébrifuge, analgésique.
Utilisations : excellente combinaison anti-inflammatoire, digestive, tonique, nervine, relaxante, analgésique et anti-arthritique, ce qui en fait un choix parfait pour les aggravations *vata*, ainsi qu'en cas de spasmes, tremblements, lumbago, sciatique, arthrite, douleur nerveuse, faiblesse extrême, paralysie brutale, acouphènes, anxiété, peur, dépression et vieillesse. Utilisé aussi traditionnellement dans les lavements à base de plantes.
Dosage : 50 ml de décoction deux fois par jour avec de la poudre de poivre long.

Hingwashtaka Churna

Ingrédients : ase fétide, gingembre, poivre noir, poivre long, sel gemme, cumin, cumin noir, ajwan.
Propriétés : carminative, stimulante, antispasmodique ; diminue *vata* et *kapha*, accroît *pitta*.
Utilisations : ballonnement abdominal, gaz, coliques, indigestion, dysbiose, infection.
Dosage : 1 à 4 g ou 2 à 8 cachets deux à trois fois par jour dans de l'eau chaude.

Lavanbhaskar Churna

(Composé de cinq sels)
Ingrédients : 5 sels (sel gemme, sel noir, sel de mer, sel sambhar, chlorure d'ammonium), fenouil, poivre long, racine de poivre long, cumin noir, feuille de cannelle, nagakeshar, talisha, racine de rhubarbe, graines de grenade, cannelle, cardamome.
Propriétés : stimulante, carminative, laxative. Diminue *vata*, accroît *agni* et *pitta*.

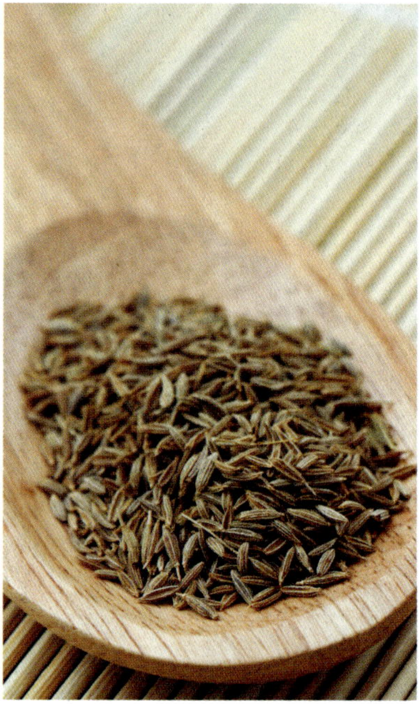

Le cumin est une excellente épice pour la digestion, qui intensifie l'absorption et le métabolisme et élimine les toxines des intestins.

Utilisations : perte d'appétit, douleur abdominale, malabsorption, constipation.
Dosage : 1 à 4 g ou 2 à 8 cachets deux à trois fois par jour dans de l'eau chaude ou du babeurre.

Lavangadi

Ingrédients : clous de girofle, camphre, cardamome, cannelle, noix de muscade, vétiver, gingembre, cumin, bamboo manna, jatamansi, poivre long, santal, cubeb, sucre brut
Propriétés : carminative, digestive, antimicrobienne, décongestionnante. Diminue *vata* et *kapha*, accroît *agni* et *pitta* ; élimine *ama*.
Utilisations : mauvais appétit, rhume, toux, gaz, coliques, diarrhée, nausée et vomissements.
Dosage : 2 à 5 g avant les repas dans de l'eau chaude.

Mahasudarshan Churna

Ingrédients : principes amers dont chiretta, guduchi, épine-vinette, gingembre, poivre long, poivre noir, triphala.
Propriétés : antimicrobienne, fébrifuge, tonique amer, diaphorétique, diurétique, altérative. Diminue *pitta* et *ama*.

Utilisations : excellent remède purifiant pour la prévention et le traitement de la grippe, des fièvres, de la faiblesse extrême après une fièvre, de la nausée, de l'hypertrophie du foie et de la splénomégalie. Principalement anti-*pitta*, aide le travail de détoxication du foie après exposition aux produits chimiques toxiques ou la consommation d'aliments allergènes. Peut être utilisé pour l'acné, les furoncles et les éruptions, est excellent durant la saison des allergies. Conseillé pour les personnes sensibles aux produits chimiques ou souffrant d'allergies alimentaires multiples. Une demi-cuillère à café prise avant le petit déjeuner avec un peu de miel atténue les envies irrépressibles de sucre ou d'hydrates de carbone chez les personnes au *pitta* élevé.

Dosage : 1 à 4 g ou 2 à 8 cachets deux à trois fois par jour dans de l'eau.

Rasayana Churna

Ingrédients : guduchi, gokshura, amalaki

Propriétés : tonique amer, émolliente, altérative, diurétique, antiacide

Utilisations : faiblesse générale extrême, faiblesse sexuelle, éruptions cutanées, allergies, fièvres ou infections chroniques. Bon tonique rajeunissant pour *pitta*, surtout après des maladies fébriles.

Dosage : 1 à 4 g ou 2 à 8 cachets deux à trois fois par jour dans du beurre clarifié avec du sucre brut ou dans du lait.

Une demi-cuillère à café de Sitopaladi Churna *dans un peu de miel ou d'eau est un excellent décongestionnant.*

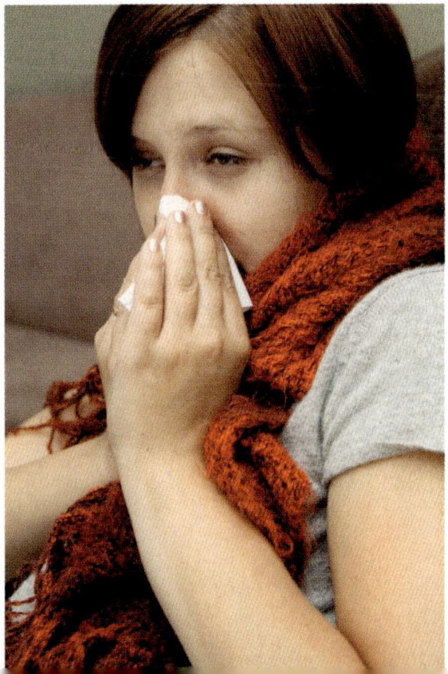

Sitopaladi Churna

Ingrédients: sucre d'orge, bamboo manna, poivre long, cardamome, cannelle.

Propriétés: expectorante, antitussive, décongestionnante ; accroît *agni*.

Utilisations: rhume, toux, manque d'appétit, fièvre, faiblesse extrême. Importante formule anti-*kapha*, qui diminue *vata*.

Dosage: 1 à 4 g ou 2 à 8 cachets de deux à quatre fois par jour dans du miel ou du beurre clarifié.

Talisadi Churna

Ingrédients: talisha, Trikatu, bamboo manna, cardamome, cannelle, sucre brut.

Propriétés: expectorante, antitussive, stimulante, décongestionnante. Accroît *agni* dans les états *vata* et *kapha*.

Utilisations: rhume, grippe, bronchite, perte d'appétit, indigestion, fièvre chronique ; principalement anti-*kapha*.

Dosage: 1 à 4 g ou 2 à 8 cachets deux fois par jour dans du miel ou du jus de citron vert.

Trikatu Churna

Ingrédients: poivre noir, poivre long, gingembre.

Propriétés: stimulante, expectorante, décongestionnante, digestive. Accroît *agni*, élimine *ama*. Diminue *kapha* et *vata*, accroît *pitta*.

Utilisations: manque d'appétit, toux, indigestion, congestion. Spécifique pour l'*agni* faible et l'*ama* élevé.

Dosage: 1 à 3 g ou 2 à 6 cachets deux à trois fois par jour dans du miel ou de l'eau chaude.

Triphala Churna

(Trois fruits)

Ingrédients: les fruits de trois arbres tropicaux – haritaki, amalaki et bibhitaki – chacun équilibrant l'un des trois *doshas*.

Propriétés: laxative, tonique, rajeunissante, astringente, altérative, antioxydante, probiotique, antimicrobienne, tonique oculaire. Bon pour les trois *doshas*.

Utilisations: constipation, gaz et ballonnement chroniques, affections oculaires, diarrhée chronique. Célèbre ingrédient ayurvédique, c'est le

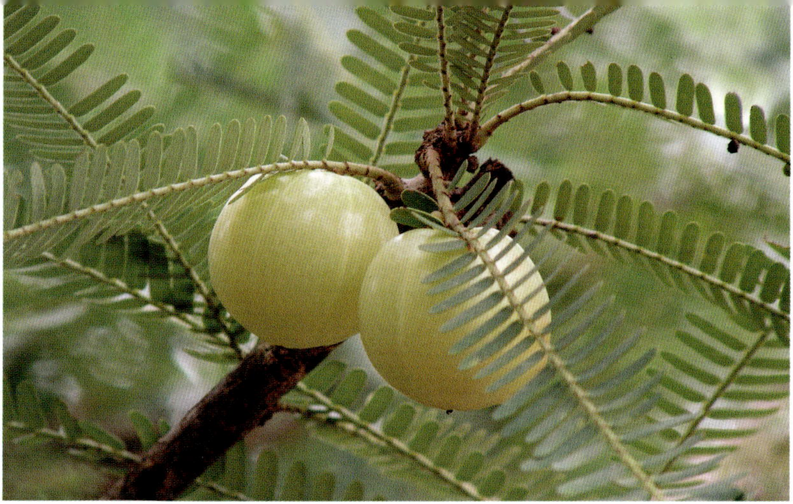

meilleur et le plus sûr des nettoyants intestinaux, tonique et rajeunissant (*rasayana*). Attise le feu digestif, intensifie l'appétit et la digestion et a la réputation de nourrir le système nerveux. Bon pour la constipation dans n'importe lequel des *doshas*, bien qu'il ne soit pas toujours efficace en cas de constipation aiguë. Régulateur métabolique, aide à réduire le poids, tout en ayant un effet fortifiant et nourrissant sur les tissus les plus profonds, dont le sang, les muscles et le tissu nerveux chez les personnes en sous-poids. Abaisse le cholestérol et la pression sanguine, protège le cœur, améliore le fonctionnement du foie et a

L'amalaki fait partie des ingrédients du Triphala, l'un des meilleurs remèdes rajeunissants et curatifs de l'ayurvéda.

des propriétés anti-inflammatoires et antivirales.

Triphala peut être pris avec des épices digestives comme Trikatu, combinant ainsi un nettoyant intestinal (*ama pachana*) et des remèdes intensifiant le feu digestif (*agni deepana*). Utile dans les états *ama*, mais aussi dans le cadre d'un régime alimentaire visant à prévenir l'accumulation d'*ama*.

Dosage : 5 à 10 g une fois par jour dans de l'eau chaude, du beurre clarifié ou du miel, avant le coucher.

Autres préparations à base de plantes

Il y a bien d'autres formes de préparations à base de plantes, y compris décoctions, infusions, confitures, gelées, jus, pâtes, vins, teintures, *gugguls* (cachets), *ghees* (beurres clarifiés) et huiles comportant des principes actifs.

Décoctions

Une décoction (*kvatha*) est préparée de 1 part de plante sèche pour 16 parts d'eau, laissées mijoter jusqu'à réduire le tout à quatre parts du volume initial d'eau (ou dans les proportions 1/2:8:2). Les racines, l'écorce, les tiges et les fruits sont d'habitude préparés en décoction.

Pour les décoctions dans du lait (*ksirapaka kalpana*), 1 part de plante est mélangée à 8 parts de lait et à 32 parts d'eau. Le tout est laissé mijoter jusqu'à l'évaporation de l'eau. Généralement conseillé pour les traitements *rasayana* (comme *Pippali vardhaman*, où des fruits de poivrier long sont pris en nombre de plus en plus accru pour traiter l'asthme) ainsi que pour les composantes liposolubles, telles que les saponines.

Les bouillons de plantes (*panaka*) sont préparés en faisant mijoter une part de plante dans 64 parts d'eau, jusqu'à réduire le tout de moitié. Les bouillons de riz ou de légumes sont ensuite ajoutés à ceux-ci dans le cadre de la thérapie *rasayana*.

Infusions chaudes (*phantha*)

Les parties les plus tendres d'une plante – feuilles, tiges et fleurs – servent d'habitude à la préparation des infusions. 1 part de plante est infusée jusqu'à douze heures dans 8 parts d'eau fraîchement bouillie. Prise chaude pour les troubles *vata* et *kapha*.

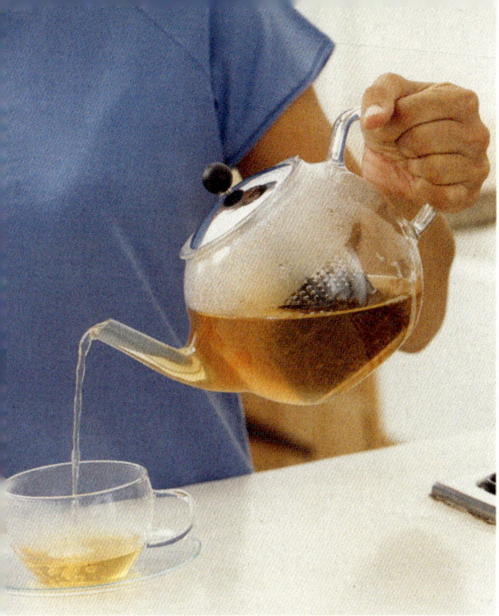

Les infusions de plantes sont prises chaudes pour les troubles vata *et* kapha.

apaisante est à son apogée, dans les proportions de 1 part de plante pour 6 parts d'eau. Des préparations connues sont à base de guduchi, de graines de coriandre, de graines et d'efflorescences de fenouil, de fleurs de jasmin et de sariva.

Infusions froides (*hima*)

L'infusion froide est généralement utilisée pour traiter les troubles *pitta*. Les feuilles, les fleurs ou les graines sont laissées macérer dans l'eau durant la nuit, lorsque l'énergie lunaire

Confitures, gelées, jus et pâtes à base de plantes

Les confitures et les gelées de plantes (*paka*, *leha*, *avaleha*) sont préparées avec du sucre brut (jagré), du beurre clarifié ou du miel, tous excellents toniques. Le sucre agit comme conservateur, améliore le goût de la

INFUSION DE GRAINES DE CORIANDRE

Mettez trois cuillères à dessert de graines dans une grande tasse et recouvrez-les d'eau froide. Laissez infuser durant la nuit. Passez et buvez dès le réveil. Excellent pour atténuer la chaleur et diminuer *pitta*, particulièrement en cas de bouffées de chaleur durant la ménopause.

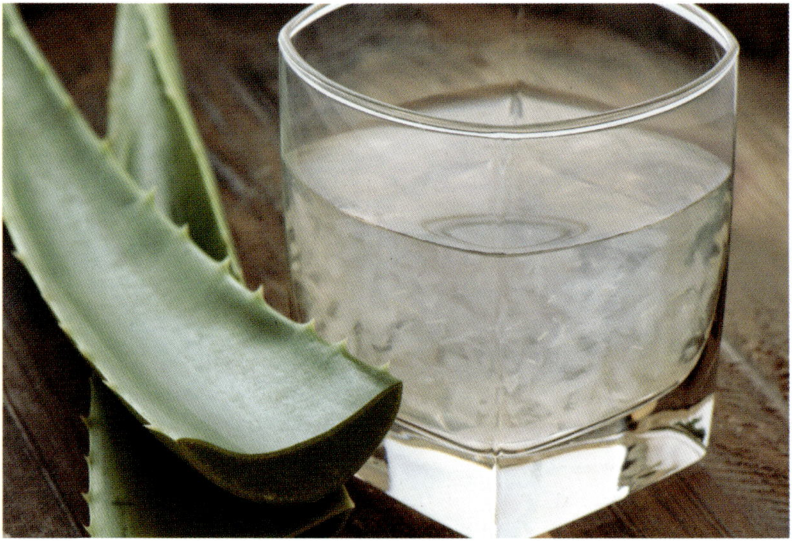

Le jus frais d'aloe vera est excellent pour apaiser les affections intestinales inflammatoires.

préparation et intensifie ses propriétés toniques. Les confitures et les gelées sont utilisées comme toniques en cas de faiblesse extrême. Chayawanprash est la plus célèbre de ces préparations, très nombreuses, comme *Brahmi Rasayana* pour l'intellect, *Agastya Haritaki Leha* pour les poumons et *Bilva Avelaha* pour les intestins.

Chayawanprash

Ingrédients : amalaki, poivre long, bamboo manna, clous de girofle, cannelle, cardamome, cubébe, beurre clarifié, sucre brut, huile de sésame

Propriétés : tonique nutritif, rajeunissante. Convient à tous les états de faiblesse ; sert de tonique énergisant pour les trois *doshas*, complément de multivitamines et de minéraux.

Utilisations : faiblesse générale extrême, vieillesse, anémie, faiblesse sexuelle, toux, convalescence, épuisement, stress, immunité affaiblie.
Dosage : 1 à 2 cuillères à café de deux à trois fois par jour, dans du lait.

Jus frais (*Svarasa*)

Le jus frais est la meilleure manière d'absorber les plantes succulentes et aromatiques telles qu'aloe vera, tulsi (*Ocimum sanctum*), gingembre ou hysope d'eau (*Bacopa monieri*).

Pâtes de plantes (*Kalka*)

Les plantes fraîches écrasées ou en poudre sont mélangées à l'eau ou au gel d'aloe vera pour préparer une pâte. Les pâtes sont utilisées pour les cataplasmes et les emplâtres. Parmi les plantes vulnéraires qui accélèrent la guérison et apaisent la peau on trouve curcuma, aloe vera, neem, gotu kola et bhringaraj.

Vins et teintures de plantes

Il y a deux types de vins de plantes traditionnels, *asavas* et *arishtas*. Ils sont préparés en laissant fermenter des plantes dans de grandes cuves en bois. Ces vins sont tenus pour plus digestes que les autres préparations à base de plantes, surtout parce qu'ils contiennent des épices qui améliorent leur goût et intensifient la digestion et l'absorption. Généralement toniques et stimulants du feu digestif. Particulièrement bons pour *vata*.

Les *asavas* sont préparés à partir de jus frais de plantes, les *arishtas*, à partir de décoctions de plantes – autrement dit, ils sont portés d'abord à ébullition. On ajoute des fleurs de dhataki (*Woodfordia fruticosa*) et le tout est laissé fermenter.

Bien qu'elles ne soient pas traditionnellement utilisées par l'ayurvéda, les teintures de plantes sont très souvent employées en Occident. Les plantes sont laissées macérer pendant au moins deux semaines dans de l'eau et de l'alcool, 1 part de plante sèche pour 5 parts de liquide ou 1 part de plante fraîche pour 2 parts de liquide, puis pressés. Spécialement bonnes pour *vata* et *kapha*.

Kumariasava

(Vin d'aloès)

Ingrédients: gel d'aloe vera, jagré, miel, Trikatu, Triphala et autre épices.

Propriétés: altérative, tonique, expectorante, rafraîchissante pour *pitta*, laxative, tonique du sang et du foie.

Utilisations: anémie, faible fonctionnement endocrinien, toux, asthme, constipation, affections hépatiques, hépatite chronique.

Dosage: 50 à 125 ml avec les repas.

Arjunarishta

(Vin d'arjuna)

Ingrédients: arjuna, raisins, fleurs de madhuka, dhataki, jagré.

Propriétés: tonique cardiaque, cardiostimulant, équilibre des trois *doshas*.

Utilisations: affections cardiaques et pulmonaires, troubles de la tension sanguine, hypercholestérolémie, problèmes émotionnels des trois *doshas*.

Dosage: 50 à 125 ml avec les repas.

Le curcuma est respecté pour ses propriétés digestives, détoxifiantes, antioxydantes et anti-inflammatoires.

Ashokarishta

(Vin d'ashoka)

Ingrédients: ashoka, dhataki, jagré, cumin, triphala, gingembre, santal.

Propriétés: altérative, astringente, hémostatique.

Utilisations: cycles menstruels abondants et douloureux, sang dans l'urine, écoulements vaginaux.

Dosage: 50 à 125 ml avec les repas.

Ashwagandharishta

(Vin d'ashwagandha)

Ingrédients: ashwagandha, musali blanc, garance, réglisse, curcuma,

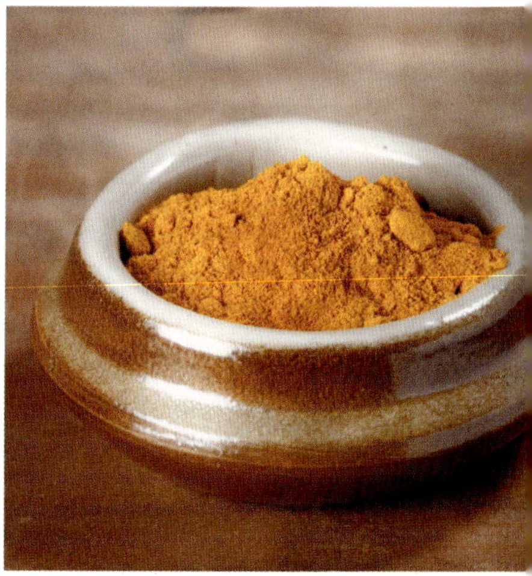

Trikatu, santal, jonc odorant, dhataki, jagré.
Propriétés : tonique nerveux et nourrissant, sédative. Apaise *vata*.
Utilisations : faiblesse nerveuse extrême, stress, perte de mémoire, épuisement, insomnie, immunité affaiblie, problèmes *vata*.
Dosage : 50 à 125 ml avec les repas.

Draksharishta

(Vin de raisins)
Ingrédients : raisins et épices.
Propriétés : stimulant, diurétique, carminative, tonique ferreux. Diminue *pitta* et *vata*.
Utilisations : mauvais appétit, indigestion, faiblesse extrême, insomnie, toux ; bon pour les troubles digestifs de type *vata*.
Dosage : 50 à 125 ml avec les repas.

Gugguls

Ces cachets sont préparés à partir de résine purifiée de guggulu (*Commiphora mukul*), plante détoxifiante apparentée à la myrrhe, spécialement bonne pour *vata*. Les gugguls sont purifiés en étant bouillis avec diverses décoctions de plantes, comme le Triphala ; la résine purifiée est ensuite passée.

Une diversité de poudres ou extraits végétaux sont ajoutées à cette résine purifiée, souvent en association avec du beurre clarifié. Par exemple, *Kaishore Guggulu* est un anti-inflammatoire, « trituré » dans du gel d'aloe vera. (La trituration broie les plantes, les réduisant en particules fines faciles à digérer. Le processus élimine aussi les impuretés naturelles et chimiques.) La pâte est ensuite cuite au four, moulue en poudre et transformée en cachets.

Les gugguls sont utilisés au traitement de l'arthrite, des troubles nerveux, des affections dermiques, de l'obésité, de l'hypercholestérolémie et de l'hypertriglycéridémie.

Gokshuradi Guggulu

Ingrédients : guggulu, gokshura, Trikatu, musta.
Propriétés : diurétique, altérative, émolliente.
Utilisations : miction difficile, calculs urinaires, arthrite et problèmes de prostate.

Dosage : 2 à 5 cachets de deux à trois fois par jour, dans de la tisane de souchet ou de vétiver.

Triphala Guggulu

Ingrédients : guggulu, triphala, poivre long.

Propriétés : altérative, antibiotique, anti-inflammatoire, antiseptique.

Utilisations : furoncles, abcès, ulcères, hémorroïdes, polypes nasaux, œdème, arthrite. Purifiant et détoxifiant pour *vata*, particulièrement dans les états *sama* ou quand *vata* a pénétré dans la lymphe ou le sang.

Dosage : 2 à 5 cachets deux à trois fois par jour.

Kanchanar Guggulu

Ingrédients : guggulu, kanchanara, Triphala, Trikatu, cardamome, cannelle, *Crataeva religiosa*.

Propriétés : altérative, antitumorale, anti-inflammatoire, purifiante lymphatique, hypolipidémainte, décongestionnante, diurétique, régulatrice thyroïdienne. Intensifie *agni*, élimine *ama*, diminue *kapha*.

Utilisations : tumeurs telles que fibromes, kystes, polykystose ovarienne, endométrite, tuméfactions ganglionnaires, hypercholestérolémie, hypothyroïdie, obésité, affections dermiques.

Dosage : 2 à 5 cachets deux à trois fois par jour.

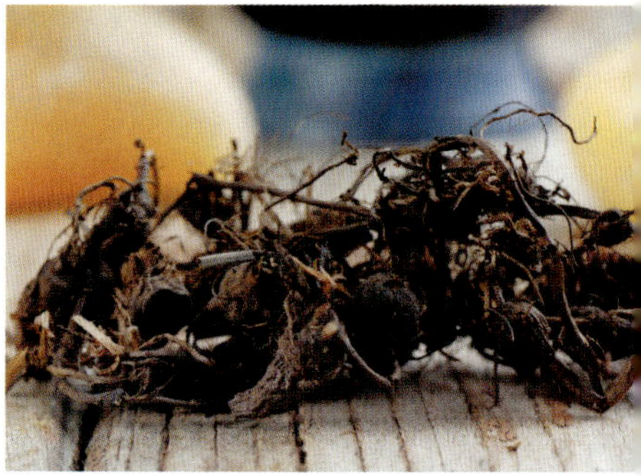

La racine de musta élimine la chaleur et les toxines du corps et équilibre les trois doshas.

Kaishore Guggulu

Ingrédients : guggulu, Triphala, guduchi, gingembre, poivre noir, pippali, *Operculina turpethum*, *Croton tiglium*.

Propriétés : altérative, anti-arthritique, anti-inflammatoire, fébrifuge, laxative, diurétique ; élimine *ama* et *pitta*.

Utilisations : arthrite inflammatoire, goutte, polymyalgie, infections de l'appareil urinaire, douleur musculaire, troubles dermiques inflammatoires, tumeurs, constipation.
Dosage : 2 à 5 cachets deux à trois fois par jour.

Punarnava Guggulu

Ingrédients : guggulu, punarnava, ricin, gingembre, guduchi, poivre noir, pippali, Triphala, psyllium, sel gemme, *Baliospermum montanum*, *Operculina turpethum*, *Semicarpus anacardium*, *Swarna makshik*.
Propriétés : diurétique, altérative, émolliente.
Utilisations : rétention de fluide, arthrite de type *kapha*, goutte, sciatique, problèmes urinaires, hypertrophie de la prostate, obésité, diabète, insuffisance cardiaque congestive.
Dosage : 2 à 5 cachets deux à trois fois par jour.

Beurres clarifiés renfermant des principes actifs

Les beurres clarifiés renfermant un principe actif (*siddha ghrta*) sont utilisés pour nourrir les nerfs et le mental. Facilement absorbé dans les tissus les plus profonds, le beurre

BEURRE CLARIFIÉ SHATAVARI

100 g de shatavari

800 ml d'eau

400 ml de beurre clarifié

Faites mijoter le shatavari et l'eau, en les réduisant à 200 ml de décoction. Ajoutez ensuite le beurre clarifié et laissez mijoter jusqu'à l'évaporation de l'eau et une consistance quelque peu agglutinée, pareille au beurre clarifié.

clarifié (ghee) est un bon véhicule faisant entrer les plantes dans le corps. Nourrissant et rafraîchissant, il est utilisé pour les maladies *vata* et *pitta*.

Une part de plante est chauffée dans quatre parts de beurre clarifié et 16 parts d'eau jusqu'à l'évaporation de l'eau. *Brahmi ghrta* et *Panchtikta ghrta* sont très connus.

Huiles renfermant un principe actif

Ces huiles (*siddha taila*) combinant plusieurs plantes toniques, d'habitude dans de l'huile de sésame, sont utilisées par voie externe comme huiles de massage et thérapeutiques. Préparées de la même façon que le beurre clarifié (1 part de plante pour 4 parts d'huile et 16 parts d'eau), ces huiles en décoction traitent la douleur, l'inflammation, l'arthrite, les muscles raides et endoloris, la névralgie, le traumatisme, aident la cicatrisation des plaies, fortifient les os, tonifient les cheveux, traitent la peau, servent de lavements et douches vaginales. En administration nasale (*nasya*), éliminent la congestion catarrhale et les affections sinusales. Par voie interne, l'huile de mahanarayan soigne l'asthme.

Bringaraj Taila

(Huile d'éclipte blanche)

Ingrédients : jus de bringaraj, huile de sésame.

Propriétés : antiseptique, tonique capillaire, nervine, anti-inflammatoire pour la peau.

Utilisations : grisonnement/calvitie précoce, alopécie, démangeaison, peau et cuir chevelu enflammés. Excellente crème traitante pour les cheveux et le cuir chevelu. Apaise aussi le mental.

Brahmi Taila

(Huile de gotu kola)

Ingrédients : gotu kola, brahmi et autres plantes nervines dans de l'huile de noix de coco.

Propriétés : nervine, sédative, antipyrétique, vulnéraire, anti-inflammatoire.

Utilisations : insomnie, mal de tête, agitation mentale, douleur oculaire, grisonnement/calvitie précoce,

VÉHICULES VÉGÉTAUX

Les remèdes de plantes sont préparés dans des diverses bases, selon le *dosha* prédominant traité. Ces bases sont les *anupana*, véhicules végétaux, qui amplifient ou modifient l'action de la plante à laquelle ils sont mélangés. Le lait, l'eau, le beurre clarifié, l'huile, le jus de plantes, le sucre, le sel et le miel servent tous de véhicules.

- Le **lait** neutralise *pitta* et *vata* et intensifie l'effet nourrissant des toniques tels qu'ashwagandha (*Withania somnifera*) ou shatavari (*Asparagus racemosa*)
- L'**eau** chaude accroît *agni*, élimine *ama* et diminue *vata* et *kapha* ; froide, diminue *pitta*
- Le **beurre clarifié (ghee)** véhicule les plantes jusqu'aux tissus profonds, nourrit les systèmes nerveux et reproducteur et améliore la digestion et l'absorption du remède ; particulièrement utile pour *pitta*
- Le **miel** élimine *kapha* de par son caractère astringent échauffant.

affections dermiques, coupures et plaies. Tonique cérébral général.

Mahanaryan Taila

(Huile de mahanaryan)

Ingrédients : contient 58 plantes, dont shatavari, ashwagandha, racine de ricin, gokshura, neem, bilva, bala, huile de sésame.

Propriétés : émolliente, analgésique, anti-inflammatoire.

Utilisations : arthrite, goutte, tension et douleur musculaire, douleur nerveuse, paralysie. Huile la plus utilisée pour l'arthrite.

Chapitre 17 : *Panchakarma*

Panchakarma est une purification profonde et complète des *srotas*. Requérant la supervision d'un praticien ayurvédique expérimenté, cette thérapie est pratiquée uniquement dans quelques centres spécialisés d'Europe et des États-Unis, mais est largement disponible en Inde et au Sri Lanka. Un programme spécifique *panchakarma* est établi pour chaque constitution, trouble et besoin du mental et exige une observation et une surveillance étroites.

Panchakarma (*panch*, « cinq », *karma*, « actions ») comporte cinq types de traitement éliminant l'excès des *doshas* et les toxines. Ces pratiques soulagent les maladies profondément ancrées, en plus d'entretenir et d'améliorer la santé physique et mentale :

1 ***Vamana*** (vomissements)
2 ***Virechana*** (purgation)
3 ***Basti*** (lavement, irrigation côlonique)
4 ***Nasya*** (purification nasale)
5 ***Raktamokshana*** (saignée).

Shirodhara *verse un filet continu d'huile chaude sur le front pendant 30 à 40 minutes. Merveilleux remède pour apaiser* vata.

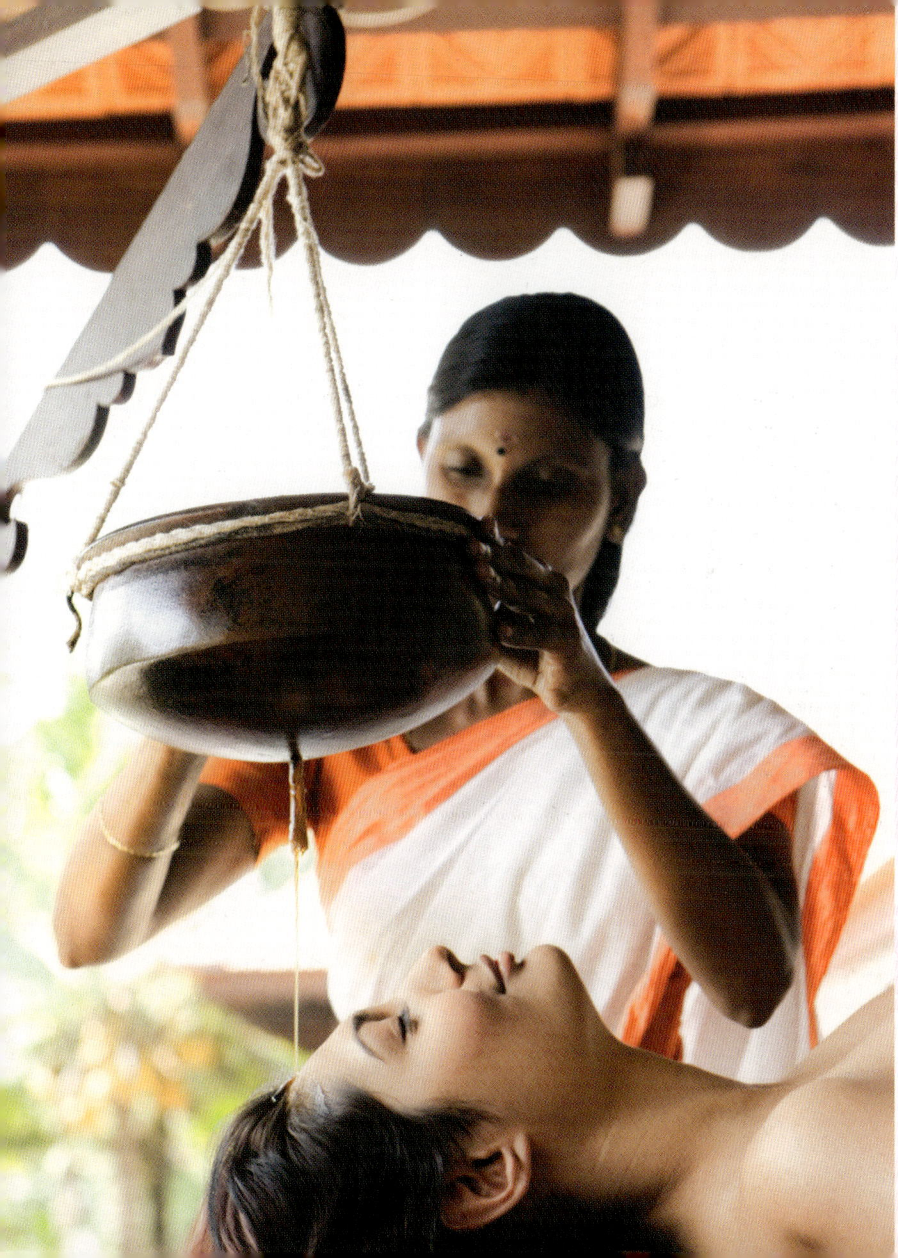

Les trois phases

La technique *panchakarma* intègre trois composantes : la phase de préparation, les traitements principaux et la phase posttraitement, décrites ci-après.

Préparation (*purvakarma*)

Les traitements *purvakarma* sont conçus pour relaxer le corps et le mental, améliorer la circulation de l'énergie en ouvrant les *srotas* (canaux) et préparer le corps à l'élimination des toxines. Ils incluent le jeûne léger, *snehana* (massage du corps avec des huiles végétales) et prise de décoctions ou d'huiles de plantes, suivie par *swedena* (traitement à la vapeur). Ils aident à déloger les toxines accumulées (*ama*), les dirigeant vers les principaux canaux du corps afin qu'elles soient éliminées.

Après quatre à quatorze jours de *purvakarma*, les *doshas* sont stabilisés sur leurs sites d'origine de l'appareil gastro-intestinal et *ama* est prêt à être éliminé de l'organisme par le traitement *panchakarma* approprié.

Purvakarma interne implique la prise de préparations à base de beurre clarifié à principes actifs, durant deux à six jours, en quantités accrues, d'habitude avant un traitement externe à l'huile.

Purvakarma externe implique :

• ***Snehana*** : L'huile est massée sur tout le corps (utilisant *abhyanga* à deux ou quatre mains, *shirodhar*, etc.), traitement très relaxant atténuant le stress et nourrissant le système nerveux. Ce massage facilite l'élimination de l'*ama* accumulé. Il est pratiqué quotidiennement pendant trois à sept jours durant 45 à 60 minutes, avec des mouvements favorisant le déplacement des toxines vers l'appareil gastro-intestinal.

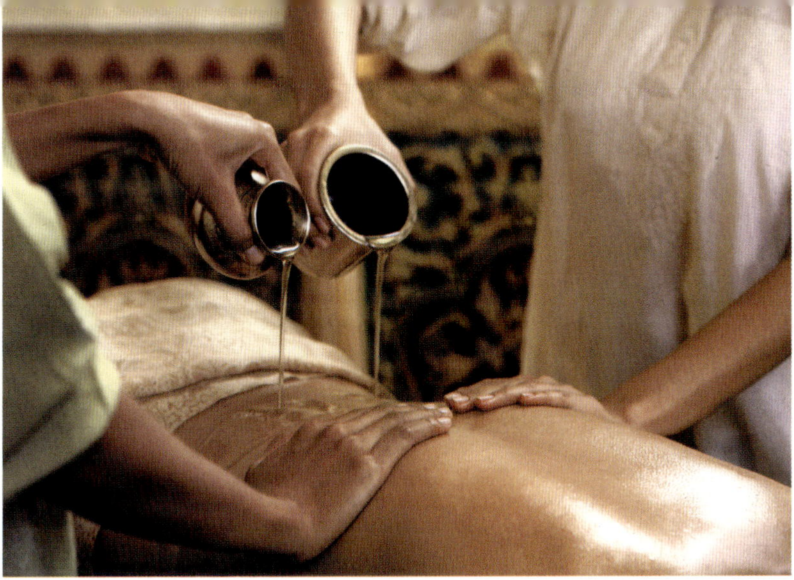

Le massage à l'huile est non seulement relaxant, mais facilite de plus l'élimination des toxines accumulées.

• ***Swedana*** : Cette application thérapeutique de la vapeur faisant transpirer est conseillée immédiatement après le massage à l'huile. Dilatant les *srotas*, liquéfiant et éliminant les impuretés à travers la peau et l'appareil gastro-intestinal, elle est accélérée par l'addition de préparations de plantes. Après *swedana*, la peau est frottée d'une poudre de plantes telles que santal, rose ou vacha, ce qui favorise la circulation, élimine les toxines et apaise les *doshas* déséquilibrés. Suivent une douche et du repos.

Après trois à sept jours de *snehana* et *swedana*, les *doshas* sont « prêts ». Ensuite, en fonction de la constitution (*prakruti*) et du trouble (*vikruti*), on administre la méthode *panchakarma* appropriée.

Principales procédures (*pradhanakarma*)

Comme mentionné, cette phase du *panchakarma* comporte cinq types essentiels de traitement.

1 *Vamana*
(vomissements thérapeutiques)

Pratiqué quotidiennement, *vamana*, utilisation d'émétiques pour éliminer l'excès de *kapha* et les toxines accumulées, déloge et mobilise celles-ci, facilitant leur élimination. Pendant un à trois jours avant *vamana*, il est conseillé de suivre un régime alimentaire accroissant *kapha* et de boire une tasse de l'huile de deux à trois fois par jour, jusqu'à ce que les selles deviennent grasses ou qu'une nausée se déclare. Le massage à l'huile et la vapeur sont recommandés le soir, avant de pratiquer *vamana*.

CONTRE-INDICATIONS POUR *VAMANA*

Évitez avant 12 ans et après 65 ans, une semaine avant la menstruation et durant celle-ci, pendant la grossesse, pendant la saison *vata* en en cas de *vata* élevé, en cas d'émaciation, de peur, chagrin ou anxiété intenses, d'hypoglycémie, d'affections cardiaques, de fièvre aiguë et de diarrhée.

Le matin, durant la période *kapha*, il faut boire avant toute autre chose trois ou quatre verres de réglisse ou d'eau salée, puis induire les vomissements en frottant la langue, ce qui déclenche le reflex nauséeux. Souvent, cela libère les émotions refoulées dans les zones *kapha* des poumons et de l'estomac, de concert avec le *dosha* accumulé. Les symptômes *kapha* comme la congestion, la respiration sifflante et l'essoufflement peuvent disparaître très vite. Un jeûne est respecté d'habitude jusqu'à 17 h, avant un repas de *kichari* (voir recette, page 215) avec du beurre clarifié. La tisane de cumin, coriandre, gingembre ou fenouil, ou l'eau chaude avec du jus frais de citron vert et une cuillère à café de miel sont conseillées.

Les vomissements thérapeutiques sont indiqués en cas d'asthme chronique, diabète, congestion lymphatique, indigestion chronique,

> **CONTRE-INDICATIONS POUR *VIRECHANA***
>
> **Faible *agni* ; fièvre aiguë, colite ulcéreuse, diarrhée, constipation grave, saignement du rectum ou des poumons ; après des lavements, émaciation ou faiblesse, prolapsus rectal ou déshydratation ; chez les enfants ou les personnes âgées.**

œdème, bronchite, rhume, toux, allergies chroniques, rhume des foins, vitiligo, psoriasis, hyperacidité, congestion nasale chronique, obésité, troubles psychologiques et affections dermiques.

2 *Virechana* (purgation)

Virechana est l'utilisation des purgatifs à base de plantes, dont feuilles de séné, pruneaux, enveloppe de graines de lin, psyllium, huile de ricin, raisins, jus de mangue et Triphala, dans des combinaisons particulières. Elle est censée éliminer les toxines *pitta* qui s'accumulent dans le foie, la vésicule biliaire et l'appareil gastro-intestinal et causent des symptômes tels qu'éruptions et inflammations cutanées, acné, nausée et jaunisse. La purgation doit être utilisée de concert avec une alimentation correcte pour le *dosha* prédominant. Bien que la tisane de feuilles de séné soit un laxatif léger, elle provoque des coliques chez les personnes à forte constitution *vata*. Le soir, un verre de lait chaud avec deux cuillères à café de beurre clarifié est un laxatif efficace pour la constitution *vata* ou *pitta*.

La purgation est indiquée en cas de fièvre chronique, diabète, asthme, affections dermiques (herpès, vitiligo, psoriasis, éruptions et inflammations allergiques, acné, eczéma), troubles digestifs, hyperacidité, maux de tête, problèmes gynécologiques, affections hépatiques, jaunisse, troubles urinaires, vers et parasites, sensations de brûlure et inflammation des yeux, conjonctivite, problèmes articulaires, dont goutte.

3 *Basti* (lavement ou irrigation côlonique)

Utilisant une huile ou un beurre clarifié renfermant des principes actifs et des décoctions de plantes, *basti* est considéré comme le plus important traitement *panchakarma*, car il élimine via les intestins les toxines accumulées dans les trois *doshas* et s'avère très bénéfique en tant que traitement rajeunissant. Spécialement indiqué pour tous les problèmes *vata*, *vata* étant le principal facteur causatif de la manifestation de l'ensemble des maladies. *Vata* est présent surtout dans les intestins, mais également dans les os (*asthi dhatu*). Les lavements sont très utiles pour les troubles osseux et articulaires. Ils sont d'habitude administrés en fonction de l'état médical du patient, de 8 à 30 jours.

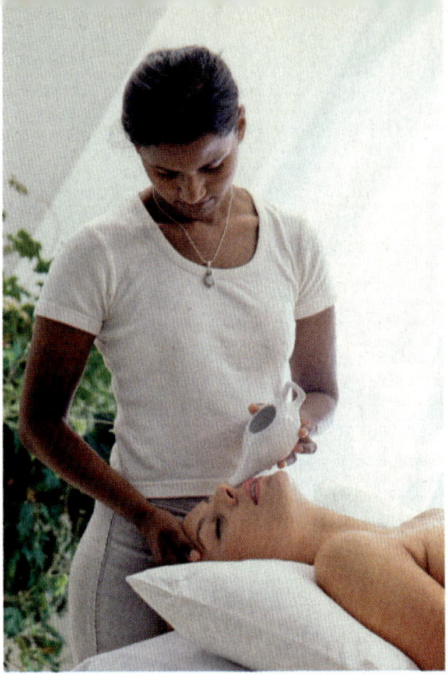

Nasya *est excellente pour éliminer les toxines accumulées dans la tête, bloquant la circulation du* prana.

CONTRE-INDICATIONS POUR *BASTI*

Diarrhée, saignement rectal, indigestion chronique ; fièvres, essoufflement, diabète, émaciation, anémie grave, tuberculose pulmonaire ; personnes âgées et enfants de moins de 7 ans.

Les lavements sont indiqués en cas de troubles nerveux, convalescence, colite, mauvaise circulation, syndrome du côlon irritable, constipation, gaz, ballonnement, troubles digestifs, obésité, hémorroïdes, faiblesse sexuelle, stérilité, calculs rénaux,

CONTRE-INDICATIONS POUR *NASYA*

Infections sinusales ; grossesse, menstruation ; après les rapports sexuels, le bain, les repas ou la consommation d'alcool ; personnes âgées et enfants de moins de 7 ans.

spondylose cervicale, arthrite, goutte, spasmes musculaires, mal de dos, sciatique, maux de tête. L'hémiplégie (paralysie d'un côté du corps) et la paraplégie sont aussi traitées par des lavements.

4 *Nasya* (purification nasale)

Nasya, l'administration d'huile renfermant un principe actif par le nez, vise à éliminer les toxines *kapha* accumulées dans la région de la tête et du cou. Pratiqué d'habitude jusqu'à 30 jours, en fonction de l'état médical du patient. Le nez est le portail du cerveau et donc de la conscience. *Prana*, la force vitale, pénètre dans le corps avec l'air inspiré et va jusqu'au cerveau, entretenant les fonctions sensorielle et motrice, les activités mentales telles que la mémoire, la concentration et l'intellect. Le *prana* perturbé entrave le mental et conduit à des symptômes comme maux de tête, convulsions, perte de mémoire et perception sensuelle affaiblie.

Parmi les substances utilisées pour *nasya* on trouve brahmi, gingembre, beurre clarifié, huiles, décoctions, vacha, poivre long, poivre noir, rose et jasmin.

Nasya est indiqué pour la névralgie faciale, la mauvaise mémoire, vue affaiblie, l'insomnie, l'excès de mucus, les maux de tête, l'hyperpigmentation du visage, le grisonnement des cheveux, la perte de l'odorat et du goût, l'épaule bloquée, la migraine, le torticolis, les allergies et les polypes nasaux, les troubles nerveux et neurologiques, la paralysie de Bell, l'hémiplégie, la paraplégie et la sinusite.

5 *Raktamokshana* (saignée)

Raktamokshana tire une petite quantité de sang d'une veine en vue de soulager la tension causée par l'excès de *pitta*. Comme *pitta* est produit à partir des globules rouges décomposés dans le foie, il est étroitement lié au sang. *Pitta* et *ama* accrus peuvent provoquer des affections cutanées genre éruptions, eczéma et gale, ainsi que des affections hépatiques et de la goutte.

En raison du risque d'infection, *raktamokshana* est utilisé rarement. Des plantes purifiant le sang peuvent le remplacer, de concert avec un régime alimentaire diminuant *pitta* et *ama*. Les plantes et les aliments amers et astringents tels que safran, guduchi, rose, curcuma, neem et jus de grenade aident à purifier le sang.

Phase posttraitement

La troisième étape, l'après-détox, est importante, est le moment optimal pour prendre des *rasayanas* (voir chapitre 18) – élixirs ayurvédiques qui rajeunissent le corps et aident à ralentir le vieillissement – comme ashwagandha et Chayawanprash.

CONTRE-INDICATIONS POUR *RAKTAMOKSHANA*

Anémie, œdème, faiblesse ; jeunes enfants et personnes âgées ; durant la grossesse et la menstruation.

Conseils généraux

Durant tous les traitements *panchakarma,* il est important de se reposer beaucoup et d'éviter l'exercice vigoureux, le sexe, les soirées prolongées, la musique forte, la télé, la surstimulation, les boissons et les aliments froids, le sucre blanc, les euphorisants, le tabac, l'alcool et les produits lactés. Il faut conserver la chaleur, rester à l'abri du froid et du vent et surveiller ses pensées et ses émotions durant cette période.

Pour laisser reposer le feu digestif, un régime alimentaire composé de *kichari* et de beurre clarifié est conseillé, car lorsque les toxines reviennent dans l'appareil gastro-intestinal, le pouvoir digestif diminue.

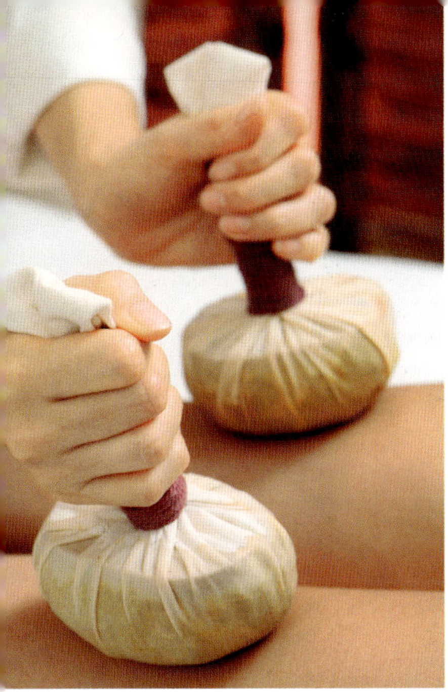

Pinda sweda *est utilisé pour masser le corps et intensifier la transpiration. Excellent pour soulager les douleurs musculaires et articulaires.*

Kichari nourrit les tissus du corps, favorise le rajeunissement des cellules et aide la détoxication. Le riz basmati ou les lentilles, *tridoshiques,* font un repas équilibré, riche en protéines.

Quelques jours de *panchakarma* sont recommandés lors du changement de saison. Comme les transitions entre les saisons favorisent les accumulations d'un *dosha* spécifique, une purification s'avère utile à ces époques pour les réduire ou les éliminer. À la fin d'un automne froid et sec et au début de l'hiver, *vata* s'accumule. À la fin d'un printemps froid et humide, *kapha* s'accumule. À la fin d'un été chaud et humide, *pitta* s'accroît. Ce sont des époques idéales pour pratiquer *panchakarma* et rétablir l'équilibre du corps.

Parmi les autres thérapies *panchakarma* on trouve *shirodhara*, où l'eau, le lait ou les huiles végétales renfermant des principes actifs sont versées en filet continu sur le front durant 30 à 45 minutes, et *pinda sweda*, où un mélange chaud de céréales, plantes et lait est utilisé pour masser fermement tout le corps et encourager la transpiration, en faisant spécialement attention aux articulations.

Chapitre 18 : Le concept de *rasayana*

Rasayana, thérapie de rajeunissement, l'une des huit branches principales de l'ayurvéda, est conseillé pour intensifier *ojas* (force vitale) après un programme de détoxication. Excellente par ailleurs pour les personnes âgées, les femmes enceintes ou venant d'accoucher, les enfants, les personnes nerveusement surmenées, émaciées ou affaiblies à l'extrême, la convalescence, l'anémie et les états *vata*.

La thérapie *rasayana* convient particulièrement aux types *vata* durant l'automne, les aidant à prendre du poids, leur conférant force et les aidant à supporter l'hiver long et froid. Contre-indiquée pour tout état associé à *ama* (toxines), pour les personnes obèses, en cas de rhume, grippe, troubles congestifs, fièvre, maladies infectieuses et allergies.

Pendant quelque 5000 ans, la sagesse de l'ayurvéda a encouragé le ralentissement du vieillissement (*jara*) en intensifiant *ojas*. L'évaluation scientifique moderne des plantes *rasayana* et des autres traitements utilisés par l'ayurvéda a confirmé cette capacité des toniques rajeunissants à protéger le corps contre les ravages du temps et les effets dommageables de l'environnement de vie. Ils fortifient la capacité de combattre les agents pathogènes en activant globalement le système immunitaire du corps.

En Inde, le lotus est une fleur sacrée, symbole de paix, de pureté, de transcendance, d'éveil et de renaissance.

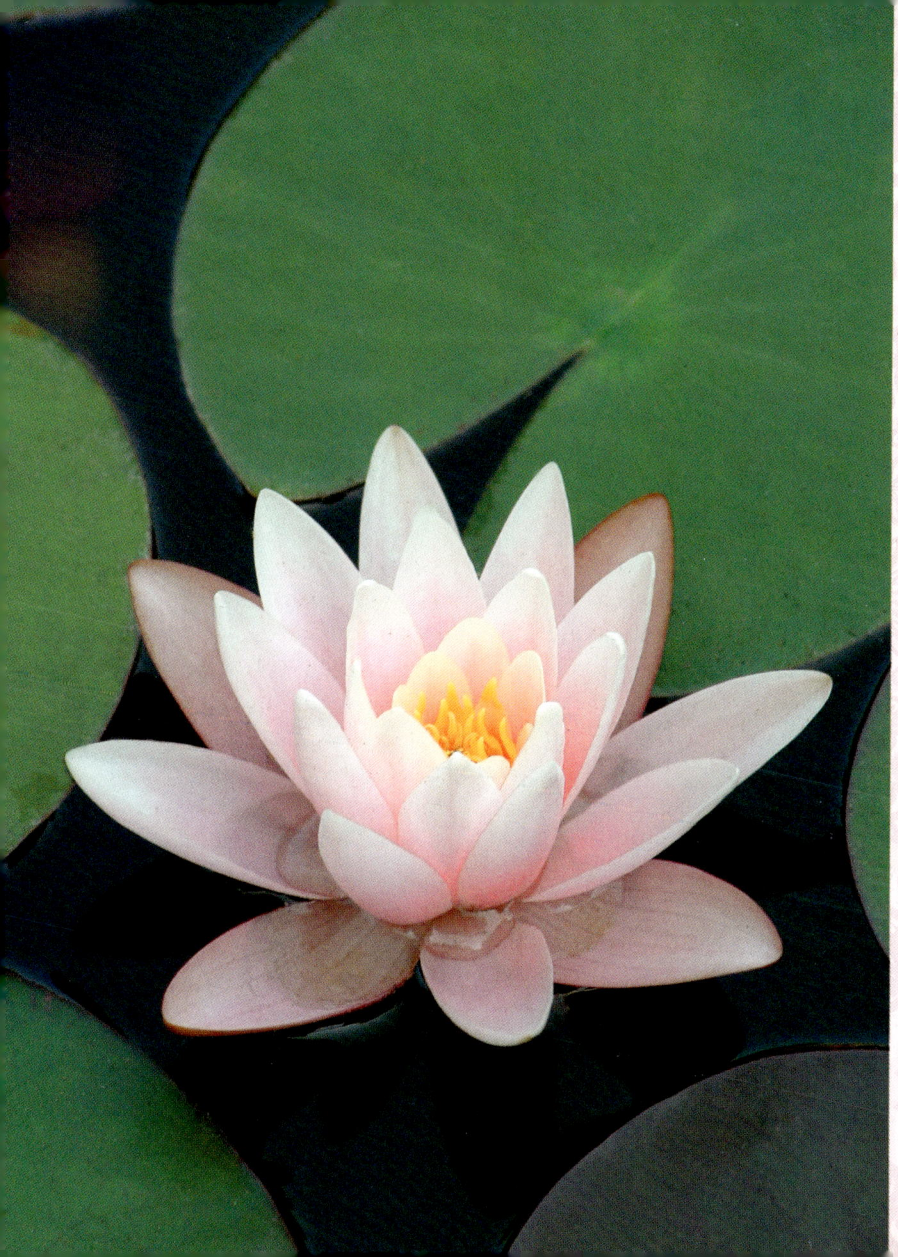

Rajeunir le corps et le mental

De nombreuses plantes *rasayana* ont des propriétés adaptogènes, augmentant la résistance au stress, qu'il soit physique (par exemple, surmenage, pollution, consommation d'alcool, prise de drogues) ou émotionnel (chagrin, anxiété, etc.).

La plupart de ces plantes contiennent des antioxydants, qui aident à prévenir les dommages causés par les radicaux libres. Selon l'ayurvéda, les *rasayanas* favorisent la nourriture correcte, la croissance et un meilleur fonctionnement des sept tissus (*dhatus*).

La thérapie de rajeunissement affecte en même temps le corps et le mental. Elle prévient les effets du vieillissement précoce sur les deux et accroît la résistance du corps à la maladie. Selon *Ashtanga Hridarya*, *rasayana* inclut l'entretien du corps avec « lait, sucre candy, beurre clarifié et miel, lavement à l'huile, sommeil et repos appropriés, massage à l'huile, bain et mode de vie confortable ». En fait, toute plante ou tout régime alimentaire ravivant le corps et le mental et fortifiant l'immunité est tenu pour rajeunissant.

Lors de la thérapie *rasayana*, il est conseillé de réduire les heures de travail (physique et mental), de se coucher de bonne heure, de dormir autant qu'on en a envie, de diminuer l'activité sexuelle, d'éviter les journaux télévisés, de pratiquer *pranayama* (exercices de respiration) et l'exercice en douceur (yoga ou qi gong) afin d'édifier son énergie et de passer du temps dans la nature, par exemple près de la mer, dans une cabane à la montagne ou dans un endroit beau et paisible.

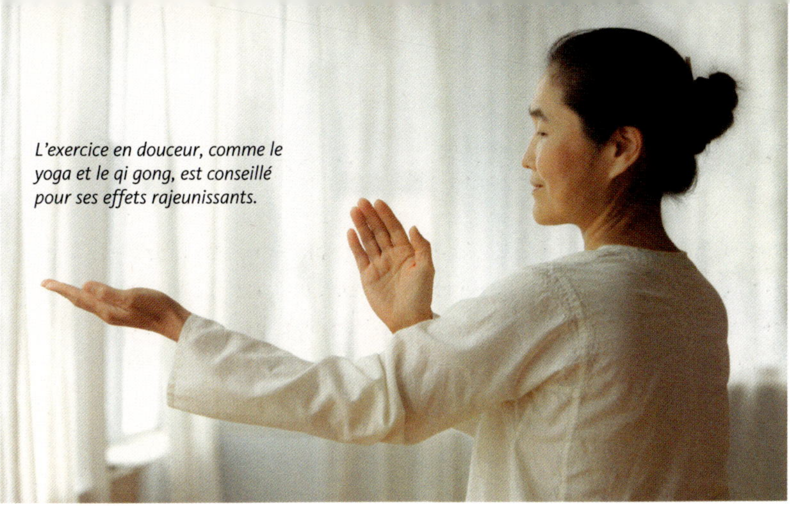

L'exercice en douceur, comme le yoga et le qi gong, est conseillé pour ses effets rajeunissants.

Ojas

Ojas, vital pour le rajeunissement, est censé être le huitième tissu, l'essence de tous les autres tissus du corps. C'est le produit ultime de la digestion et de la nutrition des sept *dhatus*, ainsi que la principale réserve énergétique du corps. Il apporte la vitalité, la force corporelle, la joie de vivre qui aide à traverser la vie. Cette essence subtile de tout le *kapha* du corps est spécifiquement l'essence du liquide reproducteur. *Ojas* reflète l'état ou l'excellence du corps en tant qu'entité. L'immunité, la fécondité, la longévité, la force et la résistance de l'individu dépendent de la qualité et de la quantité d'*ojas*. La maladie et la perte d'immunité sont générées par l'épuisement d'*ojas*. Toutes les thérapies de rajeunissement ciblent donc l'amélioration d'*ojas*.

Aliments rajeunissants

Les plantes et les aliments tonifiants qui entretiennent *ojas* tendent à être lourds et nourrissants, parfois difficiles à digérer, si bien que l'état d'*agni* (feu digestif) doit être examiné en premier. Les aliments tonifiants sont similaires à ceux apaisant *vata*. L'alimentation peut être personnifiée en fonction de l'équilibre des *doshas*.

- *Kichari* (voir page 215) l'un des meilleurs aliments pour la tonification, peut souvent être digéré quand tout le reste est impossible.

- Les produits lactés censés fortifier *ojas* conviennent pour la faiblesse extrême et la convalescence. Le beurre clarifié est censé être le meilleur aliment restaurant la vitalité, nourrissant les nerfs, accroissant *ojas*.

- Les noix et les graines fortifient les nerfs, améliorent la vitalité et sont d'excellents substituts de la viande. Les beurres de noix, les pignons de pin, les noix de coco, les graines de sésame noir et de lotus sont aussi bons.

- Les céréales fortifient, mais moins que les noix et les graines. Le blé, l'avoine et le riz brun sont les meilleurs.

- Les haricots sont de bons substituts de la viande. Difficiles à digérer pour *vata*, conviennent mieux pour *pitta* et *kapha*. Les pois chiches, les haricots mung et le tofu sont les meilleurs.

- La plupart des fruits et des légumes sont trop légers pour donner de la force, mais ceux sucrés améliorent la vitalité et aident à rebâtir les tissus – dattes, figues, grenades, raisins noirs, okra, pommes de terre, patates douces, ignames et oignons cuits dans du beurre clarifié.

- L'ail, le gingembre, la cannelle et le poivre long sont échauffants et fortifiants, capables d'améliorer l'énergie, spécialement lorsqu'ils sont combinés aux ghées (beurre clarifié). Aident à entretenir un bon feu digestif. Le poivre noir, la cardamome, les clous de girofle, le fenouil, le cumin, la coriandre, l'ase fétide et un peu de poivre de cayenne sont utiles cuits dans du beurre clarifié avec d'autres aliments toniques.

- Le sucre candy confère force et aide à bâtir les tissus du corps. Le jagré (sucre pur de canne) est le meilleur de par sa richesse en minéraux et sa nature très digeste. Le miel, le sucre candy, le sirop d'érable, le sucre

HUILES *RASAYANA*

- **Pour *vata* : Angélique, jonc odorant, aloe vera, cèdre d'Himalaya, oliban, géranium, gingembre, gotu kola, jasmin, jatamansi, lotus, myrrhe, rose, safran, santal, vétiver.**
- **Pour *pitta* : Aloe vera, cèdre d'Himalaya, gotu kola, jasmin, lotus, safran.**
- **Pour *kapha* : Aloe vera, angélique, rotin, cèdre d'Himalaya, oliban, jasmin, lotus, myrrhe, rose, safran.**

d'orge, la mélasse, le lactose et le fructose sont eux aussi bons.

- Une prise appropriée de sel est essentielle pour un régime alimentaire tonifiant.

Huiles essentielles

De par certaines de leurs propriétés, les huiles *rasayana* agissent au-delà du domaine de la guérison physique, soignant les émotions profondes et améliorant l'harmonie mentale. Pour Vasant Lad, l'un des plus célèbres experts en médecine ayurvédique, qu'elles renferment une énergie spirituelle aidant à se libérer de l'attachement au monde physique et à établir une connexion profonde avec le divin et l'unité.

Rajeunissement comportemental

De nombreuses activités favorisent la santé et le bonheur : ce sont les *rasayanas* comportementaux (*achara rasayanas*). Ils intensifient la force vitale en stimulant les émotions et les expériences positives, qui favorisent à

PLANTES RASAYANA

Le monde végétal est riche en plantes étonnantes qui nourrissent, accroissent la force et la vigueur physique et intensifient l'immunité. En tant que telles, elles animent tant le mental que le corps et aident à neutraliser les effets du vieillissement. Parmi elles, on trouve : gotu kola, shatavari, hysope d'eau, amalaki, pippali, bala, guduchi, ashwagandha, curcuma, tulsi, aloe vera, vidari, gokshura et la formule Triphala.

leur tour la production d'*ojas*. Les émotions remontant le moral et une approche positive de la vie sont susceptibles de se manifester au fil du temps, surtout en faisant régulièrement l'expérience de la vie intérieure, du moi ou de la conscience pure. Les textes ayurvédiques mentionnent plusieurs *rasayanas* comportementaux :

- Encouragez les émotions et les expériences positives, sans laisser trop d'espace à celles négatives. La joie pure est le meilleur moyen d'éliminer l'*ama* mental.

- Préférez la compagnie des personnes sages, qui inspirent à chercher davantage de savoir, de sagesse, d'amour et de respect des autres, de compassion et de charité.

- Soyez sincère, mais dites toujours la vérité avec gentillesse.

- Entretenez l'intégrité personnelle, qui fortifie l'estime de soi.

- Maintenez l'ordre sur tous les plans : mental, physique et environnemental. Une ambiance nette et belle élève le moral, engendrant émotions positives et sentiment de bien-être propices à la santé.

- Soyez charitable et généreux. Offrez aux autres de l'argent, du savoir, des conseils et des encouragements.

- Restez fidèles à vos convictions spirituelles, consacrant du temps à la pratique spirituelle, canal laissant circuler l'amour.

- Restez assis tranquillement à observer le mouvement du souffle ou choisissez un type de méditation ou de contemplation.

- Ressentez une joie pure en faisant ce que vous aimez, sans nuire à personne – par exemple, en peignant ou en regardant la nature.

- Cuisinez avec amour et respect pour la famille. Au restaurant, récitez des prières sur les plats pour écarter toute négativité.

- Observez le silence, qui est très nourrissant.

Si l'on veut vivre longtemps, il est important d'entretenir l'ordre.

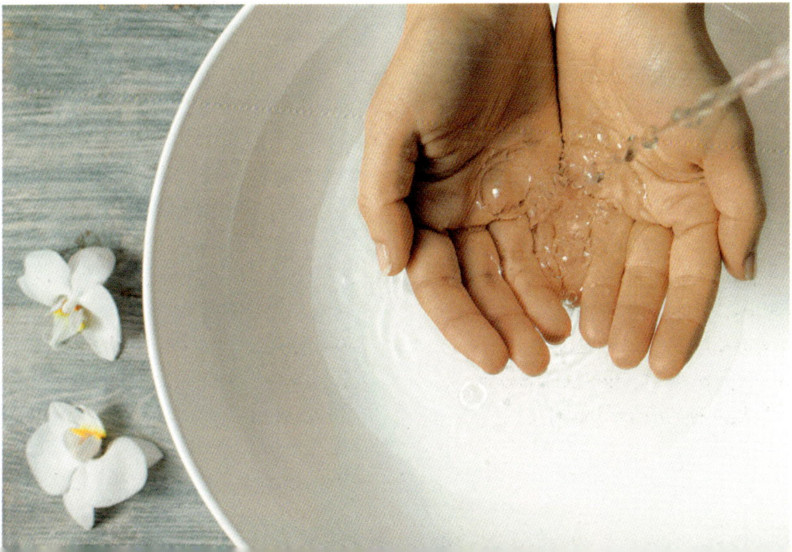

Glossaire de termes sanskrits

Abhyanga : massage à l'huile chaude

Agni : feu/enzyme digestif

Ahamkara : ego

Ahararasa : chyle nutritif

Akasha : éther/espace

Alochaka pitta : l'un des cinq sous-types de ***pitta***, gouvernant la vision

Ama : toxines/bol alimentaire non digéré

Amla : aigre, l'un des six ***rasas***, goûts

Anupana : véhicule (comme le miel) transportant les plantes jusqu'aux tissus

Apana vata : l'un des cinq sous-types de ***vata***, gouvernant l'élimination de l'énergie des déchets et se rapportant au côlon et à la partie inférieure de l'abdomen

Arìshta : vin de plantes préparé à partir de décoctions

Artha : prospérité, l'un des quatre buts de la vie

Asana : posture du yoga

Asava : vin de plantes préparé à partir de jus de plantes

Asthi : os

Atman : moi supérieur

Avalambaka Kapha : le principal des cinq sous-types de ***kapha***, gouvernant le cœur et les poumons

Bala tantra : gynécologie, obstrétique et pédiatrie

Basti : lavement, l'une des cinq thérapies ***panchakarma***

Bhutagnis : cinq enzymes digestifs qui métabolisent les cinq éléments

Bhuta vidya : psychiatrie, traitement des maladies mentales

Bodhaka Kapha : l'un des cinq sous-types de ***kapha***, gouvernant le goût

Brahma : réalité absolue, conscience pure

Brajaka Pitta : l'un des cinq sous-types de ***pitta***, gouvernant le teint

Brimhana : thérapie de tonification

Buddhi : sagesse intérieure

Chayawanprash : confiture rajeunissante de plantes

Chikitsa : traitement ayurvédique

Chitta : entrepôt des expériences personnelles

Churna : poudre de plantes

Dharma : carrière, objectif ou voie de vie, l'un des quatre buts de la vie

Dhatuagnis : sept enzymes digestifs qui métabolisent les sept tissus

Dhatus : strates de tissu

Dinacharya : routine quotidienne

Doshas : « humeurs » biologiques ou forces vitales qui gouvernent la constitution individuelle

Draksharishta : vin de plantes préparé à partir de raisins et diverses épices

Ghee : beurre clarifié

Gunas : trois qualités ou lois fondamentales de la nature

Jagré : type de sucre pur de canne

Jala : eau/facteur cohésif

Jatharagni : enzymes digestifs de l'appareil gastro-intestinal /« feu » digestif

Jibha pariksha : diagnostic de la langue

Kama : enjouement, l'un des quatre objectifs de la vie

Kanjee : eau d'orge et de riz

Karma : action et réaction, cause et effet

Kapha : humeur biologique (eau), l'un des ***doshas***

Kasaya : astringent, l'un des six ***rasas*** ou goûts

Katu : piquant, l'un des six ***rasas*** ou goûts

Kichari : plat de riz basmati et haricots mung/lentilles rouges, consommé dans le cadre d'un jeûne

Kitta : déchets des aliments

Kledaka kapha : l'un des cinq sous-types de ***kapha***, gouvernant la digestion

Kvatha : décoction de plantes

Langhana : thérapie de réduction ou d'allégement

Lavana : salé, l'un des six ***rasas*** ou goûts

Madhura : sucré, l'un des six ***rasas*** ou goûts

Mahat : conscience cosmique

Majja : tissu nerveux et moelle osseuse

Malas : déchets (comme urine, sueur, matières fécales)

Mamsa : muscles

Manas : esprit inférieur/externe

Marma : points d'énergie sur le corps

Medas : tissu adipeux

Medhya : mental, intellect

Moksha : épanouissement personnel/libération/illumination spirituelle, l'un des quatre buts de la vie

Mutra : urine, l'un des trois principaux déchets

Nadi : canaux des nerfs

Nadi pariksha : diagnostic du pouls

Nasya : administration nasale de plantes et d'huiles, l'une des cinq thérapies ***panchakarma***

Neti : petit pot à bec long utilisé pour la purification nasale

Nidana : diagnostic, étiologie, cause de la maladie

Ojas : force, la principale réserve d'énergie du corps

Pachaka pitta : le plus important des cinq sous-types de ***pitta***, gouvernant la digestion

Panchakarma : les cinq thérapies de purification de l'ayurvéda

Pitta : humeur biologique (feu), l'un des ***doshas***

Prakruti : constitution ou nature primordiale de l'individu

Prana : force vitale, air se déplaçant vers l'intérieur

Prana vata : principal vent ou énergie du corps, l'un des cinq sous-types de ***vata***, gouvernant la tête, le mental ou la poitrine

Pranayama : exercices de respiration

Prithvi : terre/masse

Purisha : selles, l'un des trois principaux déchets

Purusha : conscience pure, passive, non-manifestée

Purvakarma : thérapie préparatoire ***panchakarma***

Rajas : qualité d'énergie et d'action, l'un des trois ***gunas*** ; agitation

Rakta : sang

Raktamokshana : purification du sang, l'une des cinq thérapies ***panchakarma***

Ranjaka Pitta : l'un des cinq sous-types de ***pitta***, colorant le sang

Rasa : plasma, l'un des sept tissus/goûts avant digestion

Rasayana : thérapie et toniques de rajeunissement

Roga : maladie

Rukshana : thérapie desséchante

Sadhaka pitta : l'un des cinq sous-types de ***pitta***, gouvernant le cœur et le cerveau

Sama : état ***ama*** associé à l'un des trois ***doshas***

Sama kapha : état ***ama*** de ***kapha***

Sama pitta : état ***ama*** de ***pitta***

Sama vata : état ***ama*** de ***vata***

Samana vata : l'un des sous-types de ***vata***, gouvernant la digestion et se rapportant à l'estomac et à l'intestin grêle

Samprapti : déroulement de la maladie

Sankhya : l'une des six écoles classiques de la philosophie indienne

Sara : partie pure ou nourrissante des aliments ; qualité des tissus

Sattva : qualité de clarté et d'harmonie, l'un des trois ***gunas***

Shamana : thérapie palliative détoxifiante

Shodhana : thérapie d'élimination détoxifiante, ***panchakarma***

Shukra : liquide reproducteur

Sleshaka kapha : l'un des cinq sous-types de ***kapha***, lubrifiant les articulations

Snehana : application d'huile

Srotas : canaux du corps

Sveda : sueur, l'un des trois principaux déchets

Swasthya : santé

Swedana : transpiration thérapeutique, thérapie à la vapeur

Taila : huile renfermant un principe actif, préparée surtout à base d'huile de sésame

Tamas : qualité de délabrement et d'inertie, l'un des trois ***gunas***

Tarpaka kapha : l'un des cinq sous-types de ***kapha***, présent dans le cœur et le cerveau

Tattva : principe cosmique

Teja : feu/énergie rayonnante

Tikta : amer, l'un des six ***rasas*** ou goûts

Tridosha : les trois ***doshas*** ou forces fondamentales de l'univers

Udana vata : l'un des sous-types de ***vata***, gouvernant l'expiration et se rapportant à la gorge

Unani Tibb : système islamique de médecine

Upadhatu : tissu secondaire

Vamana : vomissements thérapeutiques, l'une des cinq thérapies ***panchakarma***

Vata : humeur biologique (air), l'un des ***doshas***

Vayu : air/vent, mouvement

Veda : textes sacrés anciens de l'Inde

Vikruti : déséquilibre ***doshique*** de ***vata/pitta/kapha*** chez l'individu

Vipaka : effet après-digestion d'une plante

Virechana : purgation, l'une des cinq thérapies ***panchakarma***

Virya : énergie d'une plante, telle que ressentie durant la digestion

Vyadhi : mauvaise santé ou maladie

Vyana vata : l'un des cinq sous-types de ***vata,*** gouvernant la circulation

Glossaire de termes occidentaux

Abortif: cause l'avortement

Adaptogène: aide à rétablir l'équilibre dans le corps

Allergène: substance provoquant une réaction allergique

Altératif: suscite des effets bénéfiques grâce à la détoxication

Anabolique: aide les processus métaboliques constructifs

Analgésique: atténue la douleur sans causer perte de conscience

Antalgique: soulage la douleur

Anorexie: perte d'appétit

Antiacide: diminue l'acidité gastrique

Anti-allergène: atténue les réactions allergiques

Antibactérien: détruit les bactéries ou supprime leur croissance ou reproduction

Anticoagulant: retarde la formation des caillots de sang

Anticonvulsivant: prévient ou soulage les convulsions

Antidépressif: atténue la dépression

Antidiarrhéique: soulage la diarrhée

Antiémétique: prévient les vomissements

Antifongique: détruit les champignons ou supprime leur croissance ou reproduction

Antihelminthique: détruit les vers intestinaux

Antihémorragique: stoppe le saignement

Antihistaminique : neutralise les effets de l'histamine, atténuant les allergies

Antihypertensif : diminue l'hypertension

Anti-inflammatoire : neutralise les processus inflammatoires

Antilithique : prévient et dissout les calculs biliaires, rénaux et urinaires

Antimalarique : efficace contre la malaria

Antimicrobien : tue les micro-organismes ou supprime leur multiplication ou croissance

Antioxydant : retarde notablement ou prévient l'oxydation et le processus de vieillissement

Antiparasitaire : détruit ou inhibe les parasites

Antipyrétique : abaisse la fièvre

Antiseptique : inhibe la croissance et le développement des micro-organismes

Antispasmodique : atténue les spasmes, d'habitude des muscles lisses

Antitumoral : combat la formation des tumeurs

Antitussif : aide à stopper la toux

Antiviral : détruit les virus ou supprime leur reproduction

Aphrodisiaque : stimule le désir sexuel

Astringent : cause contraction et desséchement

Auto-immune : se rapportant à une réaction immune du corps dirigée contre ses propres cellules ou tissus

Bronchodilatateur : dilate les bronches pulmonaires

Carcinogène : provoque le cancer

Cardiotonique : a un effet tonique sur le cœur

Carminatif : atténue la flatulence et la douleur

Cholagogue : favorise la circulation de la bile dans le duodénum

Contre-indiqué : suggère qu'un médicament ou un traitement particulier ne doit pas être utilisé

Décoction : formule de plante préparée en faisant bouillir certaines de ses parties dans l'eau

Décongestionnant : diminue la congestion ou l'enflure

Dépuratif : purifiant ou nettoyant

Détoxication : réduit ou élimine les toxines et les déchets

Diaphorétique : favorise la transpiration

Digestif : aide le processus de digestion

Diurétique : favorise la miction

Émétique : causes des vomissements

Emménagogue : favorise la menstruation

Émollient : adoucit ou apaise la peau ou les muqueuses irritées

Expectorant : déloge le flegme et facilite son expulsion de l'appareil respiratoire

Fébrifuge : abaisse la température du corps en cas de fièvre

Radical libre : molécule très réactive disposant d'un électron libre, endommageant les tissus

Galactagogue : favorise la sécrétion de lait

Hématurie : présence de sang dans l'urine

Hémostatique : arrête le saignement ; styptique

Hépatoprotecteur : protège le foie

Hypoglycémique : abaisse le taux de glucose dans le sang

Hypotensif : abaisse la pression du sang

Immunomodulateur : modifie les réactions immunitaires

Immunorégulateurr : régule les réactions immunitaires

Immunostimulant : stimule les réactions immunitaires

Immunosuppresseur : supprime les réactions immunitaires

Insecticide : toxique électif pour les insectes

Laxatif : favorise les mouvements péristaltiques

Lithotripthique : dissout les calculs urinaires et biliaires

Lymphatique : se rapportant au système lymphatique

Nervin : reconstituant pour les nerfs, légèrement tranquillisant

Nutritif : nourrissant

Onctueux : gras ou huileux

Pathogène : agent causant la maladie

Probiotique : stimule la croissance des micro-organismes bénéfiques

Purgatif : stimule les mouvements péristaltiques vigoureux

Réfrigérant : abaisse la chaleur corporelle ou la fièvre

Rajeunissant : favorise la sensation de jeunesse

Relaxant : atténue la tension musculaire ou nerveuse et favorise la relaxation

Rubéfiant : fait venir rapidement le sang dans une zone précise de la peau, causant sa rougeur ; soulage la douleur

Sédatif : calme l'excitation, diminue la nervosité et l'anxiété, favorise le sommeil

Spermatogène : favorise la production du sperme

Stimulant : stimule le système nerveux central

Styptique : stoppe le saignement externe

Thermogène : produit de la chaleur

Tonique : restaure la tonicité ou le fonctionnement normal des tissus ; stimule l'énergie et l'immunité, accroît le bien-être

Tonique utérin : tonifie l'utérus et le système reproducteur féminin

Vasodilatateur : dilate les vaisseaux sanguins, abaisse la pression du sang

Vermifuge : expulse les vers et les parasites intestinaux ; antihelminthique

Vulnéraire : favorise la guérison des plaies

Index

Remerciements

Crédits des images

Alamy/Agencja FREE 181; /Antographer 322; /Arco Images GmbH 296, 307, 316, 337, 338; /Bon Appetit 330; /Chris Rout 183, 254; /Dinodia Photos 30, 310, 311, 328, 349; /Estelle Joeng 329; /Fancy/Marnie Burkhart 253; /Golden Hour/Balan Madhavan 298, 334; /Jochen Tack 225; /mediacolor's 223, 366; /Moment 60; /Nigel Cattlin 308; /OJO Images Ltd./Tom Merton 264; /PhotoAlto/Odilon Dimier 247; /PhotoAlto/Alix Minde 42; /Phototake Inc./Luca Tettoni 280, 340; /Robert Harding Picture Library Ltd./Luca Tettoni 158, 178; /Spice Coast Collection/Balan Madhavan 109; /Tim Hill 211; /tbkmedia.de 356; /The Art Archive/Gianni Dagli Orti 79; /ViewFinder 291; /Westend61 GmbH 369. Corbis/Blend Images/Jose Luis Pelaez, Inc. 373; /Historical Picture Archive 25; /In Pictures/Christopher Pillitz 203; /J. James 176; /Luca Tettoni 8; /Westend61 284. Fotolia/Andres Rodriguez 43; /Anna Kuznetsova 290; /Cogipix 248; /dabjola 288; /Elena Ray 1; /Elena Schweitzer 324; /emer 325; /HLPhoto 352; /istvan 292; /ittipol 300; /Jonathan Lefebvre 314; /leungchopan 317; /Only Fabrizio 319, 341; /photocrew 320; /Piotr Marcinski 154; /R_R 295; /Shariff Che'Lah 313; /Subbotina Anna 131; /Swapan 303, 306; /TheSupe87 184; /Yuri Arcurs 147. Garden World Images/Jenny Lily 297. Getty Images/Adrian Nakic 86; /Alexandra Grablewski 127; /B2M Productions 156; /Caroline von Tuempling 23; /Dex Image 151; /Dinodia Photos 233, 293; /Dougal Waters 272; /Dylan Ellis 75; /esthAlto/Frederic Cirou 36; /FoodPix/Commanding Artists/Ray Kachatorian 228; /ICHIRO 2; /Image Source 122, 377; /Imagemore Co, Ltd. 326; /India Today Group 279; /James et James 213; /James Whitaker 66; /JGI/Jamie Grill 99; /Jill Fromer 336; /Jupiterimages 81, 361; /Martine Mouchy 110; /Matthew Wakem 161, 287; /Nicholas Pitt 95; /PhotoAlto 163; /Photolibrary/AGE Fotostock/Yogesh More 318, 332; /Photolibrary/Garden World Photo/Georgianna Lane 312; /Photolibrary/Mauritius Images/CASH 173; /Photolibrary/Mauritius Images/Tomas Adel 150; /Photolibrary/Phototake/Luca Tettoni 12, 17, 192, 363; /Photolibrary/Stockbyte 243; /Robert Nickelsberg 9, 169, 343; /Ruth Jenkinson 137, 167; /Stuart O'Sullivan 239; /The Trustees of the Chester Beatty Library, Dublin 19; /Tom Le Goff 117; /Valery Rizzo 220. Glow Images/Imagebroker RM 4, 7, 26; /Moodboard Premium 238; /Pixtal 269; /Stockfood/Ottmar Diez 302; /Stockfood/Eising 121; /Westend61 RM 20. Octopus Publishing Group/Emma Neish 137; /Janine Hosegood 70, 133, 187, 207; /Mike Good 61, 232; /Russell Sadur 119, 128, 134, 145, 148, 153, 194, 197, 261, 351; /Ruth Jenkinson 54, 273; /Stephen Conroy 130, 141; /William Reavell 88. SuperStock/imagebroker.net 171. Thinkstock/Banana Stock 231; /Brand X Pictures 33; /Comstock 48; /Digital Vision/John Howard 49; /George Doyle 101, 113; /Hemera 57, 138, 251, 259, 267, 270, 371; /iStockphoto 6, 10, 29, 35, 41, 47, 125, 142, 188, 216, 218, 301, 304, 309, 344, 346, 347, 354; /Jupiterimages 68, 82, 198, 201, 204, 245, 275; /Pixland 164; /Stockbyte 65, 72, 237, 257; /ULTRA F 116, 208.

Directrice de publication : Liz Dean
Responsable d'édition : Clare Churly
Directeur artistique adjoint : Yasia Williams-Leedham
Maquettiste : Tracy Killick
Iconographie : Jennifer Veall
Contrôleur de production : Susan Meldrum